Wie kommt der Geist ins Hirn?

Johann Ortner

Wie kommt der Geist ins Hirn?

Beiträge zur
konstruktivistischen
Erkenntnistheorie

Geschichten und Argumente
zum Widerstreit
zwischen Geistes-
und Neurowissenschaften

PETER LANG

Frankfurt am Main · Berlin · Bern · Bruxelles · New York · Oxford · Wien

Bibliografische Information der Deutschen Nationalbibliothek
Die Deutsche Nationalbibliothek verzeichnet diese Publikation
in der Deutschen Nationalbibliografie; detaillierte bibliografische
Daten sind im Internet über <http://www.d-nb.de> abrufbar.

Gedruckt auf alterungsbeständigem,
säurefreiem Papier.

ISBN 978-3-631-56822-4

© Peter Lang GmbH
Internationaler Verlag der Wissenschaften
Frankfurt am Main 2007
Alle Rechte vorbehalten.

Printed in Germany 1 2 3 4 5   7

www.peterlang.de

An Stelle eines Vorwortes

Der Unwissenheit Arzneymittel ist die Kunst-Lehre / welche den Gemütern
in der Schule sol beygebracht werden: Aber also / dass es sey eine wahre /
eine vollkommene / eine klare / und eine fäste Kunst-Lehre. Wahr wird seyn
/ wann nichts als was zum Leben nützlich ist / gelehret und gelernet wird;
damit man nicht manchmals Ursache habe zu klagen: Wir wissen nicht /was
nothwendig zu wissen ist / weil wir nichts nothwendiges gelernet. Vollkommen
wird seyn: Wann das Gemüte zubereitet wird zur Weißheit /die Zunge zur
Wohlredenheit / und die Hände zu ämsiger Ubernehmung der Lebensverrich-
tungen: Dieses wird alsdann seyn / das Salz des Lebens / nemlich Wissen /
Thun und Reden. Klar / auch dannenhero stät und fäst / wird sie seyn / wann
alles / was gelehret und gelernet wird / nicht dunkel oder verwirrt / sondern
deutlich / wohlunterschieden und abgetheilet ist / wann die Sinnbare Sachen
den Sinnen recht vorgestellt werden /
damit man sie mit dem Verstande ergreifen könne.

„Orbis sensualium pictus"
Johann Amos Comenius (1592-1670) zur Frage:
Wozu braucht der Mensch Wissen?

„Das Höchste wäre: zu begreifen, dass alles Faktische schon Theorie ist"
J. W. Goethe

„Allgemein müssen wir deutlich machen, daß die Begriffe des „Subjekts" und
„Objekts", mit denen insbesondere die psychologische Theorie des Erken-
nens als festen Ausgangspunkt zu operieren pflegt, selbst kein gegebener
und selbstverständlicher Besitz des Denkens sind, sondern daß jede wahr-
haft schöpferische Epoche sie erst erwerben und ihnen ihren Sinn selbsttä-
tig aufprägen muß. Nicht derart schreitet der Prozeß des Wissens fort, daß
der Geist, als ein fertiges Sein, die äußere, ihm entgegenstehende und
gleichfalls in sich geschlossene Wirklichkeit nur in Besitz zu nehmen hätte;
daß er sie Stück für Stück sich aneigne und zu sich hinüberzöge."

Ernst Cassirer (1906)

Inhaltsverzeichnis

I Einleitung: Wissensdurstig und tatenhungrig ins Wissenszeitalter?

„Er bemühte sich, nicht zu viele Vorurteile auf einmal zu verlieren. – Vorsicht, langsam, sonst bleibt nichts von ihm übrig!" (Elias Canetti: Aufzeichnungen)

„Es ist meiner Meinung nach überaus wichtig, dass die Intellektuellen endlich jede Art von intellektueller Anmaßung aufgeben." (K. R. Popper: Offene Gesellschaft – offenes Universum)

Leben wir im Zeitalter des anbrechenden Friedens, im Heizei Zeitalter, wie die Japaner unsere Epoche nennen, oder im Atom-, Informations-, im Handy- oder im Wissenszeitalter (also nicht mehr im Industriezeitalter und leider noch immer in kriegerischen Zeiten), wie westliche Interpreten des Weltgeschehens zu sagen pflegen? Mit derlei Bezeichnungen soll offensichtlich herausgestrichen werden, was das neunzehnte vom zwanzigsten und dieses vom einundzwanzigsten Jahrhundert unterscheidet, was charakteristisch und wichtig ist für eine mehr oder weniger willkürlich festgelegte Periode der Weltgeschichte. Vielleicht sollten wir doch besser vom Zeitalter des Glaubens daran sprechen, dass der moderne, wissenschaftlich gebildete Mensch fast schon allwissend sei.

Dieser Text handelt von diesem Glauben und ist selbst auch getragen von dem Glauben, ich könnte durch meinen Text noch ein Quäntchen hinzufügen zum bereits vorhandenen Wissen, dieses vervollständigen oder bestehende Lücken aufzeigen. Ich bin mir meiner Anmaßung natürlich bewusst und war es von Anfang an, als ich – nach Lücken suchend, die ich füllen könnte und sollte – zu schreiben begann. Vorsichtshalber muss ich daher davon ausgehen, dass es die vermeintlichen Lücken gar nicht gibt, dass irgendjemand auf dieser Welt das alles schon gedacht, gesagt oder niedergeschrieben hat. Ich mache deshalb auch gleich einen Rückzieher und behaupte, ich hätte diesen (eigensinnigen) Text nicht für Philosophen, Psychologen, Anthropologen, Neurologen, Erkenntnistheoretiker, Evolutionstheoretiker, Systemtheoretiker, Kybernetiker, Linguistiker noch für sonstige Theoretiker und Spezialisten geschrieben, sondern für „GeneralistInnen", für neugierige Laien, die sich Gedanken machen über die alte, aber wie es scheint noch immer nicht befriedigend gelöste und schwer zu beantwortende Frage: Wie können wir wissen, dass etwas so und nicht anders ist? Wie kommen wir zu dem, was wir zu wissen glauben? Wie können wir die Welt und uns selbst erkennen? Oder wie der chinesische Philosoph Tschuang-Tse vor über zweitausend Jahren gesagt haben soll: Wie kann ich wissen, dass das, was ich Wissen nenne, nicht Unwissen ist, und wie kann ich wissen, dass das, was ich Unwissen nenne, nicht Wissen ist?

Ein wenig mehr „Wissen" unter die Leute zu bringen ist ja an sich nicht schlecht, solange man nicht mit Panzern und Raketen nachhilft, dem (angeblichen) Wissen Gehör zu verschaffen. Die exakten Wissenschaften haben dies auch gar nicht nötig, denn sie zeigen in berechneten Vorhersagen, in Experimenten und neuen technologischen Anwendungen, dass die Welt so ist, wie sie sie beschreiben. Was die Frage des „Wissens" betrifft, erklären sich neuerdings Neurowissenschaftler dafür zuständig und machen dieses Terrain den „alten" Kognitionswissenschaften und der Philosophie streitig. Auch von diesem Streit handelt der folgende Text: Können uns Biochemiker, Neurophysiologen, Informatiker oder gar Atomphysiker sagen und erklären, was „Wissen" ist und wie es in unsere Köpfe kommt?

Sollte mir jemand so eine Frage stellen, würde ich ganz spontan antworten: Wir lernen es in der Schule, wir lesen Bücher und Zeitungen, informieren uns durch das Fernsehen und wir haben Erfahrungen gemacht und können jederzeit ausprobieren, ob etwas zutrifft, was wir zu wissen glauben. Bei den Dingen des alltäglichen Lebens wird unsere Zuversicht – dass unser „Wissen" mit beiden Beinen auf dem Boden steht – auch kaum auf die Probe gestellt. Unsere Gemüter erhitzen sich meist erst, wenn es um grundsätzlichere Fragen geht, wie zum Beispiel, ob Gott die Welt erschaffen und dem Menschen eine Seele eingehaucht hat, – ob der Mensch einen freien Willen hat oder nicht, – ob die Regierung das Tragen von Kopftüchern verbieten soll, – ob Genmais schädlich ist oder nicht. Da geht es meist um Dinge, bei denen man nicht genau sagen kann, ob man die Sache, den Grund, die Begründung nun unumstößlich kennt und weiß, oder ob man einfach davon ausgeht, also dieses und jenes annimmt und daran glaubt.

Das heißt: Die heikle Sache ist nicht wirklich, ob ich etwas weiß oder bloß annehme und glaube, sondern welche Konsequenzen sich daraus ergeben, welche Schlüsse ich daraus ziehe und welche Entscheidungen ich treffe, – wie ich handle und mich gegenüber Mitmensch und Natur verhalte. Kurz: Das Problem ist das (vorgeblich) „wissensgeleitete Handeln", und da sieht es gar nicht gut aus in unserer modernen Welt, im Zeitalter des Wissens[1] und der Information.

Ich habe oft den kindischen Traum eines Weltverbesserers, und ich glaube, ich bin da nicht so ganz allein mit derlei Träumen. Ich träume nämlich manchmal davon, in die Hunger-, Krisen- und Kriegsregionen zu reisen und mich mit den Mächtigen hemdsärmelig an einen Tisch zu setzten, um sie zu fragen, was sie denn eigentlich wollen, ob sie nicht an ihre Kinder und Kindeskinder dächten, – und dass ich ihnen mehr oder weniger missionarisch klar zu machen versuche, dass es so nicht weitergehen könne; – man könnte doch, statt Kriege zu führen und die Umwelt zu verpesten, die Wüsten bewässern, Bäume pflanzen und Schulen und Krankenhäuser bauen. Schlussendlich, wenn ich aus derlei Träumen erwache, obsiegt dann mein pessimistischer Realismus und ich denke mir, das sollen andere machen, Spezialisten oder Utopisten, – Leute, die Macht und Geld haben, wobei jemand diese Mächtigen erst aufklären und ihnen beibringen müsste, wie man die Sache richtig managt, – eine Sache für Diplomaten, Mediatoren, Konfliktmanager. Vielleicht gelänge es mit „Wissensmanagement", wofür man freilich erst wissen müsste, was das sein soll, was gemanagt werden soll.

---

[1] Vom „Wissenszeitalter" zu reden macht nur Sinn, wenn man davon ausgeht, dass (verwertbares) „Wissen" zur wichtigsten Produktivkraft (manche Leute sagen auch „Ressource") geworden ist, woraus sich Konsequenzen für den Umgang mit den Inhabern dieser „Ressource" ergeben sollten, – diese sind nämlich (eigenwillige) Menschen. Vgl.: Stehr (1994) / Drucker (1988) / Hayek (1945)

Ich nehme an, diese Leute werden meinen Text nicht lesen, und wenn, dann wird er ihnen auch wenig nützen, – er würde sie nur verwirren. Es ist doch besser, man hält Ordnung in seinem Kopf, was gar nicht so leicht ist, denn da, zumindest in meinem Kopf, sieht es auch nicht viel besser aus als in der Weltpolitik.

Offen gesagt: Eigentlich weiß ich nicht, für wen und wozu ich mir die Mühe gemacht habe, einen Teil meines Lebens mit dem Formulieren von Sätzen und Eintippen am Computer zu verbringen. Wenn ich sage, ich habe es für mich getan, um mir über einige Dinge klar zu werden (weil man erst beim Niederschreiben von Gedanken draufkommt, wie diffus diese oft sind), dann stimmt das nur zum Teil. Es kommen mir Zweifel, ob ich nicht doch besser etwas Autobiografisches hätte schreiben und erzählen sollen, etwa von der Kindheit im Nachkriegsösterreich, von den Schulen und meinen Lehrern, den Freundinnen und Freunden, die mein Leben begleitet haben und von all meinen Abenteuern. Vielleicht würde sich dafür auch jemand interessieren, weil ja Lebensläufe ziemlich unterschiedlich sind, und so Geschichten auch unterhaltsam sein und die Phantasie beflügeln können, wenn sie gut geschrieben sind. Es scheint mir jedoch auf der Hand zu liegen, dass neben dem (natürlichen) Mitteilungsbedürfnis auch ein gut Teil des „Schreibtriebes" damit zu tun hat, dass ich aufklären, belehren, andere von meiner Meinung überzeugen und ihre Meinung hören will[2]. Ich nehme an, dass diese „Anmaßung" auch Aussicht auf Erfolg hätte, wenn der Schreiber, – also ich, eine gewisse Position in der Gesellschaft hat, entweder als Prediger auf der Kanzel, als Professor auf einem Lehrstuhl, als Minister in einer Regierung oder als bekannter Manager eines Weltkonzerns, was ich aber alles nicht bin.

Für die nötige und – wie Wittgenstein sagt – „mühsame Arbeit des Gedankenordnens" muss man allerdings nicht unbedingt ein Professor oder Philosoph sein, was ja eigentlich deren Aufgabe ist. Wie mühsam diese Arbeit wirklich ist, wird bald klar, wenn man sich vor Augen führt, was wir täglich in populärwissenschaftlichen Magazinen, in anspruchsvolleren Zeitungen lesen und in Fernsehsendungen über die „Welt der Wunder", über Astrophysik und Biotechnologie sehen.

Beim Lesen mancher leichtverdaulicher Science-Bestseller z.B. bekommt man den Eindruck, alles sei Physik! Biochemie, Biologie, Biotechnologie, Biophysik und Teilchenphysik sind nur unterschiedliche Arbeitsbereiche ein und derselben „naturwissenschaftlichen" Welterklärung.

Die Naturwissenschaftler und auch die bisweilen weniger mathematisch denkenden biologischen, die soziologischen, die physikalischen Systemiker und Kybernetiker erklären die Welt, wie sie ist, und der Rest ist Müll aus längst vergangenen Zeiten, der nur überlebt hat, weil ein Teil der Menschheit zu wenig „wissen-

---

[2] Jean Lave und Etienne Wenger (1991) würden mein Mitteilungs- und Aufklärungsbedürfnis, welche die Schreibarbeit antreiben, eher als vermeintlich nötigen Obolus bzw. als Eintrittskarte zu einer „Community of Practice" interpretieren, mit welcher ich mich als „würdig" erweisen möchte, in die Gemeinschaft der „Welterklärer" aufgenommen zu werden. Ausführlicher dazu im letzten Kapitel.

4

schaftlich aufgeklärt" ist[3]. In der Ökonomie und der Politik gehe es zwar noch ziemlich irrational zu, aber das Problem werde irgendwann doch ganz technisch rational lösbar sein, und die Künste dienen (heutzutage) ohnedies nur dem Zeitvertreib, der Entspannung und Erbauung.

Da stehen wir also da mit diesem „Wissen" und wir glauben den Fachleuten auch, einfach, weil wir nicht wirklich nachprüfen können, ob das so stimmt, wie sie es behaupten, und all das „Wissen" hilft uns nicht weiter bei ganz alltäglichen, bisweilen lebensentscheidenden Dingen. Um diese doch irgendwie zu meistern, gehen wir dann entweder in die Kirche, zum Psychoanalytiker, fragen eine Sterndeuterin oder hängen uns einen kraftspendenden Stein um den Hals.

Damit, – mit solchen „existentiellen" Situationen beginnt der erste Abschnitt meines Textes, nämlich mit der ganz trivialen Feststellung, dass ich, wenn ich denke, nachdenke, Ordnung in meinem Kopf zu bringen versuche, nach möglichen Lösungen für ein Problem Ausschau halte, ich mich – was immer das heißen mag – als in einer bestimmten Situation befindlich erlebe[4]. Würde ich das nicht tun, dann würde ich auch nicht denken, atmen, auf meinem Schreibstuhl sitzen und durch das Fenster die aufziehenden Gewitterwolken beobachten. Die Ausgangsfrage lautet: Wie sehr beeinflusst diese meine Situation mein Denken, dasjenige, was ich im Moment für „wahres" Wissen halten? Wie beeinflussen derlei Erlebnissituationen die Bildung neuen Wissens? Was tue ich im Kopf, wenn ich versuche, Situationen zu verstehen, zu analysieren und Schlüsse zu ziehen?

Daran schließt sich im zweiten Abschnitt „logischerweise" die Frage, was denn in Situationen auf mich zukommen kann. Ich spreche dabei nicht von Situationen, wo ich selbstvergessen den Moment genießend nicht an das Nachher, an das Morgen denke, sondern von solchen Situationen, wo ich denke, wie es weitergehen könnte, was ich mir wünsche oder vermeiden möchte und was ich dafür tun könnte, damit das eintritt, was ich erwarte. Die Frage lautet also: Wie, wie sehr und in welcher Weise beeinflusst dasjenige, was ich erwarte und erhoffe – womit auch Emotionen ins Spiel kommen, weil es ja um etwas geht – mein Wissen? Was hole ich aus meiner Erinnerung hervor, das zu diesen Erwartungen passen könnte und mit welchen gedanklichen Tricks versuche ich, mögliche Klippen und Stromschnellen zu umschiffen? Wie weit voraus kann ich planen und mit welchen angenehmen, erstrebenswerten und unangenehmen, vermeidenswerten Szenarien schmücke ich die Erwartungslandschaften aus?

---

[3] Ich denke, Sie werden mir zustimmen, wenn ich sage, Physik sei „Theorie", also Beschreibung und Erklärung dessen, was sie selbst nicht ist. Physik ist, wie alle wissenschaftlichen Theorien nicht „physisch", sondern „meta-physisch". Metaphysik aber ist die Theorie der Theorien, also Wissenschaftstheorie, Erkenntnistheorie oder Philosophie und nicht Lehre von den „ewigen Wahrheiten" oder sonstigen außerweltlichen „Geistern". Aber: Kann man „Physik" oder Biologie als Theorie „physikalisch" erklären?

[4] Die „Heldin" in Monika Marons Roman „Endmoränen" z.B. drückt ihre situative Befindlichkeit in den Fragen aus: Was ist eigentlich los? Wie ist das gekommen? Was soll nun werden? Mit diesen Fragen beschäftige ich mich in den einleitenden Kapiteln.

Wenn ich mir in existentiellen Situationen in meinem Kopf mögliche Szenarien einer Erwartungslandschaft ausmale, vorstelle, dann stellt sich mir gleich die Frage, mit welcher Berechtigung ich annehmen kann, dass etwas geschieht, wenn ich dies oder jenes tue. Sind diese Konstruktionen in meinem Kopf wissenschaftlich haltbar, entsprechen sie der Kausallogik von Ursache und Wirkung, oder ist der Wunsch Vater des Gedankens? Wenn Leute sich ein schönes Haus oder ein Hotel am Südseestrand bauen, dann müssen sie – wie es die tragischen Ereignisse gelehrt haben – damit rechnen, dass ein Tsunami alles wegspülen kann, und sie werden daher das Hotel auf einer Anhöhe bauen oder eine Barriere aus Beton errichten. Dasselbe gilt für fast alle Einrichtungen, den technischen Absicherungen rund um uns, sei es Kurzschlusssicherungen in der Wohnung, Verkehrsampeln und Leitschienen auf den Straßen oder Einbruchsalarmanlagen. Barrieren schützen vor Chaos, vor Unfällen, vor Unerwünschtem und sie sichern das Erreichte, das Aufgebaute. Nun haben wir es im Leben nicht nur mit Unwettern, Erdbeben, Schneechaos und Stürmen zu tun, – wir leben und arbeiten mit anderen Menschen zusammen und daher müssen wir unsere Erwartungen mit diesen Menschen abstimmen. Auch und vor allem in diesem sozialen Bereich sind Barrieren unerlässlich, damit man sich halbwegs darauf verlassen kann, dass andere Leute das tun, so reagieren und handeln, wie man es erwartet, also zivilisierte Mitbürger sind. Auch in unseren Köpfen scheint es Barrieren zu geben, Denkverbote, die typisch sind für unsere westlich aufgeklärte Informationsgesellschaft, die man abbauen sollte, oder besser doch nicht, wenn man z.B. an die Herrenrasseideologie denkt.

Daraus ergibt sich die naheliegende Frage, woran wir uns, die Mitglieder einer Gemeinschaft, die „Angehörigen" einer Kulturtradition orientieren, wenn wir Barrieren aufbauen und andere niederreißen. Wenn wir sagen, wir sind Humanisten, Demokraten, Sozialisten, Katholiken, Buddhisten, Liberalisten oder Kapitalisten, dann meinen wir damit so etwas wie grundlegende Überzeugungen, Leitbilder, Werthaltungen oder Einstellungen, die wir für „sinnvoll" halten, z.B. um Chaos und Gewalt zu verhindern, die wir aber nicht – jeder einzeln für sich – aufgebaut, sondern gleichsam mit der Muttermilch in uns gesaugt haben. Ob wir etwas für sinnvoll halten oder für unsinnig, widersinnig und sinnlos, hängt offensichtlich von derartigen „Sinnkonstrukten" ab, die uns ermöglichen, ein Bild von uns und von unserem Verhältnis zu Mitmenschen und zur Welt zu machen, – die auch von anderen Menschen „geteilt" werden, so dass wir mit denen gemeinsam in den Krieg ziehen oder dagegen auf die Straße gehen, für die Hungernden in Afrika spenden oder ein Buch schreiben, das von anderen Leuten gelesen und verstanden werden will. Die Frage, die ich mir in diesem vierten Abschnitt stelle, lautet also: Was ist „Sinn" und was „macht Sinn"? Welche Rolle spielt „Sinn" beim Handeln, beim Sprechen und Denken und, ist „Wissen" ohne „Sinn" denkbar? Mit welcher Berechtigung, auf welcher Grundlage kann ich sagen, was mein Nachbar tut und sagt, halte ich für völlig widersinnig und unsinnig, und was ein Terrorist tut, für schlichtweg sinnlos, verwerflich, unmoralisch?

Diese einleitenden vier Abschnitte sind Vorüberlegungen, die ich für notwendig erachte, um an die Frage herangehen zu können, was „Wissen" bzw. „Information" ist, oder besser, welche Funktion diese Wörter haben können, wenn wir sie in unterschiedlichen Zusammenhängen verwenden[5]. Hier beginnen nun die eigentlichen Probleme, die schier unüberwindlich scheinen, weil sich bei jedem Wort, bei jedem Satz und jedem Gedanken – wie etwa „Ich behaupte, dass auch Tiere denken können" – sogleich die Frage stellt, mit welcher Berechtigung ich so eine Behauptung aufstellen kann. Entweder leuchtet sie einem Leser unmittelbar ein, dann stütze ich mich auf ein umgangssprachliches Alltagsverständnis von „Ich", „Tier", „denken" usf., das ich ja gerade auf seine Richtigkeit hin untersuchen möchte, oder ich verweise auf irgendwelche wissenschaftlichen Erkenntnisse und Beweise, berufe mich auf Autoritäten, die meine Behauptung stützen, wobei sich wiederum die Frage stellt, ob deren Erklärungen, Gedanken, Begründungen stichhaltig sind. Dieses Abtasten, dieses Hin und Her führt dann zu der ernüchternden Einsicht, dass wir denkend nicht aus dem Denken herausfinden können. Außerdem: Wie kann ich sagen, dieser Gedanke sei mein Gedanke, wo ich doch denken gelernt haben musste und „meine Gedanken" aus denen anderer Leute, aus alten Gedanken hervorgegangen sind und alles Denken und Wissen sich permanent weiterentwickelt, so wie wir heutzutage mit Flugzeugen fliegen und mit Autos fahren, die es vor hundert Jahren noch nicht gegeben hat; – Ingeneure haben sie konstruiert und Techniker haben sie gebaut, aber nicht aus dem Nichts heraus. Die Theorie des „radikalen Konstruktivismus" – welche auch Thema dieses Textes ist – behauptet nun, mit unseren Vorstellungen, Gedanken, Erklärungen und Begründungen verhalte es sich so ähnlich: Theorien sind gedankliche Konstrukte, aber wir können im Gegensatz zu den Autos (die ja fahren) nicht sagen, dass sie „fahrtüchtig" seien. (Da sollten wir uns an die oft erbittert geführte Theorie-Praxis-Diskussion im vergangenen Jahrhundert und an die Konsequenzen des „vom Kopf auf die Füße stellen" erinnern.) Mit der Frage nach der Praxistauglichkeit (Verwertbarkeit?) „meines" Wissens findet sich das Suchen nach Antworten wieder an den Ausgangspunkt der Überlegungen zurückgeworfen, – an die situative Befindlichkeit und die Frage nach dem Sinn allen Tuns und Strebens. Darüber will ich nun nicht weiter so „tierisch ernsthaft" nachdenken und stattdessen einen Waldspaziergang machen und mit vollen Zügen die frische Luft atmen.

---

[5] Sie werden in diesen einleitenden Abschnitten zahlreiche Argumente und „Denkfiguren" finden, die nicht gleich, sondern erst im Verlaufe des letzten Abschnittes hinterfragt werden können. Das Voranschreiten in diesem Text ist auch als ein in mehreren Anläufen unternommener Versuch einer Entwicklung hin zu einer möglichen Klärung von Fragen zu verstehen. Eigentlich habe ich diesen Text von hinten zu schreiben begonnen, nämlich von der alten Frage des Verhältnisses von Denken und Körper (Geist und Leben; lebende und tote Natur; Vitalismus und Mechanismus). Nach der Lektüre von Ernst Cassirers Artikel >„Geist" und „Leben" in der modernen Philosphie< (1930) und >Kant und die moderne Biologie< (1940) habe ich mich ermuntert gefühlt, bei meiner „Sicht der Dinge" zu bleiben. Er hat mich auch an die Bedeutung von Kants Kritik der Urteilskraft (der Absage an ontologische Aussagen, – der Funktion der „produktiven Einbildungskraft", welche allen Wahrnehmungen schon innewohne) erinnert, weshalb ich auch meinen Text – was befremdlich erscheinen mag – nicht als „philosophische Abhandlung", sonder in der vorliegenden Form geschrieben habe.

II Situatives Wissen – mentale Modelle
Verstehen von und wissensgeleitetes Handeln in Situationen

„Tritt aus der Hoffnung gar Zuversicht vor, dann ist der absolut positive Erwartungseffekt da oder so gut wie da, der Gegenpol zur Verzweiflung. Wie diese ist auch Zuversicht noch Erwartung, nämlich als aufgehobene, als Erwartung eins Ausgangs, an dem kein Zweifel mehr statthat. Aber während die Erwartungsintention im Verzweiflungsakt nur als Leiche vorkommt, gibt und ergibt sie sich in der Zuversicht als kluge Jungfrau, die, in die Kammer des Bräutigams eingehend, darin ihre Intention so darbringt wie aufgibt."[6]

1 Einleitung: Eine fast alltägliche Situation

Wenn ich bedenke, was ich in meinem Leben alles gesehen, gehört, gelesen, gelernt, getan und erlebt habe, dann ist das, woran ich denke und zu wissen glaube, wenn ich am Computer sitze und einen Text schreibe, wenn ich mit dem Auto durch die Stadt fahre, in einem Konzert oder vor dem Fernseher sitze oder in der Küche Spaghetti koche, wenn ich an der Universität vorübergehe und an die Vorlesungen und Lehrer denke, wenn ich mein Fahrrad repariere oder abends bei einem Glas Wein über meine Finanzlage nachdenke, nur jeweils ein winziger Bruchteil dessen, woran ich mich potenziell erinnern könnte, wenn ich es nicht völlig vergessen habe. Was mir einfällt und was ich im Moment zu wissen glaube, hängt von den Umständen ab, von der Situation, in der ich mich befinde, – mein Wissen wird lebendig (oder auch nicht) in diesen Situationen. Jede Situation hat einen Horizont, hinter dem das schlummernde Wissen aber auch das Unwissen liegen.

Deutlich wird dieser Umstand insbesondere in Prüfungssituationen, wo etwas abgefragt wird und man sich entweder erinnern kann und die richtige Antwort auf eine Frage weiß, oder über „Eselsbrücken"[7] auf den richtigen Weg kommt. Wenn also z.B. die Frage käme, wie die Hauptstadt von Kolumbien heißt, dann könnte ich mich an eine Quizfrage in der Millionenshow, an die Landkarte im Geografieunterricht oder vielleicht an eine Urlaubsreise in dieses Land erinnern und die Antwort fiele mir nicht schwer. Ich könnte dann sagen: Ja, ich weiß, wie die Hauptstadt von Kolumbien heißt. Wenn mich in einem Interview jemand fragen

---

[6] Bloch (1972): S. 85

[7] Ich möchte mich beim Leser gleich vorweg dafür entschuldigen, dass ich so häufig Anführungszeichen verwende. Diese haben im Text für mich die Funktion, ein Wort, eine Wortgruppe oder Sätze aus der unproblematisierten Verwendungsweise herauszuheben, sei es als besondere Ausdrücke und Redewendung (umgangssprachliche „sozusagen" Phrasen), als Zitate, als Fokussierungen oder als definierte Begriffe mit einer ganz bestimmten Bedeutung. Mit den Zitaten und Literaturverweisen möchte ich nur Hinweise dafür geben, was andere Leute über eine Sache, eine Frage denken, – keinesfalls sollen sie die Richtigkeit meiner Überlegungen und Argumente „beweisen".

8

würde, wie viele Geschwister ich habe, würde ich ebenso mit größter Zuversicht antworten, weil ich es ja ganz sicher weiß.

Aber, was „weiß" ich eigentlich? Was bezeichne ich (oder ein Prüfer) als „mein Wissen"? Ist es der Name der Hauptstadt, die Zahl meiner Geschwister? Ersteres würde ich einfach nur behaupten, wenn ich noch nie da gewesen wäre und auch keine Freunde hätte, die mir von da ab und zu einen Brief schreiben oder mich anrufen. In diesem Fall bestünde mein Wissen streng genommen nur darin, auf die Frage eine Antwort zu geben (was in dieser Situation von mir erwartet wird), die der Prüfer oder der Interviewer akzeptieren kann (von der dieser annimmt, dass sie „richtig", zutreffend ist). Ich könnte zwar sagen, ich habe gelesen, gehört oder auf der Landkarte gesehen, wie die Hauptstadt heißt und ich glaube, dass auf der Landkarte schon der richtige Name steht und dass mein Geografielehrer und all die Leute, die es behaupten, mich nicht angelogen haben, – aber auch dieses Wissen bezieht sich nicht auf die Hauptstadt selbst, sondern auf mein Sehen und Hören des Namens: Ich erinnere mich an die Situation, in der ich gehört, gelesen habe, was da auf der Landkarte gestanden ist und gehe davon aus, dass ich nicht geträumt oder phantasiert habe. Was die Zahl meiner Geschwister betrifft, so traue und vertraue ich meiner Erinnerung und meinem klaren Verstand.

Nun ist es zwar bei einem Quiz gut zu wissen, was die richtige Antwort ist, wenn man damit etwas gewinnen kann, und auch am Stammtisch erntet man gelegentlich Anerkennung, wenn man sich als „gebildet" erweist, doch abgesehen davon ist es relativ unnütz, wenn man den Namen der Hauptstadt von Kolumbien weiß. Wenn jemand ein wahrer Alleswisser ist, dann kann sie oder er zwar alle möglichen Prüfungen bestehen, Kreuzworträtsel mit Leichtigkeit lösen und bei der Millionenshow reüssieren, aber sonst ist das Wissen ohne Belang, es sei denn das Wissen ergibt ein Bild von der Welt, eine Orientierung und ein Verständnis dafür, was „Sache" ist, wie der „Lauf der Dinge" ist. In diesem Fall spricht man von „Bildung", die Sicherheit gibt (weil man weiß, wie all die kleinen Wissenshäppchen zusammenzufügen sind), und die auch Macht bedeuten kann, weil man ja die Welt anderen Menschen erklären und sagen kann, was „der Fall ist", – es wäre also in bestimmten Situation recht nützlich.

Wenn ich in meinem Arbeitszimmer mit der Bohrmaschine ein Loch in die Wand bohre, weil ich ein Bücherregal aufhängen will und nicht weiß, dass unter der Oberfläche eine Strom- oder Gasleitung ist, kann das schlimme Folgen haben. Ich benötige entweder einen Verlegeplan, einen Detektor und komme so zu „Wissen", oder ich probier's einfach und lerne eventuell aus dem Malheur, dass sich alles Mögliche unter der Oberfläche verstecken kann und ich daher vorsichtiger sein muss. Das wäre dann „Wissen", das ich aus dieser Situation gewonnen habe, das in dieser Situation geboren wurde und möglicherweise hilfreich sein kann für ähnlich gelagerte Situationen. Einige Leute sprechen in diesem Zusammenhang auch von „Kontext"[8], in dem „Wissen" entsteht und Gültigkeit bean-

---

[8] Vgl. dazu z.B.: Graumann (2000), oder: Gold / Engel (1998)

spruchen kann. Ich bevorzuge den etwas umständlicheren, aber klareren Ausdruck „Situationsgebundenheit von Wissen". (In englischsprachiger Fachliteratur findet man dafür den Ausdruck „situated cognition", was man übersetzen kann mit „situative Erkenntnis".)

Ich will in dem nun folgenden Kapitel herauszufinden versuchen, was es mit der *Situationsgebundenheit* bzw. *Situationsbezogenheit* von Wissen auf sich hat. Zunächst muss ich allerdings eine banale Unterscheidung treffen (deren Triftigkeit ich hier nicht überprüfen will), nämlich die zwischen „Wahrnehmen" und „Wissen". Der Hinweis auf die Notwendigkeit einer Unterscheidung zwischen „Wissen" und „Wahrnehmung" mag auf den ersten Blick unnötig erscheinen, weil es sich um eine geläufige, alltagssprachliche Unterscheidung handelt und klar zu sein scheint, was jeweils damit gemeint ist, worauf sich diese Wörter beziehen. Wahrnehmen ist – im Unterschied zu Empfinden – zwar auch eine Denktätigkeit, aber nicht so klar ausdrückbar und mehr oder weniger logisch strukturiert, wie wir es dem Wissen zuschreiben.

Die Unterscheidung weist auf ein Problem hin, mit dem wir uns – zumindest ich – fast täglich herumschlagen müssen. Das Problem bestehet darin, dass wir uns in bestimmten Situationen ungeschickt verhalten, Konflikte mit unseren Partner oder Kollegen heraufbeschwören oder mit unseren guten Absichten und Bestrebungen scheitern, weil wir bestimmte Umstände dieser Situation gar nicht wahrgenommen, bestimmte Faktoren falsch eingeschätzt oder nicht berücksichtig haben (selektive Wahrnehmung[9]). Hinterher sagen wir uns dann: Darauf hätte ich achten, das hätte ich beachten müssen. Oder: Unter diesen Umständen hätte ich mich anders verhalten, anders handeln sollen. Damit etwas klarer wird, von welchem Problem ich spreche, möchte ich ein Erlebnis schildern, das mir lange im Magen gelegen ist.

Ich hatte beschlossen, an einer internationalen Fachmesse im Ausland als Aussteller teilzunehmen: Pläne wurden geschmiedet, Termine festgelegt, Werbematerial zusammengestellt, Geräte und Materialien zusammengepackt und verschickt. Alles klappte wunderbar, denn Messeveranstalter, Transportunternehmen, Partnerfirmen und andere Profis sagten uns, was in welcher Form wann zu tun war. Vor der Anreise noch durchgehen der Checkliste. Dann Aufbau des Standes: Alles war schon da und alles klappte wunderbar, alles war schon vorbereitet, vorgefertigt, vorgeformt und zusammengestellt, auch der Schlüssel passte ins Schloss. Auch die sechs Mitarbeiter waren geschult. Gut eingerichtet und vorbereitet warteten wir auf den großen Ansturm; - der kam dann auch. Die Situation war unter Kontrolle.

Wir hatten vereinbart, dass alle Augen und Ohren offen halten und ein jeder sich um potentielle Kunden bemühen sollte. Für Spezialfragen hatte jeder Mitarbeiter seine Spezialkenntnisse: Elektronik, Software, Applikation, Geschäftliches usf. Jeder sollte abwechselnd eine Stunde frei haben für Essen, Kaffee, Bummeln, Ausruhen. Für alle

---

[9] Psychologen sprechen auch von „predictive coding", und meinen damit, dass wir oft wahrnehmen, was wir erwarten, aber nicht wirklich sehen. Um das selbst auszuprobieren, sollten Sie sich mal den Kurzfilm mit den zwei Handballteams des amerikanischen Psychologen Dan Simons ansehen (leicht zu finden im Internet).

10

möglicherweise eintretenden Situationen war vorgesorgt. *Ein besonders neugieriger Fachmann eines wichtigen potentiellen Großkunden hatte einige Fragen, die nur unser Elektronikspezialist beantworten konnte, aber der hatte sich gerade zur Pause abgemeldet. Also die Bitte an den Fragesteller, doch in einer Stunde wieder vorbeizuschauen, was er auch tat. Unser Spezialist war aber noch immer nicht da, auch nach einer weiteren Stunde nicht und war auch nirgends aufzufinden: Nervosität, Ärger, Wut, Verzweiflung. Der Fragesteller hatte sich inzwischen bei der Konkurrenz heimisch gemacht. Die Situation war außer Kontrolle geraten.*

Endlich erschien unser Spezialist mit strahlendem Gesicht und einer hübschen Frau im Arm: "Darf ich vorstellen, ... meine Studienkollegin, wir haben ..." Es hagelte Vorwürfe, Beschimpfungen, Drohungen. Dem Blamierten schwollen ebenfalls die Zornesadern. Die ganze Peinlichkeit endete mit Wortgefechten, fristlosem Rauswurf und Katzenjammer. Es dauerte eine geraume Zeit und es bedurfte mehrerer spätabendlicher Drinks, bis die Wogen wieder geglättet waren. Der Schaden allerdings blieb.

Die Frage lautet: Wie hätten wir die peinliche Situation verhindern und was hätten alle Beteiligten daraus lernen können. Hätte ein nüchternes Nachdenken und Analysieren zu Ergebnissen geführt, mit denen wir uns in Zukunft vor ähnlichen Pannen hätten wappnen können? Ich nehme an, ja, denn sonst wäre ja Verstehen, Durchschauen der Zusammenhänge und Lernen nicht möglich bzw. unnütz und widersinnig. Sicherlich, eine jegliche Situation ist immer etwas anders, aber es gibt doch auch Parallelen.

Die Frage, die ich mir hier stelle, lautet allerdings etwas anders. Ich möchte herausfinden, wie, mit welchen „Instrumenten unseres Verstandes" wir an so eine Situation herangehen, wie wir Wissen aus bzw. über diese(r) Situation produzieren. Was tun wir, um die „Situation" abzugrenzen, zu analysieren und zu verstehen versuchen? Also: Wie kann ich mir vorstellen, wie wir Wissen „konstruieren"? „Konstruieren" ist vielleicht nicht das richtige Wort, obwohl es zunächst den Anschein hat, als würden wir konstruktiv vorgehen, wenn wir eine mehr oder weniger diffuse Wahrnehmung einer Situation aufgliedern und Zusammenhänge herstellen: Ich – Blumenvase – Tisch – steht – gestellt – Blumen welk – weil – kein Wasser (oder so ähnlich). Die Wahrnehmung des Arrangements – zumindest meine – ist ja eher bildhaft, ohne „auf" und „in" und „weil" und „ich" usf., – sie ist (noch) nicht zerbröselt in benennbare Gegenstände, Verhältnisse und Beziehungen.

Bevor ich diese Überlegungen weiterspinne, möchte ich einige Zitate von Leuten einfügen, die über dieses „Problem" nachgedacht und darüber geschrieben haben.

„Als träges Wissen bezeichnet man das Phänomen, dass Wissen, das eigentlich vorhanden ist, in konkreten Situationen, in denen es von Nutzen wäre, nicht eingesetzt wird. Dieses Phänomen ist nicht auf schulischen Unterricht begrenzt, es findet sich in der universitären Ausbildung ebenso wie in der Weiterbildung. Lernpsychologisch besteht das Problem beim trägen Wissen darin, dass ein horizontaler Transfer

vom Lernfeld in das Anwendungsfeld nicht stattfindet. Die Gründe dafür können viel-fältig sein." [10]

„Alles in allem zeigte sich also in den letzten vierzig Jahren deutlich, dass das Bild vom Problemlöser, der abstraktes Wissen wie etwa den Satz vom Pythagoras mittels allgemeiner Techniken auf konkrete Aufgaben anwendet, allenfalls das Vorgehen von Computern, keinesfalls aber das von Menschen richtig beschreibt. Menschliches Wissen ist immer stark an konkrete Anwendungssituationen gebunden. Dass ein Transfer auf andere Situationen als die Ausbildungssituation schwer fällt und selten ist, verwundert deshalb nicht weiter." [11]

„Das Konzept der Situierten Kognition gewann in den letzten Jahren eminente Be-deutung innerhalb der Kognitionswissenschaft. Eine besondere Rolle wird dabei den Interaktionen zwischen Menschen sowie den historischen und kulturellen Kontexten zugewiesen, in die ihr Handeln und Denken eingebettet ist. Aus dem Blickwinkel der Arbeiten zur Situierten Kognition kann das Problem des Lerntransfers, das in Psy-chologie, Philosophie und Pädagogik seit nunmehr annähernd einem Jahrhundert kontrovers diskutiert wird, neuen Lösungsversuchen zugeführt werden. Angesichts der unterschiedlichen Ansätze der Verfechter Situierter Kognition ist allerdings bis-lang noch kein überzeugender Konsens zu finden." [12]

„Parsons definiert „Akteinheiten" als die letzten Elemente, in die ein konkretes Hand-lungssystem zerlegt werden kann. Eine Akteinheit ist charakterisiert durch einen ge-gebenen Handelnden, einen gegebenen Zweck, eine gegebene Situation (die Bedin-gung und Mittel einschließt), und eine gegebene normative Wertorientierung als Be-ziehung zwischen jenen anderen Elementen.[.....] Es ist darüber hinaus leicht einzu-sehen, dass sich in der Perspektive des Subjekts der Begriff „Situation" auf den be-reits entworfenen Handlungszweck bezieht, welcher allein die Elemente auszeichnet, die für das Erreichen des Ziels relevant sind. Fasst man die Unterscheidung zwi-schen den beiden Komponenten einer Situation („Mittel" und „Bedingung") ins Auge, so bezieht sich die Frage, ob sie unter Kontrolle des Handelnden sind oder nicht auf den Wissensvorrat und die Erfahrung des Handelnden zur Zeit des Entwurfs. So gesehen kann die Trennlinie zwischen den beiden Faktoren der „Situation", nämlich den Mitteln und den Bedingungen, allein von Handelnden selbst gezogen werden. Andererseits kann in objektiver (d.h. „wissenschaftlicher") Perspektive das, was der Handelnde für ein Mittel hält, sich tatsächlich als Bedingung herausstellen und um-gekehrt. Denn in der objektiven Perspektive sind Bedingungen jene Elemente einer Situation, über welche der Handelnde nach dem verifizierbaren Wissen anderer kei-ne Kontrolle haben kann, gleichgültig, ob nun der Handelnde von seiner Unfähigkeit weiß oder wie hoch er die Relevanz dieser Faktoren einschätzt." [13]

„Die Definition der Situation umfaßt das Verständnis von Selbst und Anderen, das Verständnis von Handlungen, Handlungszielen und Handlungserwartungen sowohl

---

[10] HFT-Solothurn: Konstruktivistische Lehr- Lerntheorien

[11] Kaiser, H. (2001)

[12] Law, Lai Chong (1994)

[13] Schütz (1977) S. 57f

unter dem faktisch-deskriptiven Aspekt (>was ist<) wie unter dem normativen Aspekt (>was sein soll<). Die wechselseitige Koordination von Handlungen ist nur durch die wechselseitige Interpretation der miteinander interagierenden Partner auf der Basis solcher Situationsdefinitionen möglich." [14]

„Durch die aktive Auseinandersetzung mit der Umwelt bildet das handelnde Subjekt die sensumotorischen Handlungsschemata und die kognitiven Strukturen aus, die es als –quasi habitualisierte- Erfahrungskategorien an die Situation heranträgt, nach denen es also die Situation >assimiliert<." [15]

„In the Artificial Intelligence paradigm, human knowledge is thought of as if knowledge were separate-able from the private experience of individuals in situations. [...] An understanding of human memory and human anticipation must be part of a framework for understanding the content of individual human experience of mental events. Memory is not memory of situations but the re-member-ment (or the aggregation of) the invariances that are experienced across many instances. It is a memory of the color red, or of texture. The context is gone. Meaning is gone. There is no semantic description if the elements of the memory store. The elements of human memory store have no context. [...] These elements must be associated again in new contexts und this only occurs during experience of situationdness." [16]

2 Fragestellung: Was tun wir, wenn wir Wissen in einer Situation erzeugen?

Bearbeitungsgegenstände der *(physischen) Objektwelt* werden produziert, zerlegt, verformt, zusammengesetzt, verfrachtet, aufgestellt, angemalt, abgelegt, angetrieben, umgestoßen, zerstört, aufgelöst, verbrannt oder einfach verspeist. Jedem Bearbeitungsobjekt und jeder Bearbeitungsform entsprechen eigene Techniken und eigene Bearbeitungsinstrumente. Alle möglichen Entsprechungen von Objekt, Art der Arbeit, Methode und Instrument sind in ihrer Sachgerechtheit und Zweckmäßigkeit mit den in den Naturwissenschaften formulierten Prinzipien (Gesetzmäßigkeiten) begründbar (Physik, Chemie, Mechanik, Statik, etc.).

Bearbeitungsgegenstände der *sozialen Beziehungs- und Interaktionswelt* werden beobachtet, missverstanden, erkannt, interpretiert, besprochen, verhandelt, beurteilt, bewertet, vereinbart, behauptet, unterstellt, abgelehnt, geleugnet, bestritten oder einfach ignoriert. Einigen Bearbeitungsfeldern und Bearbeitungs-formen entsprechen eigene Techniken und eigene Bearbeitungsinstrumente. Diese Sozial- und Kulturtechniken beruhen (meist) auf Prinzipien, die mit sozial- und humanwissenschaftlichen Theorien erforscht und formuliert werden. (Soziologie, Kulturanthropologie, Psychologie, Psychotherapie, Politikwissenschaft, Organisationstheorie, Aktionsforschung, Gruppendynamik, etc.)

---

[14] Edelstein / Keller (1982) S. 14

[15] Ebenda: S. 268

[16] Prueitt (2001) / Vgl. auch: Endsley (1995)

Bearbeitungsgegenstände der *intellektuellen Welt* werden vorgestellt, gedacht, erforscht, analysiert, codiert, begründet, bewiesen, diskutiert, bezweifelt, widerlegt, anerkannt, gelehrt, gelernt, vergessen. Die Bearbeitungstechniken und Instrument, die Prinzipien und Bedingungen werden in den sogenannten „Geisteswissenschaften" bzw. den Wissenschaften über „Wissen" untersucht, erkannt und formuliert (Erkenntnistheorie, Logik, Sprachtheorie, Hermeneutik, Philosophie, Systemtheorie, Wissenschaftstheorie, Wissenssoziologie, etc.). Von diesen drei Welten – die an die „drei Welten" K. Poppers erinnern mögen – interessiert mich zunächst nur die zweite und dritte, und zwar aus folgendem Grund: Die Unterscheidung zwischen Empfinden, Wahrnehmen auf der einen Seite und Erkennen, rationales[17] Verstehen, Wissen auf der anderen Seite, betrachte ich zwar als eine konventionelle, umgangssprachliche (also nicht als wissenschaftliche), aber mit dieser Unterscheidung verbinde ich die Absicht, im Verlaufe dieses Textes sukzessive plausibel machen zu können, dass dasjenige, was wir als „Wissen" bezeichnen, aufs engste zusammenhängt mit Kommunikation, sozialer Interaktion im Medium von Codes (Sprache im weitesten Sinne), was man von Wahrnehmung nicht behaupten kann. Ich frage mich also – ziemlich naiv und ohne besondere Rücksicht auf die oben erwähnten wissenschaftlichen Theorien – was wir in unseren Köpfen „denkend" tun, wenn wir eine (soziale) Situation zu verstehen versuchen und – wie man so sagt – „Wissen" erzeugen, welches uns für unser Handeln nützlich erscheint. Wir bewegen uns also im „Denkraum", im Bereich der Spekulationen und Vorstellungen. Ob die „Mechanismen" aus unserem (leibliche) Umgang mit der ersten Welt, mit dem biologischen Leben in ihr etwas zu tun haben oder nicht, will ich hier zunächst ausklammern.

2.1 Bearbeitungsgegenstände

Kain und Abel hatten offensichtlich ein Beziehungsproblem. Kain versuchte das Problem „technisch-naturwissenschaftlich" zu lösen und erschlug Abel. Danach hatte er ein „intellektuelles" Problem, denn es traf ihn der Fluch Gottes.

---

[17] Das Wort „rational" verwende ich hauptsächlich im Zusammenhang von „handeln" und es meint wissentlich, an Zielen orientiertes, erwartungsgesteuertes Tun (Zweckrationalität). Martin Hollis (1991: S. 57) definiert rationales Handeln so: *„Wenn man rational handelt, so heißt das, dass man in dem Wissen, wie es weitergeht, angemessen handelt; wenn man das rationale Handeln versteht, so heißt das, dass man die Regel, der der Handelnde wissentlich folgt, wiedergibt."* Mit „rationales Verstehen" meine ich – im Unterschied zu intuitivem, emotionalem, bildlichem Verstehen – jene Art von Verstehen, das sich eng an die Sprache anlehnt, also eine „logische Struktur" aufweist – bei dem Vorstellungselemente regelhaft verknüpft werden. Unter „rationales Denken" ist nicht unbedingt abstraktes Denken zu verstehen. Ich behaupte, rationales Denken beginnt mit dem Selbstgewahrsein und in Differenz bzw. in Beziehung setzen zum Nicht-Ich. Abstraktes Denken hingegen ist Denken in „Strukturierungsanleitungen", d.h. in Wörtern und Begriffen. Vgl.: Wygotski (1986), 291 ff (*„die innere Sprache"*)

14

Wenn ich hier das Wort „bearbeiten" verwende, so meine ich damit natürlich nicht all die Tätigkeiten und Aktivitäten, welche in der physikalischen Welt eine Rolle spielen mögen, sondern all jene, die in der symbolischen Interaktion und beim „Denken" ablaufen, die wir sprachlich so unterscheiden, nämlich: wahrnehmen, analysieren, reflektieren, diskutieren, sich einigen, in Frage stellen, usf. Wenn also z.B. jemand bei einer Abstimmung die Hand hebt, so soll dies als symbolische Handlung gelten, die der Verständigung, der Einigung etc. dient, und nicht als „Arbeit" im physikalischen Sinne. „Philosophisch" gesehen mag es unsinnig erscheinen, hier von „Bearbeitungsgegenständen" zu sprechen, weil damit schon gesagt und unterstellt ist, was bewiesen oder widerlegt werden soll. Aber ich will weder etwas beweisen noch widerlegen, sondern lediglich meinen Gedanken folgen und niederschreiben, wie ich es mir vorstellen kann. Zunächst ein Beispiel als Objekt der Untersuchung.

2.2   Was ist eine Situation?

Als OE-Beauftragter (Organisationsentwicklung) in einem Unternehmen hatte ich die Aufgabe, innerbetriebliche Vorgänge zu beobachten und zu analysieren: Was geht da vor sich zwischen den Leuten, wenn sie den ganzen Tag monatelang miteinander arbeiten. Welchen Einfluss hat die Entwicklung der Gruppe auf die Erreichung der Unternehmensziele? Warum läuft es so und nicht anders? Was tun mit den gewonnen Ein-Sichten? Ich sollte meine Beobachtungen in eigenen Meetings darstellen, Ursachen für Defizite argumentieren und Lösungen vorschlagen. Danach wurde diskutiert, beschlossen: "Wir sollten mehr in Sachen Organisationsentwicklung tun!" Aber was?. Ein Projektteam wurde gebildet, in dem konkrete Maßnahmen erarbeitet werden sollten. Projektteams arbeiten, wie eben Teams arbeiten, genauso, als würden sie statt „OE-Maßnahmen-Erarbeitung" irgendeinen anderen Gegenstand bearbeiten. Nicht ganz so in diesem Fall, denn einige Teamsitzungen wurden auf Video aufgenommen, denn das Team wollte sich später rückblickend selbst beobachten und daraus Schlüsse für vorzuschlagende OE Maßnahmen ziehen.

Damit war der Bearbeitungsgegenstand klar abgegrenzt: Die aufgezeichnete, zweistündige Sitzung. Einen Konsens darüber zu finden, womit man es zu tun hatte, war daher nicht allzu schwierig: Acht Personen sitzen in einem Raum und reden miteinander über irgendeine Sache. Auch die Vorgehensweise schien zunächst klar: Ansehen, sagen, was einem auffällt, darüber diskutieren. Die Ergebnisse und Erkenntnisse sollten dann in den folgenden Sitzungen angewendet werden. Das ist allerdings nicht ganz richtig, denn der aktuelle „Bearbeitungsgegenstand" war eigentlich nicht der Film, die Aufzeichnung an sich, sondern die Beobachtungen, Eindrücke, Erinnerungen, Meinungen, Interpretationen jedes Einzelnen und der Einigungsprozess in der Zuseher-/Beobachtergruppe, – daran wurde „gearbeitet".

Die Vorgehensweise war auch alles andere als klar, denn man musste irgendwie verhindern, dass genau dieselben Rituale und Spielchen ablaufen, wie in der aufgenommenen Situation. Man brauchte also eine andere Sicht- und Vorgehensweise, eine eher distanzierend analytische. Die Beschreibung der zu beobachtenden „Situation" (Definition des Untersuchungsobjekts) musste also in einer verallgemeinernderer, abstrakteren Form erfolgen, d.h., individuelle Sichtweisen in eine quasi formale Sprache übersetzt werden, wie z.b.: >Ich sehe, da sitzt Markus< in >Markus ist eine Person< in >Person ist ein konstitutives Element der Situation<. Ich = Beobachter / Da = ist beobachtete Situation = Zeit/Raum-Rahmen / >Markus spricht zu..., hat eine Absicht, einen Grund / wird nicht gehört, weil....< = meine Beobachtung, Interpretation.

Das Problem bestand also zunächst darin, den (sekundären) Bearbeitungsgegenstand festzulegen, sich darauf zu einigen, was man nun eigentlich beobachten, analysieren und besprechen sollte. Diese Fokussierung (bzw. Änderung, Erweiterung, Einengung) sollte in einer Art und Weise erfolgen (bzw. nach Prinzipien vonstatten gehen), die allerdings erst in der folgenden Unter-suchung als angemessene, gute oder schlechte Möglichkeit begründet werden konnte. Jemand musste die Initiative ergreifen (Moderator) und vorschlagen oder verordnen, dass die zweistündige Sitzung als Ganzes als „Situation" bzw. Be-arbeitungsgegenstand zu gelten hat und nicht z.B. ein Ausschnitt von fünf Minuten.

Auch für die Wahl der Vorgehensweise war eine Initialfrage erforderlich: „Was fällt Euch dabei ein / auf?" oder „Wie fühlt Ihr Euch dabei?" oder „Woraus besteht die Situation?" oder „Welche Faktoren bestimmen / beeinflussen diese Situation?" Es bedurfte also auch einer Einigung darüber, wer die Fragen stellen soll (und darf). Eine Reflexion darüber, dass in der beobachteten Situation offensichtlich genau dasselbe passierte, wie in der aktuellen, gegenwärtigen Bearbeitungssituation (Einer beginnt zu reden, vorzuschlagen und alle anderen gehen vorläufig ohne Widerspruch mit), wurde den Teilnehmern erst allmählich, Schritt für Schritt möglich (Reflexion erfordert Distanz) und einen „Stupser": „Ich – Markus wurde / werde nicht gehört, weil..... „ ist meine – Markus' Sicht, Interpretation; Agnes, meine Ansprechpartnerin, sieht das anders....

Soweit meine Situationsbeschreibung samt Kommentaren. Ich beginne nun, Annahmen über Bedingungen aneinander zu reihen, von denen ich annehme, dass sie für das Verstehen (mehr oder weniger) nötig sind. Etwas als eine „Situation" begreifen heißt hier, einen Ausschnitt der Lebenswelt abgrenzen, dem man unterstellt, dass man sich >in ihr / ihr gegenüber< befindet[18]. Situationen sind daher als überschaubare, als zusammenhängende und als (für die interpretierende, handelnde Person) relevant erachtete Wahrnehmungseinheiten aufzufassen, die „begriffen" werden sollen, damit „Situationswissen" entstehen kann. Beobachter und Handelnde befinden sich in je eigenen „Situationen" und selektieren daher unterschiedliche „Welt-Ausschnitte".

Die Frage, was „Verstehen in Situationen" (Situationsbezogenheit des Wissens) und „Verstehen von Situationen" (reflexives Interpretieren) miteinander zu tun haben, wird von Sozialwissenschaftlern formuliert als Differenz zwischen subjektiver, existenzieller und objektiver, wissenschaftlicher Sicht. Sie gehen davon aus, dass

---

[18] Vgl.: Haga (1986): S. 100f [In: Böhler: Die pragmatische Wende.]

aus der Sicht eines Beobachters dasjenige, was aus der Sicht eines Handelnden als „Situation" erscheint, in einer Weise beschrieben und analysiert werden kann, die für den Handelnden selbst nicht möglich sei. Beide Sichtweisen führten zu völlig unterschiedlichen Ergebnissen, bedingt durch die „logische Struktur des Verstehens eines alter ego"[19] Schütz wendet gegen Talcott Parsons Theorie der „Akteinheit" (d.h. Situation) ein, dass dieser „objektive Schemata für die Interpretation subjektiver Phänomene mit diesen subjektiven Phänomenen selbst" vermenge; – er übersehe dabei die unterschiedlichen „Wissenshorizonte" und „Motivhorizonte" von Handelnden und Beobachtern.

Ich gehe von der Annahme aus, dass Handelnder und Beobachter nicht über eine (prinzipiell) unterschiedliche Art von Zugangsweisen bzw. Verstehensmöglichkeiten verfügen. Handelnde und Beobachter befinden sich lediglich in unterschiedlichen Situationen und haben daher unterschiedliche Motive, Interessen und unterschiedliche Wahrnehmungs- und Wissenshorizonte. Die „Situation" des Handelnden ist für den Beobachter ein Element seiner eigenen „Situation" und er „sieht" daher anders, d.h. er sieht unterschiedliche Sachverhalte. Beide sind Gefangene ihrer Situation. Ein möglicher Unterschied, der darin bestehen könnte, dass ein Beobachter weniger unter Handlungszwang steht und daher alle möglichen Überlegungen und Operationen im Kopf (wie: Warum sagt der das? Was will er/sie damit erreichen?) durchführen kann, trifft auf seine Beobachter-situation nicht zu, denn diese kann er ebenso sehr und ebenso wenig reflektieren und analysierend beobachten, wie die-/derjenige, die/den er gerade in deren/dessen Aktionen und Reaktionen zu verstehen versucht.[20]

---

[19] Schütz (1977) S. 53. Siehe Zitat im Kapitel 1

[20] Heinz von Förster schlägt vor, mit der „Kybernetik zweiter Ordnung" zu beschreiben, was wir tun, wenn wir etwas als „Situation" auffassen: *„Die Erkenntnis erster Ordnung trennt das Subjekt vom Objekt, sie verweist auf eine vermeintlich unabhängige Welt ´da draußen´. Die Kybernetik zweiter Ordnung [...] ist selbst zirkulär: Man lernt sich als einen Teil der Welt zu verstehen, die man beobachten will. [...] Die Begriffe zweiter Ordnung entbergen Einsichten in den Prozess des Beobachtens, die auf der Ebene der ersten Ordnung gar nicht möglich ist. Auf dieser Ebene handelt man einfach, verwendet bestimmte Konzepte, Vorannahmen und Theorien, die nicht reflektiert werden. Erst auf der Ebene der zweiten Ordnung entsteht die Möglichkeit der Selbstreflexion. Nichts ist mehr einfach da, nichts ist mehr selbstverständlich. Entscheidend ist, dass der Beobachter für seine Beobachtungen, sein Sprechen und Handeln verantwortlich wird. Er ist untrennbar mit den Gegenstand und Objekt seiner Beschreibung verbunden."* Foerster (2003 / 1998). Vgl. auch: Lave / Wenger (1991)

3 Das Instrumentarium der Bearbeitung

3.1 Zerlegen in (logische) Elemente: Identifikation und Definition der konstitutiven Elemente

Für den Beobachter lassen sich mehrere Elemente ausmachen, die in der (erwähnten) beobachtbaren Situation eine bestimmte Rolle spielten. Den Elementen können bestimmte Eigenschaften/Qualitäten unterstellt werden.

Angenommene Elemente sind:

- **die Einzelperson**

  Acht Personen aus allen Unternehmensbereichen sind anwesend.

  Es kann unterstellt werden, dass jeder Einzelne sich als Einzelner und sich weder als „nicht anwesend" noch als ein Möbelstück versteht. Weiters wird (vom Beobachter) unterstellt, dass jede(r) sich als (potentieller) Akteur in seiner Umwelt sieht. (Projektion des eigenen Selbstverständnisses, Menschenbildes; Er spricht zu/mit ihr = Ich spreche mit/zu ihr) Jeder Teilnehmer ist daher als einzelnes Element anzusehen, d.h. er agiert als eigenständiges Individuum mit all seinen Aspekten.

- **Mitspieler,** Mitarbeiter, die Anderen

  Für jede Person gibt es mehrere Gegenüber (Seinesgleichen) und es kann unterstellt werden, dass die „Gegenüber" anders behandelt werden als Gegenstände im Raum.

  Die Anwesenheit anderer Personen ist für diese ein Faktum, welches Ergebnis der Bearbeitung einer vorangehenden Situation ist, d.h. Interessen, Zielsetzung, Zeit und Raum wurden bereits vorweg „kalibriert" (abgestimmt, ausgerichtet) und sind daher nicht mehr explizit Elemente dieser Situation. Personen haben daher eine geteilte, gemeinsame Erinnerung der Vorgeschichte des Zusammenseins.

- **Aufgabenstellung,** Ziel, Produkt, Ergebnis, welche(s) angestrebt / erarbeitet wird.

  Es kann (vom Beobachter) unterstellt werden, dass die Personen mehr oder weniger bewusst handeln und damit etwas erreichen/bezwecken wollen (Handlungsziel), bzw. in die Zukunft vorausschauend handeln. Es kann nicht unterstellt werden, dass die individuell angestrebten Bearbeitungsergebnisse bekannt / bewusst sind.

  Jeder Teilnehmer kann mehrere und unterschiedliche Vorstellungen davon haben, was am Ende herausschauen soll. Diese Zielvorstellungen müssen sich nicht mit der bereits vereinbarten Zielsetzung decken (Projektion erfahrener Differenz).

- **Beweggründe,** Motive, Interessen, welche die Anwesenden veranlassen, an der Verhandlung aktiv mitzuwirken (oder nicht).

Ein Beobachter kann davon ausgehen, dass jeder Teilnehmer mehrere und unterschiedliche Beweggründe hat. Diese müssen sich nicht mit den vorab abgeglichenen decken.

Es kann unterstellt werden, dass der Beobachter (Akteur) das Handeln seiner Gegenüber verstehen kann, wenn er nach dem „Warum?" fragt. Es kann nicht unterstellt werden, dass den Akteuren ihre eigenen Beweggründe und die der Mitspieler (immer) bewusst sind.

- **Objekt**, das Material, welches bearbeitet werden soll.

Bearbeitungsobjekt kann Wissen (Vorstellungen) sein, wenn am Ende als „Produkt" ein gemeinsamer Wissensstand herausschauen soll, es kann aber auch ein Dokument oder irgendein dingliches Artefakt sein (Projektion erfahrener Subjekt-Objekt Differenz).

Es kann nicht unterstellt werden, dass den jeweiligen Akteuren immer bewusst ist, woran sie arbeiten, bzw. was das jeweils aktuelle „Bearbeitungsobjekt" ist. (Das, woran gearbeitet, worüber verhandelt wurde, kann in der beobachteten Situation die Geschichte, die Erinnerung, antizipierte Handlungen, Aufgabenverteilung und Priorisierungen aber auch aktuelle soziale Beziehungen gewesen sein.)

- **Wissen,** die Sprache, die Vorstellungsmuster, Verhaltensmuster, das Allgemeine, welches unbeachtet im Hintergrund wirksam ist und selbst nicht thematisiert wird.

Es muss angenommen werden, dass es eine Bedingung, eine Voraussetzung der Möglichkeit zu denken und zu kommunizieren gibt, was gegenseitiges Verstehen möglich macht. Dies kann bei Kommunikationsproblemen (Missverständnissen) thematisiert und zum Objekt der Bearbeitung gemacht werden.

Es kann unterstellt werden, dass die Kommunikation/Interaktion zwischen Seinesgleichen eine Vorgeschichte hat und auf diese (als bereits erzielter Konsens / regulative, normative, kognitive Fixierung) aufbaut. Es kann daher nicht unterstellt werden, dass die Akteure unbelastet und frei agieren können. (Was macht uns sicher, dass andere Verkehrsteilnehmer bei Rot anhalten?)

- **Bedingungen**, der räumliche, zeitliche, strukturell-regulative Boden, auf dem die Verhandlung stattfindet. Der Rahmen, in dem Interaktion, Kommunikation eingebettet ist; – alles, was die gemeinsame Arbeit beeinflusst, ermöglicht und beschränkt, worauf Rücksicht genommen werden muss, was aber nicht selbst Gegenstand der Bearbeitung ist.

Es kann unterstellt werden, dass die Akteure für den Bearbeitungsprozess Voraussetzungen geschaffen, gewählt haben, welche die Arbeit nicht erschweren sondern erleichtern. Es kann aber nicht unterstellt werden, dass sie die geeigneten, optimalen Bedingungen gewählt, geschaffen haben, noch dass ihnen deren Beeinflussungsform klar, bewusst ist.

- **Äußerliches**, das Nichtbedachte, Unerwartete; was als unvorhergesehene Störung in die Arbeit hineinbrechen kann.

Es kann unterstellt werden, dass den Akteuren die relative Geschlossenheit der Situation, in der sie sich befinden, bewusst ist, – d.h. dass sie die Welt und sich selbst selektiv wahrnehmen. Es kann nicht unterstellt werden, dass sie alle Momente, Aspekte, Faktoren, die diese Situation bestimmen, beeinflussen, konstituieren auch als solche erkennen.

Elemente sind Unterscheidungen, Selektionen des Beobachters, d.h., Anzahl und Charakteristik der Elemente und Faktoren (das, worauf ich meine Aufmerksamkeit lenke) ist Ergebnis eines Selektionsprozesses (Selektion ist auswählen, unterscheiden und Gemeinsamkeiten suchen / selektive Wahrnehmung).

Sowohl „Wissen" (das kulturell Allgemeine als implizite Bedingung) als auch objektive Bedingungen (explizite Bedingungen) und Äußerliches (Möglichkeiten) können zum Bearbeitungsgegenstand gemacht, thematisiert werden, wenn deren Unangemessenheit, Unbestimmtheit, die Nichtkommunizierbarkeit den Akteuren offensichtlich wird.

Die für eine Situation als konstitutiv angenommenen Elemente stehen für den Beobachter (auch wenn er sich selbst als Element der Situation begreift) in einer zunächst nicht eindeutig erkennbaren, definierbaren funktionalen Beziehung zueinander. („funktional" in dem Sinne, dass z.B. „Person" oder „Objekt" nicht als Element festgelegt werden kann, wenn es niemanden gibt, der dies feststellt, d.h., das Element „Person" bzw. „Objekt" und Beobachter bedingen einander wechselseitig.)

Es scheint z.B. zwar nicht weiter erklärungs-/begründungsbedürftig, dass „die Anwesenden" einen Grund, ein Motiv haben, warum sie anwesend sind und auch, dass eine Besprechung (Situation) nicht endlos dauern kann, ist ebenso einleuchtend, doch wie der Zusammenhang formuliert werden und vor allem, welchen Stellenwert eine derartige Formulierung haben kann, ist zunächst gar nicht so klar.

Die Zuschreibung von Eigenschaften, Qualitäten auf Elemente, die als Seinesgleichen angesehen werden, kann als Projektion des Selbstverständnisses (Sozialisationserfahrung) des Beobachters aufgefasst werden. (Warum wurden/werden Barbaren, Sklaven, Neger, Juden, Palästinenser, Huren, Terroristen etc. als „nicht Seinesgleichen", als Objekte behandelt?) Das mögliche Verhältnis der Elemente zueinander ist (teilweise) schon durch die Zuschreibung definiert, festgelegt, eingeschränkt. (Warum erwarten wir, dass jemand antwortet, wenn wir ihn fragen?)

Die Bestimmtheit der Ziele, Absichten, Ergebnisse und der Beweggründe ist weder individuell noch interpersonell offensichtlich. Dadurch ergibt sich ein Interpretations-/ Verhandlungsspielraum sowohl für den Beobachter als auch für die Akteure selbst. (Menschen können lügen, täuschen, verheimlichen, irren.) Ziele und Motive werden damit zum Bearbeitungsobjekt.

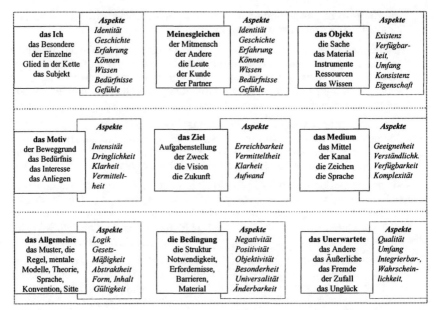

Abb. 1: Mögliche Elemente einer beobachteten Verhandlungssituation mit möglichen Aspekten (Zuschreibungen)

3.2 Verbindungen, Zusammenhänge herstellen: Interpretation der Beziehungen zwischen den Elementen

Für den Beobachter lassen sich Wirkungszusammenhänge (Bedingungen, Abhängigkeiten) ausmachen, die in der logischen, sprachlichen Verknüpfung der Elemente zum Ausdruck kommen (z.b. Sprechen *über* eine Sache). Den Zusammenhängen kann eine bestimmte Notwendigkeit unterstellt werden (z.B. Ohne Licht *kann man nicht* sehen). Raum und Zeit können nicht als Wirkungszusammenhänge angesehen werden, – sie „entstehen" durch die Aufsplittung einer Situation in Elemente, sind also als Elementcharakteristika interpretierbar.

Die (sprachliche) Beschreibung der Zusammenhänge skizzieren Vorstellungsbilder. (z.B.: Person = Akteur > Handlung > Grund / Motiv: Jede anwesende Person hat für sich eine Handlung gesetzt und ist zum vereinbarten Zeitpunkt und am vereinbarten Ort erschienen. Sie hatten irgendeinen Grund, dies zu tun. Menschliche Handlungen haben ein Motiv; man muss also, wie aus der Kriminalistik bekannt, eine Handlung immer im Zusammenhang mit einem Motiv sehen.)

Mit den sprachlichen Bildern wird das (logische) Verhältnis der Elemente zueinander dargestellt.[21] (z.B.: *Die Person,* die anwesend ist, etwas tut, getan hat, *hat Beweggrund.* Die Aufforderung bzw. Handlungsanleitung sowohl für die handelnde, denkende Person wie für den Beobachter ist darin eingeschlossen: Verbinde Handlungen mit Motiven! Ergründe und kläre die Motive! Stelle diese Beziehung bewusst her!)

Weder bei den Elementen noch bei den Beziehungen zwischen ihnen handelt es sich genau genommen um etwas, das man sehen, fühlen, angreifen oder messen kann, sondern um Interpretationen, Projektionen oder Unterstellungen. (Eine Person z.b. die ein Beobachter sieht und deren Aktivitäten, die er wahrnimmt, sind ja nicht auf die physikalische Objekt-Ebene reduzierbar. Auch ein Tisch kann z.b. als Holzstück, das auf einem Boden in einem Raum steht, oder als für bestimmte Zwecke nützliches Mobiliar angesehen und aufgefasst werden.) Das heißt, dass man die Elementabgrenzungen und die für wirksam unterstellten Beziehungen zwischen den Elementen als eine bestimmte Art der Wahrnehmungs- und Interpretationstätigkeit (Wie, wodurch, mit Hilfe welcher Konstruktionsprinzipien stelle ich beobachtend die Beziehung her?) charakterisieren muss, die der „Logik" eines bestimmten Vorstellungsbildes entsprechen, z.b. >auf dies folgt das< oder >ich unter-stelle dir dieses<, etc. [22]

Geschehnisse, Ereignisse, Aktivitäten von Personen sind nicht als „Elemente" anzusehen, sondern als Beobachterkonstruktionen: Verknüpfungen der Elemente und Zuschreibungen sind (vom Standpunkt eines Beobachters des Beobachters) *als Konstruktionen* des Beobachters anzusehen, ohne welche diesem ein Verstehen der Situation nicht möglich ist.

Ein Auflistung der für das Verstehen oben geschilderter Szene erforderlichen Verknüpfungen von Elementen, die gleichzeitig als Verfahren des Beobachters (Konstruktionsprinzipien) gedeutet werden können (d.h. sie werden vom Beobachter als Zusammenhänge umgedeutet), könnte wie folgt aussehen.

---

[21] Ich will hier die Frage nicht diskutieren, ob es sich bei den hergestellten Zusammenhängen um „prinzipielle" (ontologisch relevante) Bezogenheiten handelt, deren Eigenart durch eine Funktion ausgedrückt werden kann (z.B. „antreiben" zur Handlung) oder um einen (kulturspezifischen) Konsens darüber, wie wir uns selbst und unser Verhältnis zu unserer Umwelt verstehen können. Ein australischer Ureinwohner z.B. versteht sich (so nehmen wir an) und verhält sich zu seiner Umwelt anders als ein „zivilisierter" technikbegeisterter Mitteleuropäer. Nachdem wir nicht (mehr) daran glauben, dass jemand vom Teufel oder bösen Dämon besessen ist, wenn er eine böse Tat begeht, kann man davon ausgehen, dass es sich um kulturgeschichtlich entwickelte „Konventionen" handelt. Allerdings halten wir die eigenen (aktuellen) Konventionen nicht für solche, sondern für quasi wissenschaftliche Tatsachen: Übeltäter haben ein Motiv. Sie sind, sofern sie absichtlich und aus freien Stücken gehandelt haben, für ihre Taten verantwortlich. Wenn ein Haus zu brennen beginnt, dann muss es einen (technischen) Grund haben.

[22] Vgl.: Lenk (1986), sowie ders. (1997) S. 21 ff

Verfahren / Aktivitäten   sprachliches Bild / Vorstellung / mentales Modell

a) eruieren / er-, begründen (nach „hinten" hin verknüpfen):

Bewegung hat einen Beweggrund. Handelnde sind getrieben von einer Kraft. Wer kein Motiv hat, handelt auch nicht.

Paradigma: *Kraft, die etwas bewegt.* Frage: *Warum?*

b) voraussehen, zielen, eine Folgelinie bilden (nach „vorne" hin verknüpfen):

Der Pfeil trifft die Beute. Handeln hat einen Zweck und ein konkretes Ziel. Das Ziel ist die Konkretisierung des Beweggrundes. Das Objekt der Begierde befriedet die Begierde. (Essen einer) Speise stillt den Hunger.

Paradigma: (Mittel) *zum Zweck. Gehen auf ein Ziel zu.* Frage: *Wozu? Wohin?*

[a) und b) bilden ein weiteres Vorstellungsmuster: Was nicht ist, kann noch werden. Was ist, ist nicht vollkommen, es kann verbessert werden. Was man hat, ist nicht genug, es kann vermehrt werden. Vergangenheit, Gegenwart und Zukunft liegen auf einer Linie.]

c) konfrontieren, reflektieren, spiegeln, zusehen (mit sich selbst verknüpfen):

Ich höre mich sprechen. Im Spiegel sieht man sich selbst. Vorstellen, erkennen heißt: vor sich hin stellen. Ein Beobachter sieht zu und ein Handelnder handelt. Denkmuster, Verhaltensmuster werden erkennbar, wenn man sie objektiviert (ausspricht, aufschreibt) und dann betrachtet und analysiert.

Paradigma: *Subjekt und Objekt. Ich bin nicht Gott, der alles sieht.* Frage: *Wie? Auf welche Weise?*

d) abgrenzen, unterscheiden, festlegen, entscheiden, (negativ verknüpfen):

Dies ist nicht das. Unterscheiden, entscheiden, auswählen ist Ausschluss anderer Möglichkeiten. Grenzen halten fern, schützen. Was gut ist, soll bewahrt, nicht verändert werden. Was festgelegt ist, steht fest und behindert. Erkenne deine Grenzen. Wolle nicht das Unmögliche. Nicht mit dem Kopf durch die Wand.

Paradigma: *Ich und Du. Alle Dinge haben zwei Seiten.* Frage: *Inwieweit?*

[c) und d) sind in einem weiteren Vorstellungsmuster vereinigt: Im Nachhinein sieht alles anders aus. Aus Fehlern kann man lernen. Aus Schaden wird man klug. Seine Lebensgeschichte kann man nicht abschütteln. Was getan ist, ist getan, man kann es nicht rückgängig machen.]

e) **zusammensehen, vereinheitlichen, einigen (die Verknüpfungen miteinander verbinden):**

Datteln und Feigen schmecken süß. Unter einen Hut bringen. Eine Vielheit von Unterschieden kann zu einem einheitlichen Ganzen vereinigt werden durch Übersehen der Unterschiede und Ausgrenzung des zu Unterschiedlichen. Das Glied in der Kette, das Mitglied der Familie. Ich und Wir. Das verbindende Gemeinsame.

Paradigma: *Die belebte und die unbelebte Natur. Das Eine in der Vereinigung.* Frage: *Wer mit wem?*

f) **offen halten, relativieren, umsehen (Verknüpfungen offen halten; neu erstellen):**

Wer weiß, was die Zukunft bringt. Vorsicht! Was du siehst und kennst, ist nicht alles. Haltet die Augen offen. Ich kann nicht um die Ecke sehen. Wenn die Umstände es zulassen. Im Schiff auf hoher See gegen Wind und Wetter kämpfen. Im Paradies braucht man keine Kleider. Auf ins Land der unbegrenzten Möglichkeiten.

Paradigma: *Außerhalb, das Andere, Fremde, Mögliche.* Frage: *Unter welchen Umständen?*

[e) und f) sind in einem weiteren Vorstellungsmuster vereinigt: Gemeinsam sind wir stark. Macht Euch die Erde untertan. Wer nicht mein Freund ist, ist mein Feind. Wir und die Anderen.]

Wenn die Unterscheidung zwischen Elementen mit ihren Zuschreibungen und die Charakterisierung ihres Verhältnisses zueinander (Verknüpfungen, dargestellt in sprachlichen Bildern) nicht als „Denkgesetze" (alle Menschen müssen und können nur so denken) interpretiert werden können, muss angenommen werden, dass sie erlernt, eingeübt, also Ergebnis der kulturspezifischen Lerngeschichte sind und als Denkweisen, als mentale Konstruktionsmodelle[23] unser „Weltbild" konstituieren und unser Handeln bestimmen, bzw. mehr oder weniger stark beeinflussen.

---

[23] Der Begriff der "Mentalen Modelle" wurde 1983 vom Psychologieprofessor Philip N. Johnson-Laird (Princeton University) geprägt. Philip N. Johnson-Laird: Mental Models: Towards a Cognitive Science of Language, Inference, and Consciousness. Cambridge: Cambridge University Press 1983. Vgl.: Senge (1990)

"Alles Erkennen und Handeln ist durch Schemainterpretation geprägt, imprägniert. [...] Wir können nicht ohne eine (methodo-)logisch vorgängige (Schema-)Interpretation denken, erkennen, handeln, werten, beurteilen usw." Lenk (1997): S. 19

„Elemente" abgrenzen, definieren, identifizieren; Zuschreibungen zu „Faktoren" fixieren
„Elemente" über „Faktoren" miteinander in eine funktionale Beziehung setzen

Ich-Ebene (Individuum)	Seinesgleichen-Ebene (Gruppe)	Material-Ebene (Umwelt)
Kraft, Grund, Ursache – (von, durch) *zurücksehen, ergründen (eruieren)*	**Zugehörigkeit – (zu, mit)** *abgleichen (in-, exkludieren)*	**Mittel, Bedingung – (für, mit)** *verwenden, nutzen, haben (instrumentalisieren)*
Beziehung herstellen, fragen nach Bedürfnissen, Interessen, Wünschen	kommunizieren, kalibrieren, koordinieren, abstimmen, aushandeln	berücksichtigen, einbeziehen, sich anpassen an Lebensraum
Ziel, Absicht, Interesse – (zu, auf) *voraussehen, erwarten (fokussieren)*	Partner, Verbündete suchen, Gegnern au dem Weg gehen	Ausschau halten nach Ressourcen
abzielen auf, suchen, identifizieren von Zuständen, Objekten des Interesses	Synergieeffekte, Kooperationsziele, Zwecke, Vorteile	Zustände, Objekte (Eigenschaften)
Muster, Maß, Medium – (über, innerhalb) *unterordnen, einfügen in (reflektieren)*	Sitte, Moral, Gesetze Ordnung	Struktur, Eigentum
applizieren, vergleichen, spiegeln, auflösen von Vorstellungsmustern, Gewohnheiten, Stereotypen, Normen, Plänen, Methoden	Erwartungen, Handlungsmuster, Rituale / Sprache, Wissenschaften	objektivierte Konventionen, Zeichensysteme
Einschränkung, Grenze – (gegenüber) *einschränken (limitieren)*	Fremde, Ausländer	Hindernisse, Widerstände, Mängel, Raum, Zeit
leben mit, akzeptieren, verändern, überwinden von Beschränkungen, Abgrenzungen; Widerständen	Gesetze, Regeln, Normen, Strukturen, Verbote, Tabus	einschränkende Umweltbedingungen

Abb. 2: Funktionale Beziehungen als mentale Aktivitäten

Die Frage lautet: Welcher „Logik" (eines „mentalen Modells") folge ich, wenn ich als Beobachter (soziale) Situationen beschreibe, und was hat diese „Logik" mit der Situation selbst zu tun? Was geschieht, wenn ich so ein „mentales Modell" auf irgendeinen anderen Sachverhalt, auf eine andere Situation appliziere (wie z.B. „teilen" von „Wissen")?

Die Beantwortung einer weiteren, schwierigen Frage habe ich eingangs zwar vorläufig ausgeklammert, weil sie auf einen anderen, eigenen Argumentationsstrang aufbauen muss, doch die Behauptung, ein Beobachter interpretiere die Verfahren des Verstehens, die „Konstruktionsprinzipien" seiner „mentalen Modelle" zu Zusammenhängen von Elementen um[24], inkludiert eigentlich schon eine mögliche Antwort. Wie vorhin behauptet, sind Verstehensverfahren als erlernte, anerzogene, durch die Kulturgeschichte hindurch entwickelte Techniken anzusehen (worauf ich im letzten Kapitel noch zu sprechen kommen werde). Allerdings vergessen wir sehr bald den „Ursprung" der mentalen Modelle, wie die Verstehenseinheiten zusammengesetzt wurden und sind. Auffällig wird deren Konstruktion, deren Struktur manchmal, wenn man versucht, bestimmte Vorstellungsbilder in eine andere Sprache zu übersetzen. Wir sagen z.b. „das geht so nicht", im Sinne von „unmöglich", was im Englischen oder Japanischen aus völlig anderen Elementen und in anderer Form zusammengesetzt wird. Unter „ein Mann im Reisfeld" verstehen wir nur nach einer Erklärung als Verstehensbild für „Kraft", wie es im chinesischen bzw. japanischen Kanji Zeichen ausgedrückt wird. Richtig kompliziert wird es, wenn mehrere solcher Modelle miteinander verknüpft, zu einem neuen Vorstellungsbild vereinheitlicht und die innere Zusammensetzung, die Konstruktion der einzelnen Elemente vergessen wird: Mann + Reisfeld = Kraft + Regen = Wasserkraft = Elektrizität + Sprechen = Telefon.[25]

Das Unterscheiden von Elementen und deren Beschreibung durch den Beobachter als Projektion des eigenen Selbstverständnisses (Weltbild) inkludiert, dass der Beobachter sich als „Ich" abgrenzt und alles Übrige aufteilt in „Seinesgleichen" und „die Welt". Das heißt, dass alles, was in einer Selbstbeschreibung an Unterscheidungen und In-Beziehung-Setzen vorgenommen wird, auch analog auf „Seinesgleichen" übertragen (projiziert) werden kann: Ich „habe" Motive, Interessen, Gefühle, Absichten, Gedanken, Geschichte, Grenzen, Möglichkeiten, Eigentum, etc. → Meinesgleichen „hat" Motive, Interessen, Gefühle, Absichten, Vorstellungen, etc.

Die Behandlung der Ich-Faktoren (Bearbeitung der individuellen Komponenten, der funktionalen Beziehungen) wird sich eher darauf richten, ob man etwas *ist*, bzw. *hat* oder *nicht hat / wie man bekommt*. Die Behandlung der Meinesgleichen-Faktoren (Bearbeitung der interpersonellen, sozialen Ebene) wird sich eher darauf richten, ob es *Gleichheit / Ungleichheit gibt* oder nicht und wie man damit umgehen soll.

Wenn also jemand von sich sagt: „Ich denke, dass...", „Ich möchte gerne...", dann wird es in der Bearbeitung des Verhältnisses von >mein Wissen / Interesse< und >Meinesgleichen-Wissen / Interesse< um >*aufeinander abstimmen, kalibrieren, abgleichen, aushandeln*< gehen, auch um Unterschiede vergrößern! (Das „Ich"

---

[24] Immanuel Kant nennt die Konstruktionsprinzipien unseres Verstandes „Kategorien", mit deren Hilfe wir uns ein Bild von der Welt machen. Diese Bilder sind „Erscheinungen" (wie etwas uns erscheint), also Konstrukte und nicht einszueins Abbildungen der „Dinge an sich". Die vier Funktionen des Verstandes, nach denen Kategorien gebildet werden, sind nach Kant „Quantität, Qualität, Relation, Modalität". Ich möchte hier allerdings mehr die unterschiedlichen „Bildlogiken" unserer Vorstellungen, der „mentalen Modelle" thematisieren.

[25] Vgl.: Leroi-Gourhan (1988): S. 256ff

kann nur in der Reflexion, von der Beobachtersicht aus als Element abgegrenzt werden, denn im Moment der Aussage „Ich weiß" oder „Ich habe Hunger" ist das „Ich" an sich leer, ein unbestimmtes Nichts, – es bestimmt sich erst in der Aussage, im Gedanken, in einem Wunsch etc., – es existiert in der und durch die Selbstbeschreibung. Dasselbe gilt für alle möglichen Elemente, – sie erscheinen erst als solche durch Zuschreibungen, Unterscheidungen von Faktoren.)

Die Art und Weise, wie z.b. „Wissen" unter Seinesgleichen aufeinander abgestimmt, kalibriert werden kann und ob „Beweggrund" oder „Absicht" in derselben Weise kalibriert werden können, wird davon abhängen, in welcher Weise die Ich-Zuschreibungen miteinander in Beziehung gesetzt werden. Angenommen, jemand würde von sich behaupten, sein Wissen sei für sein Tun nicht relevant, er handle nur emotional, ohne zu denken und ohne ein Handlungsziel vor Augen zu haben, dann wird es schwer denkbar sein, Wissensabgleich (mit Seinesgleichen) dadurch in die Wege zu leiten, dass man mit „Realisierung gemeinsamer Interessen" verbal argumentiert.

Wenn Verstehen von Situationen dazu führen soll, dass es für den/die Handelnden zu besseren Handlungsergebnissen führt (Schema: Verstehen, Handeln hat Grund und Zweck), dann sollten die Prinzipien für die in einer Situation handelnden Personen auch als Orientierungen bzw. Aufforderungen zur Selbstbefragung gelesen werden können: Was ist Dein Motiv? Was willst Du erreichen? Wie stellst Du es Dir vor, dass es gehen könnte? Was sind Deine Handlungsbedingungen? Was sagen andere Leute dazu? Womit musst Du rechnen? Alle Situationen, in denen keine Person involviert ist, scheidet von vornherein aus, – ebenso wie Situationen, in denen Personen für sich allein ein Tätigkeit verrichten (essen, schlafen, schwimmen, Feuer machen), also keine andere Person (Partner, Konkurrent, Adressat, Käufer, etc.), weder explizit noch implizit – z.B. im Produkt, das verkauft werden soll, etc. – eine Rolle spielt. Der sogenannte „innere Dialog", das Gespräch mit sich selbst, kann aber nicht ausgeschlossen werden.

Gleichgültig ob eine Zuschreibung (bzw. Aussage) Ergebnis der Selbstbeobachtung (Ich habe den Vertrag unterschrieben; ich erinnere mich daran.) oder einer Fremdbeobachtung ist, so kann sie nur getroffen werden als gewusste, bewusste, weil ich dies in dem Moment von mir behaupte, mir zuschreibe: "Ich weiß, dass ich den Vertrag unterschrieben habe." Das heißt aber, dass alle gedachten Beziehungen zwischen allen möglichen Elementen immer „gewusste" (angenommene) Beziehungen sind. Es ist nur möglich darüber zu sprechen, ob z.B. jemand ein Motiv hat oder nicht, wenn ich das von mir selbst oder von irgendjemandem „bewusst" behaupte, annehme etc. Umgekehrt ist es nicht denkbar von >ein Mensch, der ein Motiv für sein Handeln hat< zu sprechen, wenn kein Mensch auf dieser Welt es sich so vorstellt, denkt, annimmt etc. Daher ist für alle möglichen Beziehungen zwischen möglichen Elementen die Beziehung „wissen" (ich denke, dass..) und „Ich" der Ausgangspunkt.

Die Frage, ob das, was man weiß oder nicht weiß existiert oder nicht existiert, ist falsch gestellt, denn die (unterstellte) Beziehung zwischen dem (unterstellten) Element „Wissen" und „von/über Etwas" ist >unterstellen / annehmen / behaupten / vermuten / denken / wissen / etc. und nicht >Etwas ist hier und jetzt da

/existent<. („Ich denke, daher bin ich" ist ein möglicher Kurzschluss.) Also: „wissen" des „Wissens".

4   Verstehen: Zusammenfügen der Elemente zu strukturierten Vorstellungen

Es ist Abend, ich sitze in einem Restaurant, studiere die Speisekarte, plötzlich geht das Licht aus, dunkel, der Ober bringt eine Kerze und entschuldigt sich. Ich denke: Alle Lichter sind aus, die Glühbirne kann's nicht sein, die Sicherung ist durchgebrannt, Überlastung, vielleicht ein Kurzschluss. Ich betrachte die Lampe über dem Tisch, warte, bis sie wieder zu leuchten beginnt, blicke zum Fenster: Straßenbeleuchtung funktioniert, nichts Schlimmes passiert, alles in Ordnung.

Wenn der Übergang von (bildhafter) Wahrnehmung zu (rationalem) Wissen mit der Fähigkeit und Möglichkeit beginnt, das Wahrgenommene in Elemente aufzugliedern, diese durch Zuschreibungen voneinander zu unterscheiden und mittels erlernter Schemata miteinander in Verbindung zu setzen, dann müsste das, was „Wissen" genannt wird, etwas mit den Schemata zu tun haben, – in obigem Fall: „Überlastung *führt zum* Durchbrennen der Sicherung, Stromunterbrechung zu Lichtausfall." Ich könnte daher sagen: Ich habe dieses Wissen. In obiger Situation werde ich allerdings sagen „Ich weiß, dass.... Ich nehme an, behaupte, denke, dass....", was so interpretiert werden kann, dass ich ein vorgefertigtes Schema (ein Erklärungsmodell) auf die Situation, in der ich mich gerade befinde, überstülpe, – dass *ich mich* mit Hilfe dieses Schemas in Verbindung setze mit dem *nicht-Ich*, mit meiner Umgebung, mit dem „plötzliche Dunkelheit". Es ist auch ein Unterschied, ob ich denke „kein Licht weil kein Strom", oder „ich weiß, denke, nehme an, dass...." Im zweiten Fall setze ich – quasi mit mir selbst sprechend – einen Gedanken, eine Denkmöglichkeit in Beziehung zu meiner „mentalen Befindlichkeit", bestärke die Erklärung und grenze sie gegenüber anderen Denkmöglichkeiten ab, was mit der Beziehung zwischen „kein Licht" und „Strom aus" nichts zu tun hat, außer dem Faktum, dass es eine denkend hergestellte Beziehung ist.

Allerdings, wenn ich denke, sage und schreibe, dass ich dies alles so und so tue oder nicht tue, dass es in meinem Kopf so funktioniert (was ja eigentlich aus der Sicht eines Neurologen oder Biochemikers eine unzutreffende bildhafte Vorstellung ist), dann spielen – in meinem Denken über das Denken – jene Schemata eine konstitutive Rolle, die ich behaupte verstehen zu können. Das heißt, dass man dem „ich weiß" auf diese Weise nicht auf die Schliche kommen kann: Immanuel Kant lässt grüßen!

Wenn ich sage „Ich besitze dieses Wissen", dann kann ich damit nur etwas meinen, was man haben oder nicht haben kann, was bei dem „ich weiß, dass.." und dem „Licht aus – kein Strom" eine Rolle spielen mag, aber mit diesem nicht mehr zu tun zu haben scheint, als ein Kugelschreiber mit einem geschriebenen Wort. Ich kann natürlich behaupten, dass „in meinem Kopf etwas *ist*", was mir einfällt, was ich in der Schule gelernt habe, und man das, was im Kopf ist, als Element definieren und das Verhältnis mit >*ist da / man hat*< charakterisieren kann. Eine mathematische, chemische Formel oder die Sprache als Element im Sinne von >Wissen, das *existiert,* da ist< zu beschreiben, ist nur möglich, wenn man ihnen Objektcharakter unterstellt (also „objektiviertes Wissen"). In obiger Situation würde dann im Kopf *„wissen"* des „Wissens" (Reflexion; sprachliches Denken) geschehen.

Es wäre unsinnig zu behaupten, das „Wissen" sei – wenn ich ihm Objektcharakter zuschreibe, wie z.b. „die Formel", „das Schema", „die Antwort auf diese Frage ist" – situationsabhängig, an Situationen gebunden, wohl aber kann ich der „wissenden Denktätigkeit" Situationsabhängigkeit zuschreiben, was banal ist, weil ich mich ja nicht in keiner Situation befinden, nicht irgendwie da sein kann, wenn ich denke, wie ich denken, nämlich mich – eines Modells bedienend – selbst beschreibe.

Ein guter oder schlechter Beobachter? – Ein Protokoll

In der Projektbesprechung ging es zunächst darum, die Sicht der Dinge (Ansichten, Erinnerungen an vorangegangene Situationen und Aktionen) aufeinander abzustimmen, den Wissensstand aufeinander abzustimmen. Die Berichte wurden von bestimmten Personen vorgetragen, d.h., das Verhältnis der Personen zueinander, ihre Stellung innerhalb der Organisation und ihre Zuständigkeiten für bestimmte Aufgaben wurde in der Vorgeschichte ausverhandelt und in „Rollen" fixiert. Diese Fixierungen wurden anfangs nicht in Frage gestellt und daher auch nicht expliziert (objektiviert, angesprochen, thematisiert) und reflektiert. Begründen und Absichten erfragen (Warum sagst Du das? Was willst Du damit erreichen?) waren nicht akut, da die Referenten den Spielraum der Verhaltensmöglichkeiten (möglichst wenig Selbstdarstellung, Einhaltung der Redezeit, Sachlichkeit und keine Personalisierungen/ Schuldzuweisungen), die durch ihr Rollenbild vorgegeben ist, eingehalten haben (Subordination unter Verhaltenscode).

Die Darstellung der Sachverhalte wurde mündlich vorgetragen, unterstützt durch Aufzeichnungen und Verweise auf geimeinsam Erinnertes. Sie folgte allgemein akzeptierten Spielregeln der Beschreibung und wurde daher von den Zuhörern auch nicht problematisiert (Das ist unlogisch. Das passt nicht zusammen. Ich verstehe das nicht.), sondern als zutreffende Darstellung der Realität hingenommen. Die von einzelnen Referenten beigefügten Begründungen, Bewertungen, Beurteilungen und Interpretationen von Sachzusammenhängen („Das war deshalb nicht möglich, weil.... Ich glaube, dass ...wahrscheinlich hat....") wurden vereinzelt hinterfragt und alternative Sichtweisen angeboten. Das heißt, dass die darin zur Anwendung gebrachten Vorstellungsmuster (Kausalverknüpfung von Ereignissen nach Ursache und Wirkung, Rangverhältnis nach Gewichtung) erkannt, reflektiert und als möglicherweise austauschbare „Sichtweisen" (Optionen) behandelt wurden.

Nachdem ein Teilnehmer zweimal zum Telefon nach draußen gerufen wurde und der Moderator nichts dagegen unternommen hatte, war die Abgrenzung zum „Außerhalb" und deren Überwachung durch die Rolle des Moderators problematisch. Sie wurde von einigen Teilnehmern als „getroffene Vereinbarung" eingefordert, doch vom „Außen" mit Verweis auf „Umfeldprioritäten" zurückgewiesen: „Es ist dringend und sehr wichtig." Der zum Telefon Gerufene und der Moderator wurden vom Verdacht der Verfolgung egoistischer, nicht kalibrierter Interessen exculpiert: „Wir müssen uns damit abfinden, dass wir nicht isoliert sind." (Zwänge des äußeren Kontextes rechtfertigen das Verhalten des Anrufempfängers.) Einige Anwesende nutzten die Unsicherheit (Aufheben / Einbrechen der Abgrenzung nach Außen) dazu, sich eine Pause für private Gespräche (Mittagessen, Sportereignis) zu verschaffen, was aber nach kurzer Zeit teils von den Plauderern selbst (schlechtes Gewissen, Wohlverhaltensmuster) und teils vom Moderator durch Verweis auf die Tagesordnung (kalibrierte Interessen und Zielsetzung / thematische Abgrenzung) eingestellt wurde.

Vom Rest der Verstehensbemühungen zu berichten bringt wenig, aber vielleicht noch eine Anmerkung zur Eingangsgeschichte:

Die Firmenleitung hatte beschlossen, an der Fachmesse teilzunehmen...Wir hatten vereinbart, dass jeder abwechselnd eine Stunde frei haben sollte. In weiser Voraussicht des Unvorhersehbaren bekam der Pausierende ein Handy mit auf den Weg, was damals gar nicht so selbstverständlich war. Unser Spezialist wurde verständigt und kam mit etwas Verspätung und einer hübschen Frau zurück, was kein Problem war, im Gegenteil...[26]

---

[26] Optimist oder Pessimist? *„... soziale Akteure schaffen die Welt, die die unsere ist. Es ist eine einzige Welt: die Summe dessen, was Menschen aus Gründen tun, die zu verstehen die Aufgabe der Sozialwissenschaften ist. Was von innen her nicht verstanden werden kann, bedarf der Erklärung von außen; dennoch es handelt sich um eine einzige menschliche Welt, und der wichtigste Schlüssel liegt beim Verstehen. Je rationaler unsere Tätigkeiten sind, desto besser können wir sie verstehen. Je besser wir sie verstehen, desto rationaler werden sie. Je rationaler sie werden, desto besser können wir die Welt, die wir erschaffen, unter Kontrolle halten und auf dieser Welt gedeihen."* Hollis (1991 S. 117) *„Action learning enhances the ability to think in new and fresh ways about existing reality and problems via critical reflection, reframing and context shifting."* Marquart (2000) S. 253

III Erwartungen und Bewertungen

Erwartungshorizonte und Codierung der Erwartungslandschaften

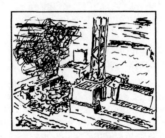

Abb. 3: Falsche Berechnung – mangelndes Wissen – enttäuschte Erwartungen?

„Der Sachbezug, ohne den Handlungen nicht einmal beschrieben werden können, verweist auf die empirische Situation, in der Akteure sich befinden und in der Handlungen stattfinden. Sie >bedingen< Handeln nicht auf dem Wege kausaler Wirkung, sonder als >Gegebenheit<, die erfahrbar ist, in Rechnung gestellt werden muss und sich auch gegen den Willen des Handelnden durchsetzt."[27]

„Diese ungeheure Zähigkeit des Getanen, das an Dauerhaftigkeit alle anderen Erzeugnisse von Menschenhand übertrifft, könnte eine Quelle menschlichen Stolzes sein, wenn Menschen imstande wären, diese Last von Unwiderruflichkeit und Unvorhersehbarkeit, auf sich zu nehmen. Dass dies möglich ist, hat man immer schon gewusst. Gewusst, dass kein Menschen, wenn er handelt, wirklich weiß, was er tut; dass der Handelnde immer schuldig wird; [...] schließlich, dass sogar der eigentliche Sinn dessen, was er selbst tut, sich nicht ihm, dem Täter, sondern nur dem rückwärts gerichteten Blick dessen, der schließlich die Geschichte erzählt, offenbar wird, also dem, der gerade nicht handelt."[28]

1 Einleitung: Alltägliche Katastrophen und andere Unvorhersehbarkeiten

Auf einen Nobelschiort hoch in den Alpen donnerte ein Lawine hernieder und begrub Häuser und Menschen unter sich. Seit Menschengedenken war an dieser Stelle keine Lawine niedergegangen. Um ein derartiges Unglück in Zukunft zu vermeiden, errichtete man mit viel Aufwand Mauern und Barrieren im Berghang und fühlt sich seitdem sicher, zumindest bis zum überübernächsten Winter.

Einer Frau im mittleren Alter war völlig unerwartbar ihr geliebter Mann verstorben. Um das Unfassbare ertragen zu können, suchte sie Trost und Erklärung im Glauben: Es war der Wille Gottes. Nach zwei Jahren religiöser Hingebung verfiel sie in

---

[27] Giesen (1991): S. 15

[28] Arendt (1981): S. 228/29

tiefe Depression, wurde krank und lag schließlich in einer Klinik im Koma. Ärzte konnten keine organischen Ursachen finden und sagten zu den Kindern: „Holt den Priester oder den Psychologen!" Tage und Nächte saßen die Kinder an ihrem Bett und redeten mit der Schlafenden bis sie aufwachte. Die Frau genas, widmete fortan all ihre Energie dem Wohlergehen ihrer Kinder und lebte gesund noch weitere dreißig Jahre.

Denkbar wäre, dass ein Spaziergänger auf einer Parkbank einen Koffer voll Geld findet. Angesichts des unerwarteten Aufbrechens alltäglicher Erwartungshorizonte befände er sich in der misslichen Lage, entscheiden müssen zu glauben, wie es denn weitergehen soll. Soll er ihn liegen lassen und ruhig weitergehen? Soll er die Polizei verständigen oder könnte er ihn vielleicht mitnehmen und das Geld ausgeben oder in seinem Garten vergraben?

Es ist anzunehmen, dass er seine Handlungsentscheidung danach ausrichtet, wie er die Situation, in der er sich befindet, einschätzt, – was er als mögliche Folgen abschätzt und ob er sich für einen anständigen und ehrlichen Menschen hält oder irgendeine mentale Konstruktion findet, die es ihm ermöglicht zu handeln, ohne damit sein Selbstbild und seinen Zukunftsperspektiven zu beschädigen.

Dem einsamen Spaziergänger würde es nichts helfen, wenn er sich im Sinne des naturwissenschaftlichen Kausalparadigmas sagen würde: Es gibt gar keinen freien Willen, das ist nur Einbildung, denn was immer ich tue, alles spielt sich in der biologischen, biochemischen Sphäre ab[29]. Also lege ich meine Hände in den Schoß und warte ab, was die Biochemie in meinem Kopf mit mir anstellt. Ein Neurophysiologe könnte zwar, mit vielen Elektroden und Sensoren und einem entsprechendem Computer, nach jeder Entscheidung genau sagen, dass es die Elektro-Biochemie war und nicht „freie Willensentscheidung", doch das würde unserem Finder nicht helfen, – das Gespenst der Freiheit, der Offenheit der Zukunft verschwindet nicht durch naturwissenschaftliche Erklärungen. Das Bewusstsein, oder die Einbildung, dass es Möglichkeiten, Optionen gibt, bringt den Spaziergänger vermutlich dazu, in seinen Erinnerungen, in seinem Wissen zu kramen, um Gründe für die eine oder andere Option zu finden; – allerdings, an so eine Situation kann er sich nicht erinnern, – vielleicht hat er schon mal in einer Zeitung gelesen, was passiert, wenn....

Dass die „Eule der Minerva" am Abend, post factum ihre Flügel ausbreitet, besagt, dass Wissen über die Welt immer aus Vergangenem entspringendes und hypothetisch auf Gegenwart und in die Zukunft projiziertes „Wissen" ist[30]. Erinnerung und Erwartung öffnen Zeiträume, die mit „Inhalten" ausgefüllt werden müssen. Hände in den Schoß legen, Kontemplation und „carpe diem" kann man sich

---

[29] Vgl. dazu: Geyer (2004); Markowitsch (2004); Roth (2003)

[30] *„Die Ereignisse der Zukunft können wir nicht aus den gegenwärtigen erschließen. Der Glaube an den Kausalnexus ist der Aberglaube. Die Willensfreiheit besteht darin, dass zukünftige Handlungen jetzt nicht gewusst werden können."* Wittgenstein (1963): 5.1361, 5.1362

nur leisten, wenn der Weltenlauf im Sinne der Bergpredigt von höherer Stelle aus gesichert ist.

„Nichts ist so praktisch wie eine gute Theorie" (Kurt Lewin) unterstellt aber, dass Zukunft erwartbar ist, nicht nur, weil die Welt neben permanentem Wandel, Katastrophen und Chaos auch teilweise, in bestimmten Bereichen und Zeiträumen durchaus verlässlich ist, sondern weil wir die Welt mit guter, angewandter Theorie stabilisieren können: Zivilisation als technische Domestizierung und Codierung der Welt durch Artefakte; – Vorkehrungen und Einrichtungen damit auch zutrifft und eintritt, was erwartet wird. Cui bono?

2   Codierungen: Wissen schafft Geld und Geld schafft Macht

Fit für die Zukunft durch Wissen und Wissens-Management? Es ist anzunehmen, dass Wissensmanagement (WM)[31] nicht nur ein Thema in Unternehmensberatungs- und Managementkreisen ist, sondern auch bei Geheimdiensten und unter Militärstrategen betrieben wird, vermutlich auch von Terrororganisationen und der Mafia. Warum? Weil Einsichten in (angenommene) Wirkungszusammenhänge zwischen Wissen und Welt bzw. Macht (Machbarkeit) nicht Resultat geheimer Forschungsarbeit sind, sondern zwangsweise einhergehen mit der Globalisierung des westlich wissenschaftlich-technischen Weltverständnisses: „Ihr habt vom Baum der Erkenntnis gegessen, also macht Euch die Erde dienstbar!" (Unterwirft sie und macht sie Euch gehorchen!).

Wirtschaftstreibende und Wirtschaftswissenschaftler sollten sich – so die zentrale Botschaft des WM – mit einer Sache beschäftigen, die man weder sehen, angreifen noch messen kann. Traditionellerweise haben sich philosophische Disziplinen damit herumgeschlagen, doch plötzlich kommen ganz andere Leute, die die Sache in die Hand nehmen wollen.[32]

Mit Argumenten werden Erwartungsfelder markiert und abgesteckt, die mit den diesen Feldern als „immanent-wirksam" unterstellten Prozesslogiken (Instrumenten und Methoden) beackert werden sollen: „Wissen ist Kapital, und das vermehrt sich durch Teilen." Gerichtet sind die Argumentationen als Appelle an Entscheidungsträger, ihre Entscheidungen so zu gestalten, dass dabei auch für die Ratgeber etwas abfällt. Diese wollen ihr „Wissen" verkaufen und setzen darauf, dass Manager dieses „Wissen" benötigen, um ihren Job zu tun. Entsprechend der merkantilen Prozesslogik sollten die Berater umso mehr lukrieren (sei es Geld, Reputation und Macht oder Zukunfts-Absicherung durch „Wissen"), je bes-

---

[31] „Wissensmanagement – ein neues Schlagwort der Managementlehre oder doch nur wieder alter Wein in neuen Schläuchen? Für Großunternehmen weltweit scheint es bereits viel mehr zu sein: eine Möglichkeit zu ungeahnten Produktivitätsverbesserungen, Erhöhung der Kunden- und Mitarbeiterzufriedenheit und vieles mehr." Ohlhausen (2000) S. 16; vgl. auch: Schneider (2001)

[32] Vgl.: Drucker (1999) / Marwick (2001) / Lopez (2002) In: Bontis (2002) S.117.

ser sie diesen Tauschhandel managen (ihr Wissen vermarkten). Appelliert wird vor allem an die Gehaltsempfänger, sie mögen ihr Wissen zum Wohle des Unternehmens „fruchtbar" machen und teilen, denn, geht es dem Unternehmen gut, dann geht es auch den Wissensarbeitern gut. Damit wird unterstellt, dass Geld, sozialer Status und Wissen derselben (utilitaristischen) Handlungslogik unterwerfbar und (zweckrational) miteinander verknüpfbar sind, – für die Wissensanbieter wie für die Verwerter. Womit haben wir es zu tun?

Ich spreche hier von Erwartungen, von vorgestellten Zeiträumen, in denen sich dasjenige einstellen soll, was wir mit unseren Handlungen bezwecken wollen, – und davon, was uns dazu veranlasst, etwas Bestimmtes zu erwarten und anderes nicht.

Ein möglicher Ausgangspunkt für eine argumentative Erkundung der angesprochenen Erwartungslandschaften besteht darin, Geld, sozialer Status und Wissen unter dem Aspekt „Codierung" miteinander zu vergleichen und zu fragen, wie Codierungen – dasjenige, was Handelnden als erwartbares „outcome" sich vorzustellen erlaubt – „Zukunft" strukturieren und damit (zweckrationales) Handeln steuern.

Unter „Codierung" verstehe ich eine (zeichenhafte) Anleitung zur Strukturierung (Organisation, Regelung, Steuerung nach Vorschrift, Gesetz) von Prozessen, bei denen es um „Übersetzung" von Fixierungen (unterschiedlicher Art) in Symbolen bzw. Zeichensystemen geht. „Geld" z.B. kann man als Codierung von Tauschprozessen verstehen, die eine bestimmte Struktur haben, bzw. in einer bestimmten Weise gesteuert werden, also schon mehr oder weniger fixiert sind (Tauschverhältnis – „freier Markt")[33]. Vergleichbar mit einem Schlüssel öffnen Codes Türen, und wer den Schlüssel in der Hand hat, den Code „decodieren" kann, der ist im Besitz von „struktureller Macht", – sie oder er weiß, wie das System funktioniert und kann seine Vorteile daraus ziehen, vorausgesetzt, die Strukturen sind in Kraft (Was nützt ein Haufen Geld, wenn das, was man dafür haben möchte, nicht zu kaufen ist).

Ich halte eine Unterscheidung zwischen „Reifikationscode", „Prozesscode" und „Symbolcode" (dinglich-strukturelle, temporal-prozessuale, reflexiv-symbolische Codierung) für nötig, weil damit Problemfelder klarer voneinander getrennt und beschrieben werden können, nämlich:

---

[33] Eine exakte Unterscheidung von „Struktur" und „Prozess" ist schwierig, weil an konkreten Beispielen gezeigt werden kann, dass Strukturen auch als Prozesse erscheinen können und umgekehrt. Am plausibelsten erscheint mir die Erklärung, dass ein betrachteter Vorgang, wie z.B. der fließende Verkehr auf einer Autobahn, von Umständen / Bedingungen eingeschränkt ist, die selbst nicht als Prozess erscheinen, wie in diesem Fall die Fahrbahn, das Verkehrsleitsystem und Fahrzeugtechnologie, – diese erscheinen als Strukturen, bzw. strukturelle Codierungen. Barrieren und Strukturen haben gemeinsam, dass sie festlegen, fixieren, auf Dauer stellen; – Barrieren werden aber, im Unterschied zu Strukturen, nicht errichtet, um explizit zu „instruieren", sie zwingen eher zu etwas, als dass sie anleiten, wie etwas gemacht werden bzw. geschehen soll. In diesem Sinn möchte ich diese beiden Wörter verwenden.

a. Die von Menschen geschaffene artifizielle Umwelt besteht aus Unveränder-
    lichkeiten, die als prozessfremde Objekte Widerstand leisten, überdauern und
    Prozesse regulieren, einschränken und stabilisieren. So ist z.B. ein PC mit In-
    ternetanschluss und entsprechender Software eine dinglich-strukturelle Ver-
    festigung der Möglichkeiten, mit anderen Leuten über Distanz zu kommuni-
    zieren. Die Struktur der Artefakt-Ensembles nötigt dazu, bestimmte „Dinge" in
    einer bestimmten Weise zu tun, – sie habe also eine (ermöglichende) Instruk-
    tionsfunktion. Die Welt der Artefakte ist – was ihre Struktur betrifft – auch „co-
    diert" (zumindest zu einem großen Teil), um ihre Instruktionsfunktion kommu-
    nizierbar zu machen. Steckdosen und Lichtschalter werden nicht in irgendei-
    ner Höhe in die Wand montiert, und die roten, grünen und schwarzen Drähte
    darf man auch nicht verwechseln, – abgesehen von Kurzschlüssen würde
    sich bei allfälligen Reparaturen ein anderer Installateur nicht auskennen.
    Schrauben, Dübel und Bohrer sind normiert und codiert, so dass man das
    benötigte „Ding" auch irgendwo in der Welt bestellen und verwenden kann.

b. Prozessuale Fixierungen sind Vereinheitlichungen, Generalisierungen von
    Prozessabläufen, was ihre (möglichst identische) Wiederholung ermöglicht.
    (Routinen, Verhaltensweisen, Sitten, Gebräuche, Skills, etc.) Dabei geht es
    eigentlich um eine Strukturierung von „Zeit", also desjenigen, was als „Ge-
    schichte", als vorgestellter Zusammenhang zwischen Vergangenheit, Ge-
    genwart und Zukunft, als Ereignisfluss erscheint. Prozessuale Fixierungen
    sind ebenfalls „codiert" (zumindest zum überwiegenden Teil), um koordinier-
    te, sozial abgestimmte Handlungssequenzen zu ermöglichen. Für eine han-
    delnde Person hängt die Frage, was wann und wo geschehen ist, zu gesche-
    hen hat und geschehen kann, damit zusammen, welcher Zeit-Raum Modelle,
    welcher temporalen und topologischen Codierung er sich bedient (was ihm /
    ihr allerdings nicht wirklich anheim steht, denn diese Modelle sind „gekettet"
    an symbolische Meta-Codierungen. Dazu später ausführlicher.).

c. Symbolische Codierungen (Sprache, Symbole, Zeichen) sind Interaktions-,
    bzw. Kommunikationsmedien, deren Funktion nur realisiert werden kann,
    wenn die in ihnen verkapselten Bedeutungsfixierungen (dasjenige, was sub-
    jektiv gemeint und von anderen als solches auch gemeint werden kann) ent-
    schlüsselt bzw. in die eigene Erfahrungswelt zurückübersetzt, re-interpretiert
    werden können. Ein roter Punkt auf der Stirn einer Frau kann seine Instrukti-
    onsfunktion nur entfalten, wenn die konventionell, in der Kulturgeschichte der
    Trägerinnengemeinschaft hergestellte Beziehung zu bestimmten Hand-
    lungsmustern nachvollzogen werden kann; wenn nicht, ist er nur Dekoration.

Unter dem Gesichtspunkt „Codierung"[34] können folgende Definitionen in den Raum gestellt werden:

- **Geld**, als Medium der Interaktion und Kommunikation, ist eine Codierung von Tauschmöglichkeiten (messen und vergleichen) und setzt „marktförmige Situationsstrukturen"[35] voraus: individuell zurechenbare Ansprüche (Besitz) als Reservierung von Tauschchancen, Austausch- und Zirkulierbarkeit (kann an einem Punkt der Zirkulation nur einmal ausgegeben werden), instrumentelle Handlungslogik (Mittel – Zweck, Gewinn – Verlust, Kosten – Nutzen), soziale Symmetrie der Tauschpartner.

- **Status** als Codierung sozialer Verhältnisse ermöglicht und regelt soziale Interaktion unter „situativen Bedingungen". In differenzierten Gesellschaften entlasten sich die Akteure vom Begründungszwang für Entscheidungen dadurch, dass sie sich sozialer Statusmarkierungen und sinnstiftender Konstrukte[36] bedienen, um die Kontingenz von Entscheidungssituationen (Komplexität) auflösen zu können. Im Unterschied zu Geld sind soziale Codes (Rasse, Nationalität, Religion, Sprache, Geschlecht, Verwandtschaft, Klasse, Status, Rolle, etc.) eng verknüpft mit kultur- entwicklungsspezifischen Weltbildern („belief systems"; symbolische Meta-Codesysteme). Im Unterschied zu Geld ist sozialer Status Situations- und Person-gebunden. (Der Titel „Generaldirektor" hat innerhalb der Familie, in der Sauna, im Urlaub keine Funktion, und wenn, dann eine andere als in der Firma.)

- **Wissen** als symbolische Codierung des „Weltverhaltens", ermöglicht und regelt Verständigung zwischen Akteuren, indem es, nicht beschränkt auf einzelne Situationen anwendbar und grundsätzlich im Bewusstsein mehrerer Personen erscheinend, erst Sinn und Bedeutung erhält in der Anwendung auf eine konkrete Situation (knowledge claim). Rationales (methodisch wissenschaftliches) Wissen ist deshalb nicht individuellen Besitzansprüchen zuordenbar, weil es Kommunikationsprozessen entspringt und nur darin seine Existenz hat. Da „Wissen" repräsentiert und existent ist in symbolischen Artefakten (um der Vergänglichkeit durch den Tod der Wissenden zu entgehen), kann „Wissen" auch ohne reale Kommunikation – Schulbildung vorausgesetzt – im stillen Kämmerlein erworben und erweitert werden (virtuelle Kommunika-

---

[34] Bernhard Giesen unterscheidet in seinem Buch „Die Entdinglichung des Sozialen" zwischen „topologischen Codes", „Prozesscodes" und „Codes der Reflexion". Für ihn fallen – unter dem Gesichtspunkt der „gesellschaftlich kulturellen Konstruktion der erfahrbaren Wirklichkeit" – alle Codierungstypen unter „symbolische Codierung" (als kulturelle Deutungsmuster bzw. kategoriale Strukturen): topologische Codes als Raumvorstellungen, prozessuale Codierung als Kulturgeschichte, und Codes der Reflexion als Sprache und Wissen. Seine These von der „Entdinglichung des Sozialen" berücksichtigt m.E. nicht, dass die Welt der dinglichen Artefakte die Bedingung von Kulturgeschichte und Reflexion ist. Ausführlicher dazu um letzten Abschnitt.

[35] Giesen (1991) S. 228

[36] Giesen (1991).: S. 14 ff

36

tion durch Lesen und Schreiben von Büchern) und erscheint damit als individueller „Besitz". (Das Individuum als „code-owner" ist nicht schlüssig argumentierbar.)

Gemeinsam ist allen drei Formen von Codierung, dass sie sich auf soziale Strukturen beziehen[37], wenn auch auf unterschiedliche Weise und auf unterschiedliche Bereiche. Eine Verknüpfung der drei Bereiche wird ausgedrückt im Bild vom alles besitzenden, alles wissenden, allmächtigen und von allen geliebten und verehrten Gotteskönig, – eine betörende Meta-Codierung.

3 Rationale Zukunftsgestaltung: Turbokapitalismus im Wissenszeitalter?

Die im ersten Abschnitt thematisierte „existenzielle" Bedingung von situativer Wissensgenerierung und Anwendung ist ohne die Annahme einer zweckrationalen Zukunftsorientierung von bewusst handelnden Menschen unverständlich. Entscheiden und strategisches Handeln in Situationen bedeutet – auf der Basis des Interpretationsschemas „absichtsvolles Tun" – daher, eine wahrgenommene Situation zu „codieren", um mit Hilfe der Codestruktur (Instruktionen, wie Elemente, Phänomene abgegrenzt und miteinander in Beziehung gesetzt werden können) in die (vermeintliche) Zukunft schauen zu können.

Damit die Zukunft wenigstens teilweise erwartbar ist, hat die Menschheit (und wahrscheinlich tun das auch Tiere, zumindest erscheint es uns so) „Barrieren" errichtet, – innere, als erinnerte, erlernte Vorstellungsmuster (Jeden Morgen geht die Sonne auf) und äußerliche, als dingliche Konservierungen und Regulierungen (Grenzsteine am Rande meines Grundstücks), deren Veränderlichkeit um Vergleich zur menschliche Erlebniswelt geringer ist (Gold rostet nicht). „Barrieren" habe ich im folgenden Kapitel als ambivalente Bedingungen von „Entwicklung" definiert. „Entwicklung" ist, wie Veränderung, Lernen, Handeln, selbst eine Konstruktion, insofern sie nur als gedachte Beziehung zwischen Elementen (Phänomenen) beschrieben werden kann: Konstruktion von „Genesereihen" (nach Lewin), – z.B. dieses ist aus jenem hervorgegangen.

Wenn ich also sage „Ich habe etwas nach bestem Wissen getan, es ist aber leider nicht so gegangen, wie ich es mir vorgestellt haben, aber zumindest habe ich

---

[37] „Präzise und angemessene Codierungen hingegen kürzen den Gesprächs-, Verhandlungs- und Entscheidungsprozess ab: [...] Diese Angemessenheit von Code und Situation darf keineswegs als naturale Verursachung missverstanden werden; der Code ist der Situation nicht deshalb angemessen, weil er von situativen Faktoren tendenziell geschaffen wurde, sondern weil es eine strukturelle Homologie zwischen beiden gibt." Giesen (2000) S. 175. Dem kann ich nur zustimmen, wenn unter „Situation" eine „wahrgenommene Situation" verstanden wird, man also von einer „strukturellen Homologie" zwischen Wahrnehmungskonstituierung und intersubjektiver Verständigung vermittels der Codes sprechen kann. Ich bezweifle allerdings, dass dies schlüssig argumentiert werden kann.

etwas Neues gelernt", so steckt hinter dieser Behauptung die Vorstellung, dass sich etwas in „meinem Kopf" verändert hat, was nicht geschehen wäre, wenn eingetreten wäre, was ich erwartet habe. Ich denke also: Damit das geschehen konnte, muss meine Umwelt eine bestimmte Rolle gespielt haben. Eine Kurzform dieser Argumentation bildet die Definition von „Veränderung" von Kurt Lewin: Veränderung ist eine Funktion von Person (Person als Sozialisations-produkt) und Umwelt $[V = f(PU)]^{38}$, womit ein „relationales" Bedingungsverhältnis ausgedrückt wird[39]. Lernen, aneignen, generieren von Wissen betrachtet Lewin als „Veränderung". In seinem 1949 erschienenen Artikel „Feldtheorie des Lernens" schreibt er:

„Innerhalb dessen, was man lernen nennt, müssen mindestens die folgenden Arten von Veränderungen unterschieden werden: Lernen als eine Veränderung der kognitiven Struktur (Wissen); Lernen als eine Veränderung der Motivation (annehmen oder ablehnen lernen); Lernen als eine Veränderung der Gruppenzugehörigkeit oder Ideologie (das ist ein wichtiger Aspekt des Hineinwachsens in eine Kultur); Lernen in der Bedeutung der Willkürbeherrschung der Körpermuskulatur (das ist einer der Hauptaspekte des Erwerbs von Fertigkeiten wie des Sprechens und der Selbstbeherrschung)." (S 173)

Ich habe vorhin auch gesagt: Als rational (zweckrational) gelten Interventionen in Situationen (Handlungen), wenn diese kausal-, oder final-logisch begründet werden können, also auf „Wissen" basieren[40], welches die Zielerreichung als einsichtig und vorhersehbar erscheinen lässt. Voraussetzung strategisch ausgerichteten Handelns und rationalen Entscheidens ist, dass die IST-Situation (der Ausgangspunkt des Weges / des Handlungsverlaufes) erkannt, beschrieben (codiert) und als Kontext von Elementen analysiert und verstanden werden kann. Die konstatierte Differenz zwischen >*das ist gut so / soll so sein und bleiben*< und >*das ist nicht gut / sollte verändert werden*< öffnet den Aktionsraum für Intervention und Aktivitäten.

Wie aber können Situationen so beschrieben werden, dass daraus Verhaltensorientierungen bzw. rational entscheidbare Handlungsoptionen abzuleiten sind (wenn ich dies tue bzw. mich so verhalte, dann tritt dies oder jenes ein, was ich erstreben oder vermeiden will)?

Zunächst entscheidet der Differenzierungsgrad von (symbolischen) Codes darüber, inwieweit eine Situation in mehr oder weniger Elemente aufgegliedert werden kann (Auflösungsvermögen), die (im Verhältnis zu Erinnertem) als gleich

---

[38] Ich könnte genauso gut sagen: Verhalten ist eine Funktion einer Situation. Wenn eine Situation als „Spannungsfeld" erfahren wird – was aus psychologischer Sicht als „Motivation" ausgedrückt wird –, dann geschieht auch etwas.

[39] Lewin (1949) In: Graumann: KLW, S. 173

[40] *„>Rationalität< sprechen wir Handlungen im Hinblick auf oder unter Voraussetzung von Wissen oder kategorialen Strukturen zu; >Sinn< ergibt sich aus dem Verhältnis von Handlungen zu anderen Handlungen, künftigen, vergangenen oder gleichzeitig möglichen Handlungen."* Giesen (1991) S. 14

38

(Inklusion), als vergleichbar (Übergangskonstruktion) und als ungleich (Exklusion) angesehen werden können. Die Leistungsfähigkeit der Inklusion (was ist der Fall und was nicht) hängt davon ab, welchen „Zeitraum" die Beziehungen zwischen den Elementen abstecken, bzw. welche Übergangsbegründungen (Kausalketten) zwischen erinnerten Situationen und IST- Situation konstruiert werden können: Sie müssen Inklusionsbedingungen enthalten, die festlegen, was unter welchen Umständen als inkludierbar (ident) angesehen werden kann (z.b. Abstraktion: Ausschluss von zeitlich räumlichen Bestimmungen – Ein Euro ist ein Euro, egal wer ihn wann und wo in der Hand hat.).

Diejenigen (unveränderten) Elemente einer Situation, welche in Begleitung von situativen Veränderungen erscheinen, können nur dann als *Indikatoren für Wirkungszusammenhänge* interpretiert werden, wenn den Phänomenen ein >immer wenn, dann< Verhältnis zu anderen Elementen unterstellt wird. (Fieber als Indikator für eine Infektion). Indikatoren erklären aber nicht das „Warum?" (Ursache). Erst die Entwicklung einer Zeitvorstellung (temporaler Code: z.b. lineares Fortschreiten der Übergänge von gleich und vergleichbar/ähnlich = früher > vorher > jetzt > später) ermöglicht und nötigt zur Erklärungen für diesen Wechsel der Erscheinungsbilder: Das Wirken Gottes, unheilvolle Störung durch einen Dämon, Handlungsfolgen, experimentelle Wiederholbarkeit, etc. (anthropomorphe Temporalisierung der Topologie und handlungslogische Explikation der Differenzen).

4 Struktur und Funktion von Erwartungshorizonten

Das vordringliche und vermutlich größte Problem für Akteure, Entscheidungen zu treffen über geeignete Interventions- bzw. Steuerungsmaßnahmen (im obigen Sinne), besteht zunächst darin, „angemessenes" Wissen über den IST-Zustand aufzubauen. Ein Verständnis der Situation kann aber nicht durch Ansammeln einer beliebigen Menge von Daten erreicht werden, sondern nur durch deren Verknüpfung zu einem sinnvollen Gesamtbild (selektive Informationsverarbeitung), d.h. das Bild des „hier und jetzt" muss eine zeitliche Dimension haben und selbst Erklärungs- bzw. Begründungskonstruktionen zur Verknüpfung der Differenzen enthalten.

Unterschiede in der Sichtweise von IST Situationen (im sozialen Bereich) sind nicht darin begründet, dass es sich (an sich) um komplexe Konstellationen und nicht monokausale Relationen unterschiedlichster Elemente (Personen, Strukturen, Objekte, Normen, etc) handelt, sonder darin, dass wir es mit symbolisch codierten „Objektwelten" zu tun haben. Der Beobachter (bzw. Akteur) bedient sich symbolischer Codesysteme, um (symbolische) Codestrukturen erkennen zu können. Eine maximale protokollarische Bestandserhebung (lexikalisches Wissen) ergibt noch kein Verständnis einer Situation. Erst durch die Einordnung sogenannter „empirischer Fakten" in eine temporäre Abfolgekonstruktion (das ist, wie es vorher war / das ist geworden aus / das verändert sich zu) und der damit zusammenhängenden Folgelogiken (Ursache-Wirkungs-, Finallogik etc.) erscheint ein Ausschnitt der Welt als sinnvoller, verstehbarer Zusammenhang (Bild). Damit ist die Sichtweise von Situationen immer schon gebunden an Interpretationen, d.h. an eigenes Selbst- und Weltverständnis, an interpretierte eigene Erfahrungsgeschichte im Verhältnis zur Welt, in dem die Selbstidentität des Interpreten nicht zur Diskussion steht.

Es stellt sich damit die Frage: Welche Rolle spielen Erwartungshaltungen (die sich an kurz-, mittel-, und längerfristigen Erwartungshorizonten orientieren) im situativen Selektionsprozess, der aus potentiell verfügbarem Wissen das jeweilige Verständnis des „hier und jetzt" konfiguriert?[41]

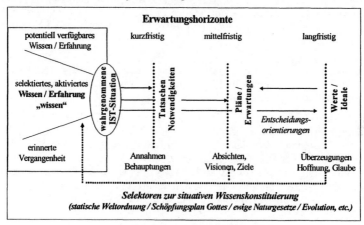

Abb. 4:   Kurzsicht und Weitblick

Üblicherweise werden unterschiedliche Sichtweisen damit begründet, dass die Interpreten eine gegebene Situation aus dem Blickwinkel ihrer jeweiligen Sozialisations- und Lerngeschichte heraus sehen, wie eben eine Kamera einen Ausschnitt der sichtbaren Welt in einem Bild erfasst (abbildet), wobei es von der Bauart der Kamera abhängt, wie gut das Bild ist (Konstitution bestimmt Rezeption und Interpretation).

Andererseits gilt als unbestritten, dass situatives Wissen, was jemand für „Wissen" von/über eine(r) Situation hält, beeinflusst wird von seinen Interessen, die über Vergangenheit und Gegenwart hinausweisen (Erkenntnisinteresse, Wünsche, Hoffnungen). Dem korreliert ein Wissens-Begriff, dem nicht das Paradigma „Abbildung" zugrunde liegt, sondern „Sich positionieren" / sich orientieren aus der Vergangenheit heraus in eine Zukunft hinein. Die Projektion erinnerten Wissens ist immer geleitet von Erwartungen, – d.h. Wissen hat (macht) „Sinn" nicht nur in der unterstellten situativen Realitätsgerechtheit des Gewussten, sondern in erster Linie

[41] Vgl.: Hedberg. In: Dierkes (2001) S. 544 ff

40

als „Lebensgerechtheit", in dem es Zeitdimensionen konstituiert und Handlungsräume (potentielle Lebenswelten) strukturiert.[42]

5   Zeit- und Handlungskonzepte bestimmen die Sicht auf das Hier und Jetzt.

*„Die Wahrnehmung und Erfahrung von Zeit gehören zu den zentralen Aspekten der
Funktionsweise von Gruppen. Wenn Menschen die Zeit verschieden wahrnehmen,
kommt es im Normalfall zu riesigen Problemen in der Kommunikation und in den
Beziehungen."*

*„Das Realitätsverständnis des einzelnen, seine Begriffe und Kategorien für die
Wahrnehmung der Zeit und die Gestaltung und Verwendung seines räumlichen Um-
feldes gehen im wesentlichen auf einen Lernvorgang zurück, in dem er sich sein
kulturelles Wissen angeeignet hat.[43]"*

Wenn „Wissen" symbolische Codierung der erfahrbaren Welt ist (bzw. deren Resultat), und Wissen immer schon „imprägniert" ist von Wünschen, und diese
durch die Erziehung, die Gesellschaft, die Kulturgeschichte vorgeformt sind,
dann bestimmt die Struktur der „Wunsch-Codierung", der Codierung von Erwartungen den Charakter des jeweiligen Wissens über die Welt. Symbolische „Meta-
Codierungen" repräsentieren (veranschaulichen und fixieren) die vorgestellte
Struktur von „Zeit". Um diese kurz zu skizzieren, greife ich auf B. Giesens Unterscheidungen[44] zurück:

• *Im Paradies: Der herrschende Geist Gottes*

In sozialen Systemen, die sich zur Reduktion von Komplexität einer topologischen Codierung nach dem Muster horizontaler, vertikaler (räumlich erfahrbarer)
Differenzen bedienen *(Hier und Dort = Innen><Außen; Heimat><Fremde; ver-
traut><fremd; Zivilisation><Barbarei; Diesseits><Jenseits; Lebende><Tote; / o-
ben><unten; Herr><Knecht; Mann><Frau; etc)*, ist Aktion und soziale Interaktion
beschränkt auf das Hier und Jetzt der Anwesenden einerseits und die Abwehr,
Abgrenzung, Eroberung, Dienstbarmachung, Einverleibung des Außen andererseits. Handeln erscheint nicht als absichtsvolles Handeln in der Welt, sondern als
Vollzug, als Bewahren und Unterwerfung unter eine(r) statische(n) Weltordnung.
Auf dem Hintergrund zirkulärer, zyklischer Zeitstrukturen nach dem Muster des
ewigen Wechsels von Tag und Nacht ist eine planende, zukunftsgestaltende
Umgestaltung der (Außen-)Welt nach menschlichen Zwecksetzungen nicht
denkbar. Erinnerung und wahrgenommene Gegenwart kontrastieren Erfahrungs-
bereiche mit größeren oder kleineren topologisch codierten Differenzen, wobei
die Konsistenz des Wissens um sich und die (Innen-) Welt durch die Konstruktion

---

[42] Luhmann (1977); S. 49 / Zu „Weltkomplexität" siehe: Eley (1974); S. 130 ff; vgl.: Müller /
Rüsen (1997); S. 29

[43] Schein (1995), S. 100 f; Vgl. auch: Durkheim (1970)

[44] Giesen (1991): S. 61ff

(Vorstellung) eines „heiligen Bezirkes" garantiert wird, – dieser fällt zusammen mit der sozialen Ordnung. Die Handlungssituationen selbst sind daher >immer gleich wiederkehrende<.

- *Vertreibung aus dem Paradies: Der zu verwirklichende Plan Gottes*

Durch die Problematisierung des Grenzbereiches zwischen Innen und Außen (wenn Inklusionscodierungen sich als unbrauchbar erweisen, weil vermehrt Elemente einer Situation auftauchen (Grenzgänger), die einmal dem Innenbereich als Kooperationspartner zuzurechnen sind und dann wieder als Fremde / Feinde agieren) tritt ein Lebensraum ins Blickfeld, der eine andere Codestruktur erfordert. Die dichotome Struktur wird überlagert und teilweise ersetzt durch eine „trinäre": Die Welt des Mundanen und der Geschichtlichkeit zwischen den ewigen Göttern im Himmel und dem dämonisch Bedrohlichem in der Unter- oder Außenwelt. Individuelles wie gemeinschaftliches Handeln (Verhalten) wird vorgestellt als eingebettet in eine lineare Zeitfolge (Historie) mit Anfang und Ende, in der Spannung zwischen Gut und Böse. Die soziale Ordnung ist Ergebnis einer Entwicklungsgeschichte (bzw. Wille, Plan Gottes). Diese Zeitstruktur schränkt Handlungsmöglichkeiten auf Optionen ein (im Hinblick auf die Endzeit) und ermöglich normative Entscheidungsorientierung. Die Handlungssituation selbst ist der Augenblick des Übergangs auf ein fernes (vorgestelltes) Ziel hin: Finalistische Heilsgeschichte und Fatalismus oder Aktionismus.

- *Die Weltmaschine: Die verstehbaren Gesetze der Natur*

Durch zunehmende Domestizierung der Welt und Disziplinierung sozialen Handelns (Internalisierung, Institutionalisierung) erscheint die Welt als gemacht und machbar im Sinne technischer Konstruktion (die Weltmaschine). Die planende Umgestaltung der Welt nach menschlichen Zwecken, nach naturwissenschaftlichen Prinzipien und die normative Regulation sozialer Interaktion führen dazu, dass das Göttliche und das Dämonische (der metaphysische Sinnzusammenhang des situativen Wissens) ihre Erklärungskraft für das Unerklärliche verlieren. Das Unerklärliche ist das noch nicht Erforschte und Aufgabe der Wissenschaften und der Technik ist es, die dunklen Geheimnisse des Lebens und kosmischen Geschehens ans Tageslicht des Verstehens zu bringen, d.h. einer (kausal)logischen Erklärung zugänglich zu machen. Die Welt kann gemanagt werden. Zeit- und Raumstrukturen sind bestimmt durch Wissenserwerb und Erneuerung: Informationszeitalter.

- *Blinder Wandel: Die uneinsehbare Offenheit der Zukunft*

Solange die Natur und die Stellung des Menschen in ihr gedacht werden kann, als folgten die Prozesse und Veränderungen feststehenden Gesetzten der Natur (in Analogie zum Plan Gottes) konnten Handlungsorientierungen sich noch daran klammern, durch Anhäufung von immer mehr Wissen über diese Zusammenhänge, dem >was die Welt im Innersten zusammenhält< (objektive Wahrheit) ein Stück näher zu kommen, um der Selbstorientierung Halt zu bieten. Mit dem universellen Geltungsanspruch von Evolutionstheorie, Systemtheorie und Kybernetik ergibt sich die Notwendigkeit, der Codierung selbst eine zentrale Stellung einzuräumen (Reflexivität: jedes System kann sich selbst beobachten und steuern /

42

die Natur, der Einzelne, die Gesellschaft erfinden ihre Zukunft ständig neu). *„Nichts ist schon dagewesen, und alles ist möglich!"*[45]

Wenn in der Dreigliederung der „Welt" in Struktur, Prozess und Reflexion (Situation, Handlung, Code) die Reflexion Oberhand gewinnt (wie es „postmodernen" Gesellschaften unterstellt wird), dann ist Eindämmung der Unvorhersehbarkeiten (Krisenbewusstsein) angesagt.[46]

6 Kurzsichtigkeit, Vorsicht und Weitblick: Erwartungshorizonte und situative Befindlichkeit.

Wirtschaftswissenschaftler streiten sich darüber, wie die gegenwärtige (Welt-) Wirtschaftslage zu beurteilen sei, welche Indikatoren dafür sprechen, dass es kurz- oder mittelfristige Konjunkturaufschwünge oder Rezensionen geben wird. Unternehmer, Aktionäre und Kunden, so wird behauptet, orientieren sich offensichtlich nicht nach tatsächlicher Wirtschaftslage und begründeten Zukunftsaussichten, sondern nach „Stimmungen", sie hätten das Vertrauen[47] in die Zukunft verloren. Die Krise im Nahen Osten, der Irak-Krieg, die Terroranschläge, die Finanzskandale und Umweltkatastrophen hätten sich wie Fixierbilder in den Köpfen der Menschen festgesetzt, so dass sie nicht mehr fähig seien, zweckrational (im Sinne des ökonomischen Wachstums) zu handeln: Die Sicht auf die Welt ist verdüstert, weil die Zukunftserwartungen bedrohlich erscheinen (Die Rückkehr des Dämonischen?).

Zur Argumentation der Funktionsweise unterschiedlicher Erwartungshorizonte gehe ich zunächst von der Annahme aus, dass unmittelbar fremdschädigendes und mittelfristig selbstschädigendes Verhalten (Korruption, Betrug und Diebstahl,

---

[45] Vgl.: Lorenz, In: Popper, Lorenz (1995)

[46] *„Aus dem Blickwinkel des modernen Bewusstseins ist Wandel der Normalfall; die Verfestigung von Wandlungsprozessen gerät an den Rand des Pathologischen."* Giesen (1991), S. 73; Vgl. auch S. 137f ; zu Zeitmodellen siehe auch: Löwith (1991)

[47] Das Thema „Erwartungshaltungen" könnte auch unter dem Titel „Vertrauen" abgehandelt werden, weil Erwartungsprojektionen jeglicher Art mit Phänomenen in Zusammenhang zu bringen sind, die wir gewöhnlich mit dem Begriff „Vertrauen" ansprechen. Allerdings denke ich, dass bei Vertrauen noch andere Faktoren eine Rolle spielen. Soviel auch über Vertrauen geredet und geschrieben wird, eine erhellende, befriedigende Theorie des „Vertrauens" ist mir nicht untergekommen. Eine solche Theorie sollte sich nicht darauf beschränken, zu definieren, was Vertrauen ist und warum und in welchen Situationen man vertrauen muss, sie sollte vielmehr aufschlüsseln, was Vertrauen bewirkt, worauf es begründet ist. Dazu gehören, so behaupte ich mal, emotionale Stereotype (psychologische Geneigtheit/Vertrautheit), rationales Wissen (methodische Zuversicht), projizierte Lebenserfahrung (Erlebnisgeschichte), kulturelle Orientierungssysteme (Weltbilder) und zivilisatorische Stabilisierungssysteme (technologische Domestizierung der Welt).

Mord und Selbstmord /-Attentat) dem Täter selbst als situationsgerechtes Handeln (Verhalten) erscheint, wenn

- die Situation als ausweglos oder/und lebensbedrohend erfahren / wahrgenommen wird und daher keine Optionen zur Wahl zu stehen scheinen, – oder wenn

- die Einschätzung der Situation die Präferenz für bestimmte Optionen erlaubt, weil die mit dieser Handlungsoption in Verbindung gebrachten (mittel-, langfristigen) Folgen (und „side-effects") als wenig wahrscheinlich bzw. umgehbar vorgestellt werden können (Verschiebung, Verheimlichung, Unterdrückung, Verdrängung); – oder wenn

  - durch ein Vorteil-Nachteil Kalkül eine insgesamt positive „Bilanz" der erwarteten Folgen gezogen werden kann (Kompensation);

  - erwartbare Handlungsfolgen (Bestrafung, soziale Ächtung, Verletzung des Selbstbildes) in einen, vom unmittelbaren Handlungsraum verschiedenen, abgeschiedenen Bereich verschoben werden kann (situation splitting, context switching; z.B.: Ich ruiniere mit meinem Tun zwar die Firma, aber das ist nicht mein eigentlicher Lebensraum und tangiert diesen auch nicht.).

Für Überzeugungstäter (Charaktermenschen, Märtyrer, Helden, Heilige etc. wie Sokrates oder „Die drei Jünglinge im Feuerofen") gelten verinnerlichte Werte und Normen (langfristige, metaphysische, transzendente, außerweltliche Handlungsorientierungen bzw. Imperative) als unabdingbare Bestandteile der Selbstidentität, deren Aufgabe oder Verletzung die Selbstpositionierung in der (sozialen) Welt unmöglich erscheinen lassen: Ich bleibe mir selbst treu um den Preis kurzfristiger Nachteile oder gar den Verlust des eigenen Lebens und werde dafür von der Gesellschaft, von der Nachwelt (Geschichtsschreibung), im Jenseits mit Anerkennung meines heroischen Verhaltens belohnt (Der Aufstand gegen die schlechte Welt). Die Beurteilung einer Handlung durch einen Beobachter als kurzsichtig, irrational, unmoralisch heißt ja nur, dass er sich anders orientiert und orientieren kann, weil er sich nicht in derselben Situation befindet als der Un-Täter; – dieser kann aus seiner Situation nur herausfinden oder herausgeführt werden durch Uminterpretation der Situation (symbolische Recodierung) oder durch intervenierende Eingriffe in die Situation (Strafe, Zwang, Belohnung, etc.), wodurch neue Elemente in die Situation eingeführt werden.

Daran zeigt sich, dass in der Einschätzung der IST-Situation das „Selbstbild" eine entscheidende Rolle spielt und dass mentale Konstrukte (belief systems, Meta-Erzählungen) regulativ in die Selektion von Handlungsoptionen eingreifen, weil sie die Konsistenz des Selbstbildes begründen und sein Verhältnis zu (subjektiv) Erwartbarem illustrieren. Daher sind auch Entscheidungen im „ökonomischen" Sinne nie rein rational. Sie erscheinen nur als zweckrational, weil und insofern sie eingebettet sind in subjektiv und intersubjektiv außer Streit und Zweifel stehende Werte-Systeme, Basis-Überzeugungen, sowie in das Knochengerüst artifizieller Strukturen.

7 Struktur und Funktion von Erwartungslandschaften

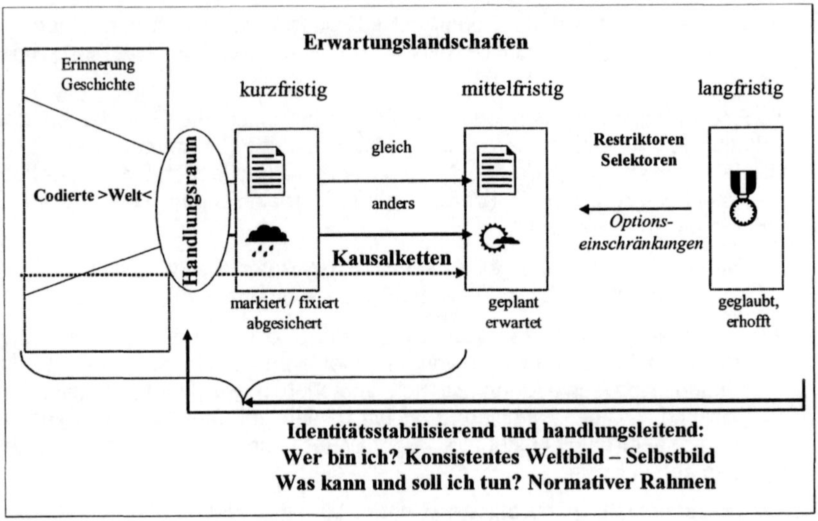

Abb. 5: Was kann man erwarten?

Mittelfristige Erwartungslandschaften sind geprägt dadurch, dass bestimmte E-lemente des aktuellen Handlungsraumes (IST Situation) in der antizipierten Situation erhalten bleiben sollen (z.b. persönliche Gesundheit, Besitzverhältnisse, Organisationsstrukturen, Klima, etc.) und andere Elemente als veränderbar, veränderungswürdig erachtet werden (z.b. mehr Profit / Freizeit, weniger Stress, besser qualifizierte Mitarbeiter, Anerkennung, etc.). Die zur Erreichung der SOLL-Situation denkbaren Handlungsoptionen (Maßnahmen) sind eingeschränkt durch:

→ Sachlogik (Kausalketten / stabilisierende zivilisatorischer Artefakte d.h. Gesetze, Regeln, Vereinbarungen, konservierende technische Einrichtungen);

→ Identitätsstiftende Projektionen / Regulatoren sozialer Interaktion.

Die in den Übergang von IST- zur SOLL-Situation hineinprojizierte *Prozesslogik* stützt sich auf Generalisierungen (Codierung) gemachter (eigener oder fremder) Erfahrungen (Kausalketten-, Zeitfolge-Codierung) einerseits und technisch artifizielle Vorkehrungen (Bearbeitung, Formatierungen) andererseits.

Die Plausibilität der Projektionen hängt davon ab, auf welche „Objektbereiche" (Situationselemente, Artefakte, Ziele, Zwecke, was anders werden soll) sie sich beziehen und welche Erwartungszeiträume damit verknüpft werden können. Investitionen in den Bau eines Staudammes oder einer Autobahn orientieren sich an Zeiträumen von –zig Jahren (nicht wenige und auch nicht hunderte Jahre), weil die Elemente der in die Zukunft projizierten IST-Situation als stabil, stabilisierbar beschrieben werden können. (Erdbeben, Materialermüdung oder andere denkbare Katastrophen können einkalkuliert werden, aber Unvorhergesehenes wie Terroranschläge erst, nachdem sie einmal passiert sind und codiert wurden.)

→ Ob also ein *mittelfristiger Erwartungshorizont* einige Wochen oder mehrere Jahre absteckt, ist eine Frage der Element-Beschreibung, die sich auf Unterstellungen (Wissen) stützt. Was die Möglichkeit und Unmöglichkeit einer angemessenen Objektbeschreibung (Elemente der Situation und deren Verhältnis zueinander) betrifft, gilt nach wie vor die Frage des chinesischen Philosophen Tschuang-Tse: Wie kann ich Wissen, dass das, was ich Wissen nennen, nicht Unwissen ist? Wie kann ich wissen, dass das, was ich Unwissen nenne, nicht Wissen ist?

→ *Kurzfristige Erwartungshorizonte* stecken jenen Zeitraum ab, der sich auf Grund einer als zutreffend erachteten IST-Situationsbeschreibung als sicher (abgesichert) definieren lässt. Jede situative Handlungsentscheidung, die sich auf kurzfristige Horizonte bezieht (Minuten, Stunden oder wenige Tage, d.h. der unmittelbare Lebensvollzug), erscheint entweder nicht als mögliche Option, weil sie aus der Situationsbeschreibung als unmittelbar notwendig und folgerichtig erachtete wird (Sachlogik der empirischen Situation / das gilt auch für internalisierte Werte, die Element der Selbstidentität und damit Element der Situation sind), oder aber sie orientiert sich an mittelfristigen Erwartungen. Wenn eine mittelfristige Orientierung nicht möglich erscheint, weil die IST-Situation nicht (rational) beschrieben werden kann, dann entgeht der Akteur dem Dilemma (Entscheidungsunfähigkeit) nur durch Orientierung an langfristigen Erwartungshorizonten (Glaubens-, Wertsystemen, Moral, Weltanschauung)[48].

→ *Langfristige Orientierungen* (belief systems / basic assumptions) sind daher in jedem Entscheidungsfall nötig, denn sie garantieren zum Einen die Konsistenz und Tragfähigkeit des projizierten Wissens (was vorausschauend kurz- und mittelfristig erwartet werden kann) und ermöglichen Entscheidungen in (Not-)Situationen der Unwissenheit und Unsicherheit. Als regressiv, bedrohlich und schlecht gelten Weltbilder, die zwar Komplexität situationsbeschreibend reduzieren, aber in Situationen, in denen diese symbolischen Metacodes gekoppelt sind an hochdifferenzierte Strukturcodes, d.h. technische Artefakte wie Kriegs-, Informationstechnologie: Instrumentalisierung der „belief systems" zur Durchsetzung partikularer (Macht-)Interessen.[49] Als „böse" gelten Weltbilder, die alles negieren und auszulöschen befehlen, weshalb der Spruch von der „Achse des Bösen" falsch ist, weil es um die „Schlechten" und die „Guten" geht.

Die Annahme, alte Weltbilder mit „archaischen" Raum- und Zeit-Codierungen wären durch modernere völlig ersetzt und beseitigt worden, ist unzutreffend und leicht widerlegbar, – sie existieren in den unseren Köpfen nach wie vor,

---

[48] Vgl.: Benesch (1990)
[49] Vgl.: Harrison (2002)

nebeneinander und werden in unterschiedlichen Situationen auch angewendet: Schuld und Sühne.

Erwartungslandschaften enthalten Markierungen, welche die Aufmerksamkeit auf bestimmte Elemente lenken, die erwünscht oder unerwünscht, erreicht oder verhindert werden sollen. Andere Elemente werden als >sicher, selbstverständlich, gegeben< ausgeblendet (was sich nicht selten als fataler Fehler herausstellt). Dazu gehören vor allem Aktionen und Reaktionen anderer Menschen, denn Handlungsentscheidungen, mit denen ein Ziel erreicht werden soll, werden nicht nur danach getroffen, was als Handlungsergebnis tatsächliche konsumiert werden kann, sondern danach, wie sich Mitbewerber möglicherweise verhalten werden.

Was genau (jeweils) im *Fokus der Aufmerksamkeit* liegt (mehr Geld, Gesundheit, Wohlbefinden, Anerkennung, Macht, Freizeit, Sicherheit, Sex, Essen), ist nur dann (im Kontext eigener und gemeinsamer Zukunftsgestaltung) von Interesse, wenn und insofern Unvereinbarkeiten festgestellt werden müssen. Es müsste also im Kontext sozialen Handelns darum gehen, die jeweils markierten Erwartungen (Handlungsziele) so zu harmonisieren (aufeinander abzustimmen), dass ein „miteinander Handeln" für die Akteure sinnvoll erscheint (sinngesteuerte Konsolidierung zu „communities of interests").

In häufig zitierten Untersuchungen[50] wird behauptet, dass erst ab einem bestimmten Grad der Absicherung kurz- und mittelfristiger Erwartungen (Existenzsicherung, Lebensstandard) *langfristige Orientierungsfaktoren* (Selbst-verwirklichung, sinnvolle Arbeit) eine Funktion als Leitdifferenz übernehmen können (Sicherheit geht vor Werte und Sinn). Ich bestreite das – abgesehen davon, dass es auf Aussteiger, Idealisten, Altruisten etc. kaum zutrifft –, weil ich unter langfristigen Orientierungen „temporale Meta-Codierungen" verstehe, die mit „wert-vollen" Inhalten gefüllt sind. Schwer bestreitbar jedoch ist, dass die Instrumentalisierung langfristiger Handlungsorientierungen durch Manager, Führer, Politiker erfolgreich Interessenskonflikte im kurz- und mittelfristigen Bereich überbrücken/unterdrücken können (ideologische Kompensation).[51]

Der Spielraum für „Situative Reformulierung des Selbst- und Weltbildes" durch Reflexion und in Diskussionen hängt von der Struktur des jeweiligen Kommunikationsraumes ab[52] (privat, öffentlich, – Geld, Besitz, Emotion, Wissen), er ist allerdings durch emotionale Kopplung (z.B. Angst vor Gesichts-verlust) meist so stark eingeschränkt, dass jegliche Bedrohung der Selbstidentität mit Aggression (bzw. Depression) abgewehrt wird.

Konventionelle Stabilisierung von (erwartetem) Verhalten Anderer (durch Ausbildung von Mustern bzw. Codierung zu Gebräuchen, Sitten, Gepflogenheiten, Umgangsformen) benötigt Arbeit und viel Zeit, weil die „Transformation" (zirkulär) über mehrere Ebenen laufen muss (situative Wahrnehmung > symbolische Co-

---

[50] Vgl. z.B.: Herzberg (1987) / Drucker (1988 / 1999)

[51] Vgl.: Meyers (1964)

[52] Siehe: Ortner (2004); zu „privater und öffentlicher Raum" siehe z.B.: Bammer (1964)

dierung, Codesysteme, Sprache >strukturelle Codierung > Habitualisierung > Institutionalisierung > Ideologisierung, Glaubenssystem, usf.) damit Disziplinierung, Unterwerfung, Unterdrückung als (gute) „Ordnung der Welt" erscheinen kann.[53]

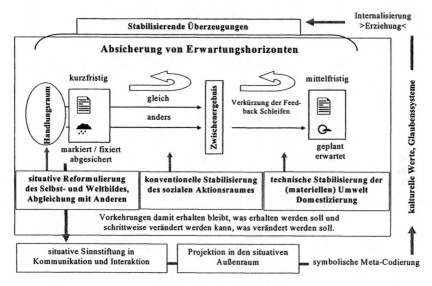

Abb. 6:   Stabilisierungen

8   Wo liegt das Problem? Werte Pluralität, Sinnbeliebigkeit und Kontext-Switching

Ich sehe das Problem für wissensgeleitete Entscheidungsfindung darin, dass nicht nur global, sondern auch lokal unterschiedliche Zeit- und Handlungsmodelle (Codierungen) gleichzeitig nebeneinander existieren (im Sinne kultureller Entwicklungsgeschichte nicht vergessen sind) und in unterschiedlichen Situation eingesetzt werden (können). Das heißt auch, dass unterschiedliche Metacodes (Sinnsysteme) fast beliebig dafür genutzt werden können, Situationen und Selbstverständnis (in dieser Situation) umzudefinieren. Ausgenommen davon sind die von Mitgliedern einer Kulturgemeinschaft geteilten Grundannahmen, durch die Mitglieder erst zu Mitgliedern werden und sich (in ihrem Selbstbild) als solche begreifen.

---

[53] Vgl.: Adorno / Horkheimer (1947): Für den „unternehmerischen" Kontext vgl.: Rosenstiel (2001); 199 ff / Senge (1990); S. 220 ff

Um der aggressiven Globalisierung bestimmter kultureller Sinn- und Wertsystem zu entgehen, wäre ein integratives, globales Meta-Sinnsystem denkbar, etwa nach dem Muster der chronologisch mathematischen Weltzeitcodierung (also nicht nach dem Prinzip der ideologischen Exklusion (Gott schütze das Vaterland und dieses hat nicht nur das Recht und die Macht, sondern per göttlichem Auftrag auch die Pflicht, die Bösen zu verfolgen und zu bestrafen. / aggressive Demokratisierung und oktroyierte „freie Marktwirtschaft"). Handlungsautonomie erscheint für den Einzelnen und im übertragenen Sinn auch für Gruppen, Organisationen und Gesellschaften nur dann gegeben, wenn Regulative als konstitutive Elemente des eigenen normativen Rahmens angesehen werden, – also nicht von außen oktruiert erscheinen. Damit in Zusammenhang steht die Harmonisierung unterschiedlicher Zeittempi in verschiedenen Lebensräumen, denn Zeiterfahrung und Handeln innerhalb dieser Zeiträume hängt ab vom jeweiligen Differenzierungsbedarf topologisch-temporaler Codes in unterschiedlichen Situationen (Manager oder Börsianer er-leben eine andere Zeitstruktur als Bauern oder buddhistische Mönche). Durch die (vielgepriesene) Vernetzung von Organisationen und Personen via Internet treffen Akteure aufeinander, die sich in unterschiedlichen Zeit-, Raumstrukturen definieren. Sie werden damit genötigt, sich dem vom Medium vorgegebenen Tempus zu unterwerfen: Wer zu langsam ist, der scheidet aus.

Ein weitaus schwierigeres Problem sehe ich darin, dass es in differenzierten Gesellschaften, wie der westlichen Industrie- und Informationsgesellschaft, bestimmten Gruppen und Individuen möglich ist, Handlungsräume so aufzu-splitten und voneinander abzuschotten, dass ein folgenloses Springen von einem Raum in einen anderen (context switching) leicht möglich ist (Ein religiöser Mensch kann im privaten Bereich moralisch handeln, im Geschäftsleben aber unmoralisch / KZ Schergen als kunstsinnige, fürsorgliche, glückliche Familienväter).

Über solche Tunnel und Fluchtwege können Identität und langfristige Erwartungen problemlos in Sicherheit gebracht werden, solange gesetzes-, normwidriges, unmoralisches Verhalten keine Auswirkungen auf den Emigrationsraum haben. (Man kann als junger Zivilisationsflüchtling in Bombay mit den Bettlern auf der Strasse schlafen, wenn man das Rückflugticket und den Pass in der Tasche und Bildung im Kopf hat. Man kann aus dem Flugzeug Entlaubungsgifte auf Wälder sprühen, wenn man sicher in ein giftfreies zu Hause zurückkehren kann.)

Für mich – und ich denke, das gilt auch für andere Zeitgenossen – als vernetzten, multimedial informierten postmodernen Menschen, ist die Welt geschrumpft auf einen wenige Flugstunden-Raum (bzw. CNN-, WWW-Sekundenraum) von Krisenzonen, Kriegs- und Katastrophengebieten und Glaubenskämpfen: Kabul, Rhamala, Bagdad, Ground-Zero und Washington liegen näher als die nächste Stadt. Der Zeitraum des Wartens auf den nächsten Frühling spielt da keine Rolle mehr. In diesem Raum herrschen physische Gewalt und Machtkampf, destruktive Emotionen und archaische Gottesvorstellungen zu gleichen Teilen neben der Rationalität und Teilrationalität von Wirtschaftsprozessen, politischen Entschei-dungen und polizeilicher, administrativer Disziplinierung. Die Rede vom aufgeklär-ten Wissenszeitalter erweist sich auch im Hinblick auf innerstaatliche oder innerbe-triebliche

Irrationalitäten als naives Wunschdenken. Wenn dem nicht so wäre, wozu dann immer mehr Untersuchungsausschüsse, Videoüberwachungen, Kontrolleure, Polizeistuben und militärische Interventionen? Welche Handlungs-optionen und welchen Handlungsspielraum hat man in so einem Welt-Raum?

Der blinde Fleck der fortschrittsgläubigen Rationalisten, Technologen und Zukunftsplaner liegt darin, dass sie den irrationalen Kern der Rationalität nicht sehen, – aus prinzipiellen Gründen nicht sehen können, weil nämlich sonst „Wissen" nicht mehr als Wissen bestehen könnte.

Auf Basis welcher Grundannahmen (shared beliefs) ist Aus(ver)handeln divergierender, konkurrierender Zukunftserwartungen in dieser globalisierten Welt denkbar: Der Wert der Lebens, intellektuelle Redlichkeit, Gleichheit der Menschen, Demut vor der Schöpfung, oder „Für Volk und Vaterland"? Egal, wie omnipräsent und faktisch wirksam die Varianten der „Vorschreibung von Zukunft" sind (insbesondere wenn sie in Kombination eingesetzt werden: Die starke Führung mit Visionen, Idealen und Kapital), so werden sie doch von den Apologeten des „Wissenszeitalters" mit dem Hinweis auf ein neues Wertesystem in Frage gestellt: Der Wissensarbeiter orientiere sich an neuen Werten und lasse sich nicht länger bevormunden und in Organisationsstrukturen zwängen. Wenn dies zutrifft und die Zukunft von Arbeit „Wissensarbeit" sein wird, dann fragt sich, wozu dann noch „Management" erforderlich sein sollte.

Diskursive Einigung auf das Erstrebenswerte (Zukunft) durch Argumentation, bzw. Reformulierung der Erwartungslandschaften (individuelle Umschichtung von Prioritäten) und Dekomposition von tradierten Erklärungsmodellen ist aber schwer vorstellbar, wenn nicht Codestrukturen selbst thematisiert werden. (Möglicherweise findet genau dies gerade statt im sogenannten „Kampf der Kulturen", vergleichbar mit der „Sprachkrise der Jahrhundertwende" unter Künstlern und Intellektuellen in der zu Ende gehenden Habsburgermonarchie oder der Krise sozialer Codierungen vor der französischen Revolution.)

Wer also könnte und sollte diese Thematisierung der Codestrukturen, diese Reflexionsarbeit leisten? Informationswissenschaftler? Wenn unter „Wissensmanagement" und „Wissenszeitalter" die Überwindung der Denk-Arbeitsteilung (Macher und Denker, Hand- und Kopfarbeiter) gemeint ist, dann bedürfte es gewaltiger globaler Bildungsanstrengungen, um die innerbetrieblichen Befehlsempfänger, das regierte Stimmvolk und vor allem die Hungernden in der Dritten Welt in die Lage zu versetzen, sich „Wissen" anzueignen und zur Durchsetzung ihrer eigenen Interessen anzuwenden. Und hier schließt sich der Kreis: Wissen für Alle! – Aber welches Wissen? Ist unser westliches, „computerisierbares" Wissen besser und für ein „sinnvolles Leben" nützlicher, als das tibetanischer Mönche? Ich gebe zu: Hier habe ich meine Erwartungslandschaften mit Bewertungen gewürzt.

IV Barrieren gegen das Chaos - instruierende Strukturen
Behinderung von Lernen und Verhinderung von Vergessen

Die Chinesische Mauer: Der Kaiser befahl, eine Mauer zu errichten im bedrohten Westen des Reichs. Ein hartes Stück Arbeit mit viel Organisation, Information und Motivation, mit viel Technik und Logistik, viel Infrastruktur und Diktatur, Disziplin und Medizin, Material und Kapital, Advokaten und Bürokraten. Die Barbaren im Westen reizte der Wall und man beschloss, die Mauer zu stürmen; – sie verloren den Kampf gegen den geordneten Staat. (frei nach F. Kafka)

Der Begriff „Barriere" thematisiert das menschliche Bestreben, die Bestimmung des jeweiligen Verhältnisses von Vergänglichkeit und Dauer an Artefakten fest-zumachen. Die Welt der Artefakte wird zur zweiten Natur des Menschen und er-möglicht einerseits Fortschritt, behindert andererseits aber auch innovative Ver-änderungsprozesse. Erkennen der Funktion von Barrieren ist Voraussetzung für Intervention in Situationen, in denen Barrieren zu Blockaden geworden sind. Umgekehrt stabilisieren Barrieren auch Verhältnisse, und ihre Beseitigung kann unerwünschte Folgen haben, wenn deren Stabilisierungsfunktion nicht berück-sichtigt wird.

1 Einleitung: Der „Fall" des eisernen Vorhangs

Moskau im Winter 91/92: Endlose Menschenschlangen auf allen Strassen, die Dinge aller Art zum Verkauf anbieten. Überfüllte Züge im ganzen Land mit Leuten, die Din-ge aller Art von einem Ort zum anderen bringen. Innerhalb von wenigen Wochen ist das Land von Odessa bis Ochotsk in Sibirien überschwemmt mit westlichen Zigaret-ten, Spirituosen, Schokolade, gefolgt von elektronischen Geräten und Gebrauchtwa-gen. Erinnern Sie sich an die Jahre 89 bis 91/92? Die Welt hatte sich verändert. We-niger für uns Westler als für die Menschen im Osten. Unvorstellbar für Leute, die nicht da waren und die dramatischen Umwälzungen selbst miterlebt haben. Auf sich allein gestellt durch den Zusammenbruch staatlich organisierter Versorgung und an-gespornt durch die Aufhebung von Reisebeschränkungen und des Geldvermeh-rungs- und Besitzerwerbsverbots mobilisierten die Menschen in kürzester Zeit tot-geglaubte Energien und Fähigkeiten: Eigeninitiative, Selbstverantwortlichkeit, Ein-fallsreichtum, Phantasie, Lernbegierde und Geschäftssinn. Die Spaltung der Gesell-schaft in die Erfolgreichen, die Macher und Gestalter auf der einen Seite und denje-nigen, die sich in der Rolle der Verlierer, der Opfer und Dulder wiederfanden, folgte erst später. Dämme waren geborsten und Schranken niedergerissen, doch bald wur-den neue Barrieren errichtet, denn der Staat brauchte Steuereinnahmen und die Bürger wollten Sicherheit und Ordnung.

1.1 Überleitung: Barrieren des Wissensmanagement oder Wissensbarrieren?

Ich muss zugeben, dass es mich einige Überwindung gekostet hat, diesen Ab-schnitt zu schreiben. Eigentlich bringt mir die Anstrengung wenig, außer vielleicht etwas narzisstischer Befriedigung, wenn der Text doch publiziert werden sollte, was meine Befürchtung, dass die Leser mich möglicherweise für inkompetent und dumm halten könnten allerdings nicht kompensiert. *(Mangelnde Motivbesetzung / Erwartung von Kritik / Projektion von Werturteilen als Barriere)*

Wenn ein Text über Wissensbarrieren – worunter ich hier Hindernisse beim Lernen, Erwerben, Weitergeben, Erneuern und Anwenden von Wissen verstehe – überhaupt Sinn haben soll, dann sollte er kurz und prägnant sein, sonst liest ihn niemand und er sollte Rezepte enthalten, wie man Barrieren abbaut, sonst ist er nutzlos. *(Antizipation von fremden Verhaltensweisen / Stereotypen als Barriere)*

Eine psychologische Abhandlung wollte ich nicht schreiben, denn das scheint mir doch zu kurz gegriffen und entspricht nicht meiner Sicht der Dinge. Auch die Beschränkung auf den technischen Aspekt der Wissensvermittlung (codieren, archivieren, transportieren) halte ich für falsch. *(Meine Sicht der Dinge / Wissen / meine Identität, die ich nicht aufgeben will als Barriere.)*

Vielleicht habe ich nicht ausreichend gesucht, aber ich konnte keine geeignete Literatur finden, die mir hilfreich hätte sein können, etwas Ordnung in diese vielschichtige und komplizierte Thematik zu bringen. *(Mangel an Orientierungshilfen / Hilfsmitteln als Barriere)*

Andererseits hat es mich gereizt, zu sehen, wie weit ich komme, also Neugierde, was dahinter steckt. Doch in der kurzen Zeit im vorgegebenen Rahmen und wenig, woran man sich halten kann, das kann nicht gut gehen. Ein ziemlich aussichtsloser Kampf gegen „Barrieren", von denen ich nicht weiß, ob sie das sind, wofür ich sie halte. *(Rahmenbedingungen und Fragestellung als Barriere und als Herausforderung / Anreiz)*

Ich liege sicher nicht falsch mit meiner Annahme, dass Leute, die sich mit „Wissensmanagement" – was immer das sein mag – beschäftigen, folgende Sätze und Argumente nicht zum ersten Mal lesen:

„Unflexible Arbeitsformen und –zeiten, Dienstvorschriften, vielstufige Berichts- und Entscheidungshierarchien sowie umfangreiche Regelwerke behindern ein flexibles Handeln und Denken der Mitarbeiter und somit die Innovationsfähigkeit von Unternehmen." [54]

„Mitarbeiter, die Kollegen nicht an ihrem Wissen teilhaben lassen, befürchten [...], mit der Offenlegung ihres Wissens und ihrer Erfahrung ein Stück Sicherheit preiszugeben. Sie hegen den Argwohn, austauschbar und damit verzichtbar für das Unternehmen zu werden, wenn sie ihr Spezialwissen zum „Allgemeingut" machen [....] Der herkömmlichen arbeitsteiligen Form der Arbeitsorganisation mit ihrer hierarchischen Gliederung in „oben" und „unten", mit ihren Befehlsketten und mit der von System geradezu geförderten Konkurrenz zwischen Mitarbeitern, aber auch zwischen Abteilungen und Branchen entspricht das „Einzelkämpfertum". Jeder behält sein

---

[54] WM 2/2000 / S. 42

Wissen für sich und betrachtet es als sein Kapital, von dem zwar er, nicht aber andere profitieren können.[55]

Alle einschlägigen Aussagen und Behauptungen, die beim Management und den untergebenen Arbeitnehmern Bewusstseinsveränderungen (Altruismus, Einsicht, Weitsicht) bewirken sollen, lassen sich unter folgende „Soll-Worte" zusammenfassen: positive Unternehmenskultur, Einebnen von Hierarchien, Flexibilisierung von Strukturen, Abbau von Ängsten, Veränderung von Verhaltens- und Denkmustern, Vertrauen schaffen durch Transparenz und Fairness, Motivieren durch Anreizsysteme, Zulassen von Nonkonformität, Stimulieren zum Querdenken, Schaffen von Freiräumen, Bereitstellen von Informationstechnologien.

Abgesehen davon, dass es sich dabei um „Introversionen" (Sicht auf das Interne / Innen) handelt und das Denken in größeren Zusammenhängen behindert, stört mich an diesen Forderungen, dass sie bedingungslose Zustimmung erheischen. Man kann schwer widersprechen, ohne in die Ecke des affirmativen Fortschrittsverweigerers, des Verfechters von „law and order" gestellt zu werden. Ich widerspreche trotzdem und behaupte, sie sind falsch, weil sie zu oberflächlich, zu ungenau, zu einseitig sind oder sich zu sehr auf vage Kulturveränderungsaufforderungen ausreden. Ich behaupte, Barrieren sind (vergleichbar mit „Strukturen") nicht allein subjektiv (im Kopf, im Gemüt, über den Köpfen in der Kultur), sondern immer auch objektiv: Gegen-stände, Wider-stände, die hergestellt, bearbeitet, überwunden und zerstört werden können, weil sie hergestellt wurden.

Barrieren sind außerdem ambivalent: Sie haben eine ermöglichende und eine verhindernde Seite, je nachdem, von welcher Seite man sie betrachtet und auf welcher Seite man steht. Das trifft auf Verhaltensmuster ebenso zu, wie für innerbetriebliche Hierarchien oder die Chinesische, die Israelische, die Amerikanische oder die Berliner Mauer.

Barrieren werden errichtet, um etwas zu stabilisieren, zu regulieren, zu kanalisieren, einzudämmen, abzusichern, fernzuhalten, – kurz: Barrieren sind *für* und *gegen* etwas.

Für gewöhnlich stößt man auf Barrieren und empfindet sie als Hindernisse, die es zu überwinden gilt. Handelsbarrieren: Was für den Einen gut ist, ist für Andere ein Dorn im Auge. Migrationsbarrieren: Was für eine Gruppe Schutz des Lebensraumes bedeutet, heißt für andere Ausschluss. Gesetzesbarrieren: Was dem Einen Sicherheit gibt, beschränkt die Freizügigkeit des Anderen. Verhaltensbarrieren, Veränderungsbarrieren, Denkbarrieren, Wissensbarrieren: Wir sind umgeben von Barrieren, wir leben in Barrieren und können ohne diese scheint's gar nicht existieren. Doch unser Verhältnis zu Barrieren hat sich geändert, – unsere Werte haben sich geändert: Niederreißen von Zäunen, eisernen Vorhängen, Mauern, Grenzen, Auflösen von Verboten, Tabus, – Überwinden von Beschränkungen, – Ignorieren der Endlichkeit *ist gut*. Globalisierung, Liberalismus, Pluralismus, Deregulation als Regel, Freizügigkeit als Norm. Ist das eine Reaktion auf

---

[55]Wuppertal Kreis (2000)

eine durchregulierte Welt, die andere Seite der Medaille? (Siehe Rauchverbot, Alkoholverbot, Werbeverbot, usf.)

Barrieren werden nicht mehr errichtet, um eine dauerhafte soziale, ökonomische, politische, weltliche, moralische, göttliche Ordnung zu etablieren, sondern als vorläufige Schritte auf dem Weg in eine Weltzivilisation, in der Barrieren das „noch nicht" markieren. Zumindest die großen sind verschwunden, dank modernen Verkehrs- und Informationstechnologie. Sie wurden atomisiert und in den Hintergrund gedrängt, Sie sind unsichtbar geworden als mathematische Formeln, rationale Denkschablonen und Sozialverhalten) das, wie wir leidvoll erfahren müssen, sofort zum Chaos neigt, wenn der „Deckel auf dem Dampfkochtopf" weggeflogen ist). Schwups, weg sind sie, verbannt in den Innenraum. Der Rest ist eine Frage der technologischen Machbarkeit, wie Berge wegsprengen um ein Autobahn zu bauen.

Ich glaube, dies alles kann man behaupten, ohne mit Kopfschütteln rechnen zu müssen, wozu auch gehört, dass mangelnde Zeit zum Nachdenken, Bücher lesen und ins Konzert gehen, eine „strukturelle" Barriere einer auf Effizienz und ökonomischen Wachstum fixierten westlichen Technologiegesellschaft ist.

2   Phänomenologie der Barrieren

2.1   Barriere 1: Warum ich (k)einen Kurzartikel lese. (Der Denkraum)

In einer kleinen Tourismusgemeinde wurde mit einigem Aufwand und viel Liebe ein Biotop angelegt. Nach zwei Jahren diskutierte man darüber, die hässliche, übelriechende Kloake wieder zuzuschütten. Man hatte alles versucht, der Algen Herr zu werden, doch vergeblich. Fast alles, denn nach gültigem Wissen, dass in fließenden Gewässern keine Algenplage auftritt, hatte man aus den umliegenden Feldern Wasser zugeleitet und dieses Bächlein hatte man ordentlich sprudeln lassen. Der Rat eines Außenstehenden, das Wasser abzudrehen, weil doch im Wasser haufenweise Nährstoffe enthalten seien, stieß auf Unverständnis und Ablehnung. Erst durch eine Wette ließen sie sich auf das Experiment ein. Nach zwei Monaten war das Biotop sauber.

Auf meinem Schreibtisch und in den Regalen stapeln sich Abhandlungen, Beiträge und Studien zu allen möglichen Themen im Bereich von WM und IT. Anfangs hatte ich noch mit dem Marker fleißig angestrichen, was mir brauchbar vorkam, was mich in meinen Ansichten bestätigte und was ich für falsch hielt, doch mit der Zeit las ich nur noch die Überschriften und sammelte nur noch, um die Sammlung am Laufenden zu halten. Nichts Neues, nichts Herausforderndes, nichts Anregendes, – nichts, was man selbst hinzufügen oder wegnehmen könnte. Immer dieselben Argumente und Begriffskonstruktionen. Eine Ansammlung von Gemeinplätzen und verallgemeinernden Behauptungen, die all jene Vorurteile bestärken, deren Bestätigung wegen die Schriften geschrieben und gesammelt werden. Außerdem haben fast alle dieselbe Struktur und Form: Glatt poliert und rund wie Billardkugeln. Zum Kotzen langweilig. Was soll und kann man auch in der Kürze von ein bis drei Seiten schon sagen? Nur das Kurze wird gelesen, sagt man, - am besten ein Satz, den man sich leicht einprä-

gen kann, - den man wie ein Taschenmesser immer im Sack hat: „Wissen ist die einzige Ressource, die sich durch Teilen vermehrt." Wozu ein Buch lesen, wenn's ein Kurzzitat auch tut. Außerdem herrscht Anpassungsdruck: Bestimmte Phrasen und Modewörter müssen vorkommen, bestimmte Namen genannt und >Was-bringt-es-Argumente< vorgebracht. Wer den Jargon beherrscht, gehört dazu: Small talk als Konfirmation und Affirmation an den status quo der kollektiven Vorurteile. Sätze wie: „Querdenker haben oft die besten Einfälle" haben keine Konsequenzen, denn nicht nur verhindert der Harmonisierungszwang ein Herausfallen aus der Rolle, Querdenken ist vor allem nicht als Rolle definierbar und dem Rollenträger ist bei dem Leistungsdruck kein „Nestchen" als Freiraum zuordenbar. Nur wenige der ganz großen amerikanischen Konzerne halten sich „Hofnarren".

Nach dem Fall des eisernen Vorhanges versuchten russische Wissenschaftler aus ihrer jahrzehntelangen Isolierung auszubrechen. Reisebeschränkungen wurden schrittweise aufgehoben, finanzielle Barrieren durch Sponsoring überwunden, doch andere Hindernisse tauchten auf. Inhaltlich interessante Vorträge auf internationalen Kongressen waren unverständlich und kamen wegen mangelnder Englischkenntnisse nicht an. Publikationen in westlichen Wissenschaftsmagazinen wurden wegen gravierender stilistischer und formaler Mängel abgelehnt. Forschungsergebnisse wurden mit moralischer Entrüstung verurteilt, weil westliche Wertvorstellungen verletzt wurden.(Ein Neurochirurg hatte berichtet, dass er aus experimentellen Gründen einem an sich gesunden Menschen die Schädeldecke abgenommen hatte, um am offenen Gehirn Messungen durchzuführen. Er wurde vom Plenum ausgepfiffen und beschränkte sich fortan auf >sight seeing<.) Andere Erkenntnisse wurden ignoriert, weil sie dem „common sense" der Zunft widersprachen.

2.1.1 Zwischenbilanz: Was ist positiv an der Verhärtung des Wissens?

Standards (normierte Formen und Inhalte / institutionalisiertes Wissen)

sichern Verständlichkeit	⇔	erschweren nötige Differenzierung
ermöglichen gemeinschaftliches Handeln	⇔	verhindern Nonkonformität
unterstützen Gruppenidentität	⇔	unterdrücken kreative Konflikte
bieten Entscheidungssicherheit	⇔	behindern Experimentier- / Risikofreude
stärken Zuversicht	⇔	schwächen Neugierde
schaffen Ordnung	⇔	vermindern Flexibilität und Offenheit
fördern Konsens	⇔	beschränken Widerspruch
erlauben Traditionsbildung	⇔	beengen Erwerb neuen Wissens

2.2 Barriere 2: Warum ich (k)einen Titel trage. (Der soziale Raum)

Der Generaldirektor eines amerikanischen Konzerns legte bei einem Umtrunk in einem Bier-Bub einem altgedienten Mitarbeiter den Arm um die Schultern und sagte sinngemäß: „Kollege, wir ziehen alle am selben Strick!" Zwei Monate später wurde er gefeuert, weil er eine Entscheidung seines Chefs mit guten Gründen angezweifelt hatte. Vielleicht hatten beide Recht: Ein Chef muss schließlich wissen, was er tut und dies mit der Macht seiner Position durchsetzen. Die kollegiale Umarmung allerdings war „scheinheilig" und sie kann auch nicht umgekehrt erfolgen.

Mitarbeiter eines westlichen Unternehmens in Moskau verlangten von ihrem Vorgesetzten Titel, Rang und Kompetenzen (Macht), doch dieser meinte: Wir sind ein Team. Jeder soll sich bei Bedarf um alles kümmern und dem Anderen helfen. Also keine Befehlsstruktur und Abzeichen wie in Sowjetzeiten! Monate später hatten alle nicht nur auf den Visitenkarten Titel, Rang und Namen. Vielleicht hatten beide Recht: Ein Minister verhandelt nicht mit irgendjemandem und der Käufer eines sündteuren Gerätes lässt dieses auch nicht von irgendjemandem reparieren. Der Appell an den Teamgeist war allerdings nur „halbwahr" und konnte auch nicht umgekehrt erfolgen.

Ich bin seit einiger Zeit Mitglied in einem virtuellen Diskussionsforum. Es ist international und offen für jeden, der sich für den streng eingegrenzten Themenbereich interessiert und sich an die Spielregeln und „guten Sitten" hält. Im Textkopf der Diskussionsbeiträge stehen eine kurze Anrede (Man spricht einander natürlich nur mit Vornamen an.) und ein paar freundliche Worte. Man gibt sich sehr kollegial und aufgeschlossen egalitär. Dann geht's zur Sache. Niemand geizt mit seinem Wissen, im Gegenteil. Am Ende steht noch die Adresse und Personalien wie: >Professor am Institut für .. an der Universität in..< oder >Abteilungsleiter und CKO seit ... bei ...< In den Text eingeflochten sind natürlich auch Verweise auf eigene Publikationen, so man welche vorzuzeigen hat. Nach einigen Monaten fiel mir auf, dass die „Neuankömmlinge" und die „No-Names" zunehmend unterwürfigere Fragen stellten (und keine eigenen Beiträge lieferten), die von immer denselben Profis mit Titel und Rang im Ton des selbstsicheren Wissenden beantwortet wurden. Heftige Auseinandersetzungen und Stellungskämpfe wurden bald unter den Profis geführt und einige schreckten auch vor beleidigenden Unterstellungen nicht zurück. Den vergeblichen Aufrufen zu mehr Sachlichkeit und Fairness durch den Moderator folgten Ausschlüsse, wodurch das Forum zu einem langweiligen Insider-Zirkel verkam.

2.2.1 Zwischenbilanz: Was ist schlecht am „Mann ohne Eigenschaften"?

Fixierung und Objektivierung von Verhaltensoptionen und Erwartungshaltungen
(Organisationsstruktur / Rechte, Pflichten / Zuständigkeiten)

entlasten von Entscheidungs- / Selektionsdruck	⇔	verleiten zu Trägheit / Faulheit und >Nestchen-bauen<
ermöglichen selektive Informationsverarbeitung	⇔	begünstigen Fachidiotentum und Engstirnigkeit
unterstützen arbeitsteilige Kooperation	⇔	behindern freies Spiel der Kräfte
bieten Orientierungshilfen	⇔	nötigen zu Anpassung und Unterwürfigkeit

stärken/festigen individuelle Identität	⇔	schwächen Veränderungsbereitschaft
schaffen Klarheit sozialer Beziehungen	⇔	unterdrücken individuelle Besonderheit
fördern Erwartbarkeit von Verhaltenspräferenzen	⇔	beschränken Verhalten auf stereotype / Interaktionsmuster
erlauben Klassifikation von Lerngeschichten	⇔	verdrängen nichtklassifizierbare Lerninhalte in den Hintergrund

(Sich profilieren, orientieren, positionieren in der sozialen Umwelt: Erwartungshaltungen, Verhaltensoptionen, Steuerung sozialer Interaktion)

2.3 Barriere 3: Warum ich (nicht) gerne alles selber mache. (Der Handlungsraum)

Als Kind bekam ich von meinem Vater ein altes Radio geschenkt. Ich zerlegte es sofort in alle Einzelteile, bis nur noch Schrot übrig blieb. Da es nichts Interessantes zu finden gab, was sich bewegte, versuchte ich aus Büchern herauszufinden, wie so ein Radio funktioniert und konnte bald alle möglichen elektrischen Geräte reparieren, was mir Lob und Bewunderung eintrug worauf ich meine diesbezüglichen Lernanstrengungen verstärkte. Mein Bruder verlegte sich auf Musik und überließ mir das Feld der Technik. Je erfolgreicher ich in diesem Bereich war, desto mehr zog er sich daraus zurück und wurde schließlich Musiker. Durch Zufall wurde ich dann doch kein Radiotechniker.

Zwei Schulfreunde gründeten eine Firma und einigten sich darauf, dass einer die repräsentative, administrative, finanzielle Geschäftsführung übernahm, der andere fühlte sich eher zum operativen Bereich, zur Umsetzung technischer Lösungen hingezogen. Die Firma wuchs und gedieh dank eines innovativen Nischenproduktes, dank funktionierender arbeitsteiliger Kooperation in der Firmenleitung und engagierter Mitarbeiter. Nach wenigen Jahren kam es zu unerträglichen Spannungen und Konflikten zwischen den Geschäftsführern. Der „Administrator" ärgerte sich über den „Innovator" wegen dessen immer schlimmer werdenden Unpünktlichkeit, Schlamperei, Unzuverlässigkeit und unrealistischen Träumereien, beklagte sich darüber, dass er immer alles selber machen müsse und litt unter permanenter Arbeitsüberlastung. Der „Innovator" sah im Partner zusehends einen verkorksten Bürokraten, der seine Leistungen nicht anerkenne und fühlte sich von allen missverstanden. Er verlegte sich darauf, immer neue Ideen zu produzieren und kümmerte sich immer weniger darum, die Ideen in marktreife Produkte auszuarbeiten, mischte sich in alles ein, ohne etwas zu Ende zu bringen. Beide litten entsetzlich und fühlten sich gleichzeitig aneinander gekettet. Die negative Stimmung in der Führungsetage blieb nicht ohne Folgen auf unteren Ebenen: Der Fisch beginnt am Kopf zu stinken.

Heinz hatte sich als Servicetechniker für Ultraschallgeräte durch beharrliche Weiterbildung auch medizinisches Spezialwissen angeeignet und wechselte daher zur Kundenschulung. Später arbeitete er als Verkaufsleiter und avancierte dann mit zusätzlicher Weiterbildung zum Chef der deutschen Niederlassung dieses italienischen Unternehmens. Mit fünfzig stand er schließlich vor der Alternative, mit seinem Wissen in China neu anzufangen, oder sich einer Umschulung für einen völlig anderen

Produktzweig zu unterziehen. (Die Niederlassung in Deutschland wurde nämlich im Zuge von Rationalisierungsmassnahmen geschlossen.) Er versuchte es bei der Konkurrenz, doch entweder war da nichts frei oder er war zu alt oder überqualifiziert, wie man sagte. Für eine Pensionierung war er nicht alt genug, für Umschulung und Umzug fühlte er sich zu müde (Er hatte gerade einen Herzinfarkt überstanden.) und für eine Tätigkeit als Angestellter in irgendeiner Firma war er sich zu schade. Wer wäre nicht stolz auf seine Karrieregeschichte, verliebt in seine Führungsrolle und gekettet an sein Spezialwissen.

2.3.1 Zwischenbilanz: Was ist (nicht) gut am Spezialistentum?

Lebensgeschichtliche Fixierung von Wissensbereichen (Bildungswege / Lerngeschichten / Rollenprofile, Rollenfixierungen)

sichert Professionalität und garantiert Kompetenz	⟺ tendiert zu Betriebsblindheit und Besserwisserei
ermöglicht Bündelung und Konzentration der Kräfte	⟺ engt die Sicht auf mögliche Lernpotentiale ein (alternative Wissensräume)
erlaubt effiziente Nutzung verfügbarer Lernzeit	⟺ erschwert Allgemeinbildung und ausgewogene Interessen-Realisierung
unterstützt soziale / berufliche Profilierung	⟺ führt berufliche Laufbahn in eine Einbahn
stärkt Identität und Selbstsicherheit	⟺ birgt die Gefahr zu Selbstherrlichkeit
sichert >employability<	⟺ gefährdet >employability<
eröffnet Chancen, neues Wissen zu generieren (Forschung)	⟺ verleitet zu simplifizierenden Verallgemeinerungen
fördert Anschlussfähigkeit zu verwandten Wissensdomänen	⟺ erhöht die Möglichkeit des >Nicht-Verstanden-Werdens< (Isolation)

2.4 Barriere 4: Warum ich (nie) zufrieden bin. (Der psychologische Raum)

Im Zuge der bevorstehenden "Hofübergabe" in einer Süßwarenfabrik sollte die langgediente Chefsekretärin des Seniorchefs Nachfolgekandidatinnen einschulen. Sie hatte als „rechte Hand des Chefs" jahrelang alle wichtigen Informationskanäle dominiert (monopolisiert) und gab allen Mitarbeitern zu verstehen, dass ohne sie nichts ging: Sie war für die Aufrechterhaltung des laufenden Betriebs tatsächlich unersetzbar. Sie behandelte potentielle Nachfolgerinnen als Hilfskräfte und verteidigte ihr Revier mit allen Mitteln. Da der Senior einer Entlassung nicht zustimmte, versuchte der Junior die Sekretärin zu motivieren und die notwendigen Umstellungen schmackhaft zu machen: „Als Mentorin der Jüngeren müssen Sie nicht mehr so viel arbeiten, tragen Verantwortung für Menschen, bekommen eine Zulage und können sich ihre Schützlinge selbst aussuchen!" Weil auch dies nichts half, setzte der Junior auf „Zeit", übertrug Schritt für Schritt Aufgaben an andere Mitarbeiter und ließ die

58

Stelle der Chefsekretärin aushungern. Der offene Krieg dauerte über ein Jahr und endete mit dem Ausscheiden der Sekretärin, womit (nicht nur) wertvolles Wissen für den Betrieb verloren ging.

Ein äußerst erfolgreicher, erfahrener Regional-Sales-Manager eines internationalen Konzerns avancierte zum „International-Sales-Director", holte sich einen seiner ehrgeizigsten und fleißigsten Zöglinge in die Firmenzentrale und widmete sich fortan verstärkt der Koordination von F&E, Produktion und Vertrieb. Er war anerkannt als integrative Persönlichkeit und als kompetente Autorität. Steigende Verkaufserfolge sicherten zudem seine Machtposition und finanzielle Beteiligung am Erfolg (incentives) motivierten zusätzlich. Durch einen Wechsel in der Konzernleitung kam es gehäuft zu strategischen Entscheidungen, die vom Sales-Director als „kurzsichtig" (falsch) angesehen wurden. Es kam zu einem Machtkampf, der darin endete, dass der Zögling sich auf die Seite der neuen Führung schlug, durch Intrigen und selektive Informationsweitergabe die Belegschaft in zwei Lager spaltete (Ja-Sager, Anpasser / Kritiker, Kämpfer) und schließlich den Sales-Director von seiner Position verdrängte. Die Solidarisierung der Kämpfer mit dem Besiegten führte zu einer informellen „Stammtisch-Öffentlichkeit", wo kritische Standpunkte ausgetauscht, Ideen und Projekte geschmiedet und Problemlösungsvorschläge diskutiert wurden. Dieses „intellektuelle Potential" wurde aber nicht mehr in die „formelle Öffentlichkeit" eingebracht und für die tägliche Arbeit fruchtbar gemacht (Boykott / passive Resistenz). Die formelle Öffentlichkeit geriet zusehends zur schönfärberischen Nabelschau und für Markteinbrüche wurden die „Ex" verantwortlich gemacht, die zur Konkurrenz abgewandert waren, weil ihnen das Betriebsklima nicht mehr gepasst hatte. (Der neue Sales Director wurde von ihnen als geldgieriger, machtbesessener Intrigant bezeichnet.)

Für Angestellte wissensintensiver Unternehmen ist es üblich, zur Unterschrift unter eine Immaterialgüterrechtsvereinbarung aufgefordert zu werden, worin festgehalten ist, dass alle „Unterlagen, Aufzeichnungen, Informationen, Datenträger .... und sonstige Materialien ... unmittelbares Eigentum der Gesellschaft" seien. Ich habe ein solches Schriftstück natürlich auch unterschrieben, wiewohl mir nicht klar war, worauf sich das Immateriale in diesen Materialien bezieht, denn von Wissen war da nirgends die Rede. Was aber nützt einem Unternehmen Aufzeichnungen, wenn ein ausscheidender Mitarbeiter das darin (unzulänglich) festgehaltene Wissen in seinem Kopf mitnimmt? Natürlich war ich vorsichtig und skeptisch, denn ich wollte ja nicht im Falle des Falles ohne meine „Gedanken" weiterleben. Also beschränkte ich die Materialisierung meiner „Kenntnisse" auf das absolut Notwendige. Das Gehalt legitimiert die unternehmerische Verwertung von Mitarbeiterwissen, doch die Folgen einer derartigen Nötigung entsprechen nicht den Intentionen der Vereinbarung. Wenn ich selbst Unternehmer oder am Unternehmen beteiligt wäre, hätte ich sicher keine Bedenken, mein Wissen vorbehaltlos einzubringen. In diesem Fall wäre eine Vereinbarung allerdings auch unsinnig.

2.4.1 Zwischenbilanz: Wie animalisch gierig sind wir Wunschmaximierungswesen?

Normierung und Fixierung der Erzeugung, Substitution und Befriedigung von Bedürfnissen (Sozialversicherungssystem, Konsumentenschutz, Eigentumsrecht, Gehaltsschema, Luxusgüter, Lustobjekte,)

befreien von lähmenden Existenzängsten, versprechen künftige Existenzsicherheit	⟺	verleiten zu Trägheit/Faulheit/zementieren des Erreichten (Pragmatisierung)
regulieren / kanalisieren das >nie-genug-haben< / >immer mehr wollen<	⟺	verführen zu Machtspielen / Positions- und Territorialkämpfen
stabilisieren soziale Dynamik	⟺	führen zur Erstarrung des Sozialsystems
ermöglichen Austausch / Substitution von primären und sekundären Interessen	⟺	bergen die Gefahr der Erpressbarkeit (institutionalisierte Interessenskonflikte)
erlauben die Beschäftigung mit nichtunmittelbarer Lebenserhaltung (Spiel, Sport, Kunst, Luxus, Erholung)	⟺	erlauben unproduktive Spielereien / hedonistische Lebenseinstellung
verschaffen Freiraum zum Nachdenken (Reflexion)	⟺	vermindern Entscheidungs- und Handlungsfreudigkeit
bestärken ruhiges und überlegtes Handeln	⟺	schwächen pro-aktives Problemlösungsverhalten

(Angst und Bedürfnis nach Sicherheit als Erfahrung der Endlichkeit der Ressourcen und des menschlichen Lebens. Der europäische Mensch als Bedürfnis-/Wunschmaximierungsmaschine nach Sloterdijk. Was sind die modernen Vorratskammern, die intellektuellen Tiefkühltruhen und Weinkeller, die mit allen Mitteln verteidigt werden?)

2.5 Barriere 5: Warum ich (keine) französische(n) Gärten mag. (Der artifizielle Raum)

Das alte Universitätsgebäude inmitten einer japanischen Stadt sollte abgerissen und ein neues in einer Parklandschaft außerhalb der Stadt errichtet werden. Das Lehrpersonal wie die Administration wurden eingeladen, Vorschläge auf Grund einer Bedarfserhebung für die Planung beizusteuern. Man besuchte in- und ausländische Universitäten, um Ideen zu sammeln. In einer Ausschusssitzung wurde dann beschlossen, dass man zunächst den Status quo erheben sollte mit dem Argument, dass jeder nicht weniger (Raum) bekommen sollte, als er zurzeit hatte. Also wurden alle Räume vermessen und mit Namen und Funktionen versehen. Allerdings war der Status quo keiner Planung entsprungen, sondern war z.T. beliebig, zufällig im Laufe der Zeit entstanden oder war Ausdruck von (sozialen /institutionellen) Rangordnungen / Machtverhältnissen: Altgediente Kollegen hatten sich die größten und schönsten Räume erkämpft und die jungen Dozenten mussten sich mit schäbigen Kämmer-

lein begnügen. Einige der Jungen schlugen vor, gemeinsam ein Gesamtkonzept zu entwickeln, ausgehend von den Erfordernissen für Lehre und Forschung, um daraus eine funktionale Aufteilung des vom Ministerium vorgegebenen maximalen Gebäude-Gesamtraumes abzuleiten. Nach zwei Jahren hartnäckigen Feilschens wurde ein Kompromiss gefunden, der weder einem zukunftsorientierten Gesamtkonzept gerecht wurde, noch die individuellen Ansprüche und Bedürfnisse befriedigte. Der Vorschlag wurde abgelehnt und von einer externen Kommission eine Lösung verordnet. Der Frust war nicht enden-wollend.

Der KGB hatte in den fünfziger Jahren einen Gebäudekomplex in einer Klinik in St. Petersburg (wie in vielen anderen Städten auch) requiriert und darin ein geheimes Forschungslabor installiert: Wände wurden versetzt, Fenster zugemauert, unterirdische Gänge und Schutzräume in Beton gegossen, Leitungen verlegt, riesige Maschinen und Geräte installiert und überhaupt alles den Erfordernissen strenger Abschirmung und geheimer Forschung angepasst. Man „forschte" einige Jahre und dann war der ganze Krempel veraltet und unbrauchbar: die Arbeit des Computerkolosses in den Kellerräumen, für den eigene Stromleitungen vergraben wurden, konnte von einem tragbaren PC schneller und besser erledigt werden, die stählernen Ungetüme von Geräten waren nur noch Alteisen und die Akten hunderter Meter Archivregale nur noch Staubfänger. In den neunziger Jahren wurde der vor sich hin rottende Komplex offiziell der Klinik zurückgegeben, die dringend zusätzlichen Raum benötigte. Adaptierung oder Sprengung waren unmöglich. Die mühsamen und kostspieligen Abbrucharbeiten wurden von einer westliche Pharmafirma (nicht ganz uneigennützig) gesponsert und ein neues Gebäude aus Geldern für die Beseitigung von Folgen der Tschernobyl-Katastrophe finanziert. Mit größtem Aufwand wurde ein Forschungszentrum (zur Behandlung von Tschernobyl Opfern) eingerichtet mit allem was gut und teuer ist. Da steht es noch (ohne je ein Opfer gesehen zu haben) und wartet auf Adaptierung für neue Funktionen.

Ich sollte an einer Fachhochschule ein Seminar halten. Als erwünscht vorgegeben war nicht nur das Thema, sondern auch die Form: Die Vermittlung von Wissen sollte „interaktiv" erfolgen; – Gruppenarbeit, Diskussion, mobilisieren des intellektuellen Potentials der Studenten. Ein für diese Arbeitsform geeigneter Raum mit passender Infrastruktur war vorgesehen. Leider war dann zum Zeitpunkt der Veranstaltung nur ein „Kinosaal" für Frontalvorträge verfügbar. Es war ein Krampf, denn die Objekt-Struktur bestimmte die Kommunikationsform und diese beeinflusste den Inhalt.

2.5.1 Zwischenbilanz: Warum bauen wir Häuser für die Ewigkeit?

Objektivierung, Verdinglichung von Lebensbedingungen, Kommunikationsformen und sozialen Verhältnissen (Bauwerke, Anlagen, Installationen, Infrastruktur, Maschinen, Werkzeuge, Grenzwälle, Workflow, IT)

bewahren die erlernte und erprobte Art und Weise zu leben / arbeiten / kommunizieren	⇔	behindern Modifikation und Anpassung an veränderte Bedürfnisse / Umstände
stabilisieren Lebens- / Arbeits- / Kommunikationsbedingungen	⇔	frieren den Status-qou des in der Vergangenheit Erarbeiteten ein

bieten Sicherheit bei der Auswahl von Handlungsoptionen	⇔	engen die Sicht auf mögliche Handlungsoptionen ein
ermöglichen Routine / Automatisierung / Mechanisierung (Entlastung)	⇔	verleiten zum >nicht mehr darüber Nachdenken< und Akzeptieren des >IST<
bedingen Vergleichbarkeit / Messbarkeit / Kontrollierbarkeit von Prozessen	⇔	verführen zu schematischem / mechanistischem Denken
sichern Beibehalten von Qualitätsstandards in der Zukunft	⇔	unterdrücken individuelles Bewerten und Verantworten
verhindern >Neu-erfinden des Rades< und ermöglichen Fortschritt	⇔	behindern kreatives Querdenken und legen Richtung des Forschritts fest
bilden die Voraussetzung dafür, sich ganz auf die eigentlichen Inhalte / Prozesse konzentrieren zu können	⇔	beeinflussen Inhalte / Prozesse negativ durch Nötigung zur Normierung

(Die „Schöne Neue Welt" der von Hitler, Stalin, Ceausescu u. u. a. in Stahl-Beton gegossene (politische) Ordnung ist nicht mal als Touristenattraktion verwertbar, wie die mittelalterlichen Burgen und feudalen Schlösser.)

2.6 Barriere 6: Warum ich (nicht) weiß, was ich denken soll. (Der Denkmuster-Raum)

Als Junge hatte ich mit meinem Großvater ärgere Auseinandersetzungen, weil ich als Science Fiction und Technik begeisterter Trotzkopf behauptete, die Welt sei nicht in sieben Tagen erschaffen und man werde bald mit Raketen ins Weltall fliegen. Nachdem auch der örtliche Pfarrer durch gutes Zureden mich nicht von meiner geistigen Verwirrung heilen konnte, wurde ich zu einigen Vaterunsern verdonnert und die schädlichen Schriften wanderten in den Ofen. Ich diskutierte fortan nur noch mit Freunden, aber das machte auch weniger Spaß, denn die musste ich nicht erst überzeugen.

Ein junger, dynamischer Angestellter hatte sich durch sein selbstsicheres, zielstrebiges Verhalten auf der innerbetrieblichen Stufenleiter emporgearbeitet. Als frischgebackener Top-Manager besuchte er die asiatischen Vertriebspartner seiner Firma. Diese hielten sein Verhalten für selbstherrlich, überheblich, schulmeisterlich herablassend und herrschsüchtig. Eine Einladung, der Vertragsunterzeichnung bei einem Großkunden beizuwohnen, nahm er erfreut an. Er wurde dem Direktorium vorgestellt und konnte sich leider nicht verkneifen, vorzuführen, wie man im Westen (seiner Meinung nach) Geschäfte abschließt: „Wir sind die Besten. Wir sind die größten. Wir haben das besten Produkt." Schließlich reichte er den Direktoren die Hand mit den Worten: „We want to make you successful!" und natürlich musste auch „mutual beneficial cooperation" vorkommen. Der chinesische Vertriebspartner hatte hinterher größte Mühe, das Geschäft doch noch unter Dach und Fach zu bringen. Es wäre besser gewesen, so die Meinung des Vertriebspartners, er hätte gesagt: „We want your money!"

Mit meinen Kollegen an einer japanischen Universität arbeitete ich zwei Jahre lang an einem gemeinsamen Buchprojekt. Die Arbeitssitzungen waren mühsam und langwierig, aber freundschaftlich-kollegial, offen und fruchtbar. Bei der Fertigstellung des Schlusskapitels kam es zu Meinungsverschiedenheiten über methodisch-didaktische Grundsätze. Obwohl sie meinen Argumenten zustimmten und diese für logisch und nachvollziehbar hielten, konnten sie der Schlussfolgerung nicht zustimmen. Zu meiner Verwunderung brachen sie die Diskussion ab und verweigerten jegliche Auseinandersetzung mit dem strittigen Punkt mit den Worten: „Wir sind Japaner und Du bist Europäer. Japan ist eine Insel und es gibt keine Brücke zum Kontinent. Wir Japaner sind ganz anders als ihr Europäer. Ihr könnt uns nie verstehen." Das Buch wurde in ihrem Sinne fertiggestellt und es wurde auch nicht mehr diskutiert.

2.6.1 Zwischenbilanz: Wer sagt, dass im Himmel (keine) Götter wohnen?

Verdichtung von Erfahrung zu Leitbildern(Verallgemeinerungen, Denkmuster / Vorstellungsmuster, Metaphern, Geschichten, Handlungsanleitungen)

ermöglicht Verstehen von Situationen und Erfassen von Zusammenhängen	⇔	verleitet zu Vorurteilen / Fehlschlüssen / unsachgemäßen Verallgemeinerungen
erlaubt Reduktion von Komplexität / Komprimierung von Wissen	⇔	unterdrückt die feinen Unterschiede und differenzierte Sichtweisen
bietet Handlungsorientierung in sozialen / natürlichen Umwelten	⇔	birgt die Gefahr realitätsblind zu handeln und voreingenommen zu sein
unterstützt rasche Verständigung	⇔	verhindert differenzierte Auseinandersetzung
fördert emotionale Beteiligung und wertorientiertes Handeln	⇔	erschwert sachliche Konfliktlösung, verführt zu wertenden, emotionalen Stellungnahmen
erleichtert Identifikation mit Anderen innerhalb von Gemeinschaften	⇔	erleichtert Ideologiebildung und Formierung verschworener Weltanschauungsgemeinschaften
ermöglicht Substitution durch Zeichen, Symbole und Codes	⇔	verleitet zum manipulativen Einsatz der Leitbilder (symbolische Gewalt)
begünstigt Traditionsbildung	⇔	führt zu Anschluss-Unfähigkeit bei Verlust der Erfahrungsbasis

(Ich bezweifle, ob es sinnvoll und zielführend ist, sich immer nur die „best-practices" anzusehen , denn vieles davon scheint mir eher Marketing zu sein. Ich plädiere dafür, sich mehr der „bad practices" anzunehmen, denn sie regen mehr zum analysierenden Denken an und man lernt bekanntlich auch bisweilen aus Fehlern.)

3 Theorie der Barrieren

3.1 Endlichkeit der Ressourcen und des Lebens

Die Endlichkeit der Ressourcen und des Lebens (Lebensmittel, Lebenszeit, Lebensraum, geistige und körperliche Kräfte; dasjenige, wogegen das Immer-mehr-, Immer-besser-Wollen stößt) als Beschränkungen und Behinderungen zielorientierten (individuellen) Handelns gelten als grundlegende Bedingungen des menschlichen Lebens.

Diese (existentiellen, objektiven) Beschränkungen, die keine „Barrieren" sind, sondern zum Aufbau von Barrieren führen können

→ bilden die Herausforderung und Nötigung, immer neues Wissen[56] zu produzieren, insofern Wissen der Erhaltung und Maximierung von Lebenschancen (Handlungs-, Kommunikationsmöglichkeiten) dient;

→ sind selbst nicht Gegenstand von Optimierungsstrategien von Wissensproduktion und Weitergabe. Sie sind „Lebensaufgaben", zu deren Bewältigung Wissen dient;

→ haben Einfluss auf die Wissensproduktion, insofern sie stimulierend auf das Generieren von Wissen wirken. Aus diesem Grunde werden oft künstlich erzeugte Knappheiten und Beschränkungen strategisch eingesetzt, um Leistungssteigerungen zu provozieren (Not macht erfinderisch);

→ haben Einfluss auf die Wissensproduktion, insofern sie lähmend auf die Sozialisierung von Wissen wirken können, wenn sie als Bedrohung empfunden werden und kontraproduktive Reaktionen auslösen (Abwehr potentieller Existenzbedrohung / Angst / Neid / Habgier / Aggressivität / Horten / Einigeln);

→ sind daher indirekt Thema (Objekte) für Optimierungsstrategien, wenn Abwehrreaktionen keine realistische Grundlage haben, also von Außenstehenden als irrational interpretiert werden.

Voraussetzung von Optimierungsstrategien bzw. für Interventionen (Abbau, Umbau, Aufbau von Barrieren; Wolle das Mögliche!) in problematische Situationen ist daher, die Ursachen der Abwehrphänomene aufklären und die Zweck-Irrationalität der Verhaltensweisen aufdecken zu können. Was also steckt dahinter?

Wenn die Erfahrung der Unvollkommenheit von Lebensbedingungen (Endlichkeit des Lebens und Beschränktheit der Ressourcen) sich ausdrückt in der Entwick-

---

[56] Ich sprechen in diesem Anschnitt über „Wissen" und „Objekte", „Interessen" etc. in der Weise, wie ich sie im vorangegangen Abschnitt verwendet habe, nämlich als für denjenigen, der eine Situation verstehen will, notwendig erscheinende Unterscheidungen von „Elementen" einer Situation und der Konstruktion von Zusammenhängen (die – im Medium von Sprache – mit Verhandlungspartnern abgleichbar sind/ist).

lung von (prekären) *Interessen und Bedürfnissen* (d.h. das eine ein Korrelat des anderen ist), dann lassen sich defensive und kurzsichtig-egoistische Verhaltensweisen (meist) zurückführen auf Interessenskonflikte und zwar:

→ *direkte Interessenskonflikte* als Unvereinbarkeit von primären Interessen, wenn sie nicht ausreichend priorisiert werden können (geliebt werden wollen >< sich durchsetzen, Macht ausüben wollen); Verdrängung, Unterdrückung oder Substitution durch andere Interessen lösen den Konflikt nicht (Es kommt zu sogenannten „Lebenslügen");

→ *indirekte Interessenskonflikte* als Unvereinbarkeit von primären und sekundären Interessen (Scheininteressen), wenn die sekundären Interessen (z.B. Geld besitzen wollen) die dahinter liegenden primären Interessen verdecken und daher nicht angemessen priorisiert werden können; Scheinbefriedigung von Interessen / Bedürfnissen führt in die Spirale des zwanghaften Verhaltens (führt zur sogenannten „Besessenheit");

→ *Interessenskonflikte zwischen eigenen und fremden Interessen,* die nicht anschlussfähig sind an eigene Interessen und daher auch nicht ausgehandelt werden können (Unvermittelbarkeit von Interessen führt zu Kommunikationsabbruch oder Krieg).

Rationales Ausverhandeln (artikulieren, reflektieren, priorisieren, abgleichen) von Interessen und Bedürfnissen ist nicht notwendig, wenn sie ad hoc / ad libidum durch Tun realisiert werden können (Wenn, man essen will, dann isst man und wenn man sich ausruhen will, denn geht man in Urlaub.), aber dies ist im sozialen Umfeld (Gesellschaft, Organisation) nur beschränkt möglich. Um die zahlreichen, unterschiedlichen Interessen innerhalb von Gruppen zu harmonisieren, werden durch Lerngeschichten (Versuch und Irrtum, Erziehung) Verhaltensweisen (Routinen) ausgebildet und Erwartungshaltungen (Projektionen) aufgebaut (Unternehmenskultur / gute Sitte / Benehmen / Tradition).

Interventionen in ein mehr oder weniger blindes Ausagieren von divergierenden Interessen innerhalb von Gruppen gehen davon aus, dass zur Bearbeitung von akuten Interessenskonflikten (Krisen) die Interessen erst erkannt, benannt, reflektiert und bewertet werden müssen, bevor Gemeinsamkeiten und Unvereinbarkeiten zum Thema einer konstruktiven Auseinandersetzung gemacht werden können.

Das ist aber gar nicht so einfach, denn zunächst muss ein Konsens darüber gefunden werden,

→ was unter eine jeweilige Benennung subsummiert werden kann (Inkludiert z.B. das Interesse „Ich will ich selbst sein", bzw. als Wert formuliert „Selbstverwirklichung", auch dieses oder jenes konkrete Selbstverwirklichungsanliegen in einer bestimmten Situation?);

→ was als „gutes" und was als „schlechtes" Interesse, Bedürfnis zu gelten hat (Wertung) („Ich will stärker sein": Herrschsucht; „Ich will mehr haben": Egoismus, Besitzstreben).

Benennung von Interessen und Bedürfnissen ist also immer gleichbedeutend mit Typisierung, Verallgemeinerung, Standardisierung von inhaltlichen Besonderheiten (Herstellen von Vergleichbarkeit durch Unterdrücken der konkreten Unterschiede).

Wertung (Valuierung) ist gleichbedeutend mit Verallgemeinerung von >Ich will / kann / soll / muss< zu >man will / soll / kann / muss<, bzw. >wir wollen / sollen / müssen<) im Sinne von >das Gute wollen und das Schlechte vermeiden<.

Gewichtung von Interessen / Bedürfnissen (Hierarchisierung: Das ist mir jetzt wichtig, weniger, nicht wichtig) als Bedingung für Ausverhandeln setzt Benennen und Valuieren voraus.

3.2 Fixierung von Unterscheidungen und Entscheidungen

Gültigkeit und Verbindlichkeit von Selektion (Abmachungen, Regeln, Konventionen, Normen, Methoden, Wissenssysteme, Begriffe, Sprache) – über den Anlassfall hinaus – gelten als Beschränkung und Behinderung willkürlichen, flexiblen, kreativen (individuellen, sozialen, ökonomischen) Handelns und als grundlegende Bedingung des (geordneten) menschlichen Zusammenlebens.

Diese zivilisatorischen, normativen Behinderungen bilden das Knochengerüst des sozialen Raumes, in das individuelles Lernen, Entscheiden und Handeln eingespannt ist und diesem Halt verleiht (Erwartbar-, Vergleichbar-, Kommunizierbarkeit). Sie bilden die Grundbausteine zur Entwicklung rationaler Sozialsysteme (Gesellschafts-, Organisationsstruktur, Rechts- und Wissenssysteme), indem sie Sachverhalte, Beziehungen und Prozesse „codieren" und zueinander in ein (kulturspezifisches) Verhältnis setzen.

→ Diese Fixierungen bzw. Barrieren sind Gegenstand von Optimierungsstrategien in Sachen „Lernen", insofern Fixierungen von Selektion die normative Grenze bilden zwischen relevantem, nicht relevantem Wissen und Unwissen (bzw. Tat / Untat) und damit die Lernfreiräume kollektiv einschränken. (Wir haben uns darauf geeinigt, diesen und jenen möglichen Themen-, Fragen-, Problembereich nicht als Gegenstand unserer Aufmerksamkeit zuzulassen und diesbezüglich auch kein Wissen aufzubauen.)

→ Fixierungen haben Einfluss auf die Wissensgenerierung, insofern sie individuelles Lernen in nicht selektierten Bereichen ausschließen und Neugierde sowie Querdenken unterdrücken. Allerdings können rigide Normierungen (Tabuisierung ausgeschlossenen potentiellen Wissens) auch den gegenteiligen Effekt haben und Anreiz zu Grenzüberschreitungen darstellen.

→ Festlegungen haben Einfluss auf die Wissensgenerierung, insofern sie Traditionsbildung (generischen Aufbau von Wissenssystemen) und Fortschritt ermöglichen. Weil aber fixierte Selektion irreversibel sein soll, um ihren Zweck zu erfüllen, bestimmt jede Entscheidung bzw. Selektion den weiteren Verlauf und wird ihrerseits von vorhergehenden Entscheidungen eingeschränkt: Fortschritt als geradlinige Einbahn, die nur durch Krisen aufgebrochen wird.

→ Fixierungen sind daher indirekt Thema (Objekte) für Optimierungsstrategien, wenn die Kette von Entscheidungen die Zukunft verbaut, weil Entwicklung nur als Zunahme an Konsistenz innerhalb des gegenwärtigen Selektionsstandes stattfindet (Kreativität als Neu-/ Re-Kombination vorhandener Wissenselemente; „Mathematisierung" der Welt).

Fixierung von Selektionen sind nur möglich, wenn es *Erinnerungsvermögen* gibt, sei es als

→ diskursiv aufeinander abgestimmte individuelle Erinnerungen („Ich mache Dich darauf aufmerksam, dass ...", „Du hast gesagt, dass ...", „Bitte erinnere Dich daran, dass ...")

→ zirkulierende, mündlich tradierte Geschichten von wahrgenommenen Sachverhalten, erfahrenen Ereignissen und erlebten Handlungssequenzen. („Dann hat er die Firma gegründet...", „Die Ertragslage war zufriedenstellend...", „Untersuchungsergebnisse sind...")

→ symbolische Objekte, in denen Selektionen aufgehoben sind (Dokumente, Aufzeichnungen, Statuen, Orden, Schulbücher, Infrastruktur, etc.)

Temporärer Bestand von Festlegungen ist zwar durch Erinnerungsvermögen gesichert, doch zur Absicherung der intersubjektiven Gültigkeit bedarf es eigener Kontroll- und Sanktionsinstrumentarien.

Um die Verbindlichkeit von Selektionsfixierungen sicherzustellen, muss deren Einhaltung / Befolgung / Anwendung zurückgekoppelt werden an individuelle Interessen und Bedürfnisse. Dies erfolgt sowohl als „positive", verstärkende Rückkopplung (Belohnung) als auch „negativ" in Form von Bedrohung mit Ausschluss / Entzug von sozialer Anerkennung / Verweigerung von wechselseitiger Bedürfnisbefriedigung. („Du hast keine Ahnung!", Das war nicht ausgemacht!", „Deine Privatmeinung interessiert uns nicht", „Erzähl das Deiner Großmutter!", „Warum musst Du immer aus der Reihe tanzen?", „Das werden wir schon sehen!")

Da jedoch die Verbindlichkeit von Selektionsfixierungen (immer) an Bedingungen für deren Gültigkeit gebunden ist, muss fortwährend über diese Bedingungen verhandelt werden. Weder in den Wissenschaften noch im sozialen Handlungsraum sind Bedingungen (der Gültigkeit von Unterscheidungen, Entscheidungen) ein für alle mal und für alle Fälle eindeutig festlegbar. (Nur religiöse, ideologische Fixierungen (Leitbilder) lassen keinen Interpretationsspielraum für Verbindlichkeit, Gültigkeit und Wertigkeit zu, – absolute „Wahrheiten" sind immer totalitär.)

Rationales Ausverhandeln der Verbindlichkeit und Gültigkeit (Wer muss, soll sich unter welchen Umständen daran halten) von Selektionsfixierungen im Bereich von Wissen (als Handlungsorientierung) und bezüglich Verhaltensoptionen ist daher nur möglich, wenn diese

→ nicht an allgemeine (absolute) Werte gebunden sind (westliche Wertegemeinschaft, christliche, etc. Weltanschauung, naturwissenschaftliches Weltbild) und damit ihr konventioneller Charakter (Übereinkünfte) verschleiert wird;

→ objektiviert (dokumentiert, ausgesprochen) sind und daher auch (aus der Distanz) betrachtet, reflektiert werden können;

→ sie sich nicht auf eine standardisierte, technisch-artifizielle Objektwelt beziehen. (Es kann z.B. nicht darüber verhandelt werden, unter welchen Umständen „Gold" – Gold ist oder „ein Meter" ein Meter ist und wann nicht, aber nicht unter allen Umständen muss das rote Licht einer Verkehrsampel „Stopp" bedeuten, es kann sich ja um einen technischen Defekt handeln.)

Interventionen im Sinne der Ermöglichung von evolutionärer Veränderung von Selektionsfixierungen geschehen in (fast) allen Gesprächssituationen, – sie sind Sinn und Zweck von Gesprächen (Diskussionen, Verhandlungen, Streitereien).

Der inneren Logik von Selektionsfixierungen entspricht, dass sie sich wie Infektionen ausbreiten. Was festgelegt, abgegrenzt, auf Dauer gestellt ist, muss in eine ebenfalls fixe Beziehung zu Anderem gebracht werden und dazu muss dieses Andere auch definiert werden. Was (nach immanenten Kriterien) nicht definierbar ist, muss ausgeschlossen und entweder als heterogenes System behandelt oder als „krankes Denken" be-/ent-wertet werden.

Zunahme an innerer Konsistenz geschlossener Wissens- und Handlungssysteme kann zum Verlust (Verminderung) der Anschlussfähigkeit zu anderen Systemen führen, denn wenn in den „communities of knowledge/practice" alle Fragen eindeutig beantwortet werden können, dann heißt dies, dass alles Kontingente (als Fremdes) in den Außenraum verbannt wurde.

Es ist aber gar nicht so einfach, normative und sonstige Fixierungen aufzubrechen (um Lernen zu ermöglichen), denn zunächst muss ein Konsens darüber gefunden werden,

→ warum es erforderlich ist, rigide Festlegungen auf ihre Zweckmäßigkeit hin zu hinterfragen. (Warum sollten z.B. Atomstromerzeuger religiöse, philosophische oder ökologische Argumente in ihre Wissensdomäne integrieren?)

→ was als „echtes" Aufbrechen von Fixierungen zu gelten hat und was bloße Vereinnahmung ist. (Neurobiologische Erkenntnisse in das informationstechnologische Wissenssystem (Kybernetik) zu integrieren kann auch so erfolgen, dass man einfach alles mit „kybernetischen", mathematisch-technischen Augen sieht. Oder: Gott als „intelligenter Designer" der Natur.)

3.3 Objektivierung (Verdinglichung) von „Wissen und Handeln" in Artefakten

Reifikation (bearbeitete Natur / Kulturgüter / Gebäude / Infrastruktur / Technologie / Dokumente / Bücher / Grammatiken / Lexika / Zeichensysteme / Datenbanken / symbolische Objekte / Institutionen) als Eindämmung, Beschränkung und Behinderung von (chaotischen aber z.T. auch evolutionären) Veränderungsprozessen gilt als grundlegende Bedingung menschlicher Zivilisation und Kulturge-schichte. Wie Leitschienen bzw. Betonwände auf der Autobahn „indoktrinieren" sie, wie gefahren werden kann und wie nicht, – für den individuellen Autofahrer gibt es keinen Interpretationsspielraum; – Leitschienen sind effizient und effektiv, denn sie reduzieren die Komplexität von „Millionen von Autofahrer-Eigensinnig-keiten" auf „Tempo hundert in eine Richtung".

Diese (dinglich-artifiziellen) Behinderungen, Manifestationen, Festlegungen (strukturelle Codierungen)

→ bilden das kollektive Gedächtnis in Objektform indem sie gleichzeitig als be-ständige Dingwelten (manuell) bearbeitet und als symbolisch-zeichenhafte Substitute interpretiert werden. Sie repräsentieren und verweisen nicht nur auf (vergangene) Entscheidungen, Handlungen, Erfahrungen, Festlegungen und Wissen, sondern zwingen (als Gegen-Stände) Denken und Handeln ihre „Form" auf;

→ verhindern die Offenheit und Beliebigkeit des Unterscheidens, Entscheidens und Handelns: Das Gedachte kann vergessen oder neu/anders gedacht wer-den, – das Gesagte kann so oder so interpretiert oder bestritten werden, aber das Aufgezeichnete, Aufgeschriebene, in Stein Gemeiselte (etc.) ist unbe-streitbar da (Unterschrift unter einen Vertrag / Verkehrsnetze / Polizeiapparat / Gefängnisse) und kann nur verwendet, weiterbearbeitet oder vernichtet werden;

→ sind der primäre und wichtigste Ansatzpunkt von Optimierungsstrategien, weil die dinglichen Manifestationen von Selektion Menschen daran hindern, (be-liebige) Veränderungen vorzunehmen. (Abgrenzungen widersetzen sich erst dann einer Veränderung, Interpretation, wenn sie in Form von „Zäunen und Mauern" ausgearbeitet wurden. Erst wenn Waffen abgegeben und Uniformen ausgezogen sind, kann man diskutieren und verhandeln. In einer „Rüstung" kann man sich nur so bewegen, wie es die Panzerung erlaubt.)

Intervention im Sinne von *Dekomposition,* Destruktion von objektivierten Fixie-rungen (dingliche Strukturen) sind nicht möglich ohne Aufwand von Arbeit und Ressourcen (Zeit, Geld, Energie: Zerstörung der Buddhastatuen durch die Tali-ban und Terroranschlag auf das WTC). Sie sind nicht nur äußerst wirksam son-dern auch gefährlich: Die Folgen sind nicht absehbar, weil es sich nicht bloß um dingliche Artefakte handelt, sondern um symbolische Repräsentationen von Wis-sens-, Handlungs- und Gesellschaftssystemen, vorausgesetzt, es handelt sich nicht um Relikte, Museumsstücke, sondern um in Kraft und Geltung befindli-che Be-Dingungen einer Kultur-Gemeinschaft.

Der Grund für die *Unvorhersehbarkeit* der (negativen) Folgen von Interventionen (Destruktion) liegt aber darin, dass es in vielen Fällen nicht möglich scheint, die Repräsentations- bzw. Regulationsfunktion von Artefakten präzise zu beschrei-ben. Es ist zwar klar, dass sie individuelles, soziales Entscheiden und Handeln dauerhaft manifestieren (und damit auch das konsensuell festgelegte Spektrum an Handlungs-, Lernoptionen und damit auch die Präferenzen bzw. Priorisierung, Bewertung von Interessen und Bedürfnissen), es kann aber im Einzelfall nicht bestimmt werden, was alles in ihnen repräsentiert ist. (Eine mutwillige Beschädigung eines Autos kann beim Besitzer Aggression und Depression hervorrufen, wenn es für ihn nicht nur ein Fortbewegungsmittel, sondern ein Statussymbol, ein Kultobjekt darstellt und/oder seine Identität stützt.)

Vor Intervention im Sinne von Ermöglichung von Lernen (des Neuen) müsste daher versucht werden, die Funktion von (symbolischen) Artefakten (Trophäen, Orden, Titel, Urkunden, Bücher, Besitztümer, Geld, Werkzeuge, Räumlichkeiten, Einrichtungen, etc.) aufzudecken, indem in einem experimentellen Rahmen Veränderungen der Verhaltens-, Denkweisen beobachtet, reflektiert, analysiert werden, wenn diese außer Kraft gesetzt werden. (z.B.: Was geschieht, wenn die Teilnehmer an einer Sitzung keine Krawatten, Anzüge und Abzeichen tragen dürfen? Welche Strukturierungs- / Regulationsfunktion haben Sitzordnung, Präsentationsmedien? Was geschieht in welcher Region, wenn alle Handelsbeschränkungen aufgehoben werden? Was geschieht, wenn die bestehenden Regulatoren der Geldflüsse beseitigt werden, um eine „gerechtere" Verteilung von „Kapital" zu ermöglichen?)

Das ist aber gar nicht so einfach, denn die bestimmenden Artefakte sind meist gar nicht vor Ort, sondern irgendwo außerhalb der „Situation", des aktuellen Kommunikationsraumes (die Millionen auf der Bank / die Luxuswohnung im Stadtzentrum / der Eintrag im Firmenbuch / das Diplom an der Wohnzimmerwand / der Mercedes in der Garage etc.) und bestimmen, beeinflussen als gewusste, erinnerte Stützen (der Selektion) das Kommunikations- und Lernverhalten aus der Distanz.

Dazu kommt noch, dass auch der eigene Körper ein Artefakt ist, indem er durch Übung, Training (Konditionierung, Habitus) fortwährend wie ein Gegenstand bearbeitet wird, wodurch sukzessive Selektionspräferenzen verfestigt und andere Möglichkeiten unterdrückt werden.

4   Bearbeiten von Barrieren

Die im ersten Teil angeführten Beispiele lassen keine eindeutige Antwort auf die Frage zu, worin denn nun die eigentliche „Barriere", bzw. Ursache für das Scheitern von Lernen („unvernünftiges Denken und Handeln") liegt. In allen Fällen spielen mehr oder weniger mangelnde Ein- und Weitsicht (Vernünftigkeit) ebenso eine Rolle wie psychologische, soziale, kulturelle, informations-technologische und andere „objektive" Faktoren. [57]

Es scheint daher nicht möglich und auch nicht zielführend, Lernbarrieren, Wissensbarrieren von organisatorischen, strukturellen, objektiven Barrieren in der

---

[57] Es ist einleuchtend, dass Leute in Führungspositionen „Barrieren" gerne in der Psyche ihrer Untergebenen sehen und weniger in den Strukturen ihrer Organisation, denn diese zu hinterfragen würde ja bedeuten, ihre eigene Position bzw. Funktion in Frage zu stellen. Darin besteht ihre „Wissensbarriere".

Weise zu trennen, dass man sagt: Hier handelt es sich nur um ein psychisch-emotionales Problem, hier um ein Problem der Organisationsstruktur und da um ein rein technisches bzw. informationstechnologisches Problem. Natürlich gibt es rein technisch-praktisch lösbare Probleme (Behinderungen), aber die spielen bei Prozessen des – wie man so sagt – Wissenserwerbs und der Weitergabe eine marginale Rolle. (Die Überwindung von zeitlicher, räumlicher Distanz z.b. kann technisch bewerkstelligt werden, doch Informationstechnologie ist keine rein technische Sache, denn da spielen Ästhetik (Design), Semantik (Bedeutungs-erfassung) und Pragmatik (Handlungs-/ Verhaltens-Erwartungen) eine Rolle und sie löst vor allem das Problem kontraproduktiver Fixierungen nicht.) Außerdem zeigt sich bei genauerem Hinsehen, dass fast alle Barrieren ambivalent sind und man daher nicht sagen kann, dass sie völlig irrational, unsinnige oder schlecht wären.

Wie also kann man, ganz pragmatisch gesehen, mit den negativen Auswirkungen von Veränderungs-, Handlungs-, Kommunikations-, Lernbarrieren umgehen? Ich denke, dass man mit generellen Lösungen, wie sie in den meisten Reengi-neering- / Reeducation-, Motivations-, Wissensmanagement-tool-Konzepten vorgeschlagen werden, nicht weiter kommt. Wenn Wissen (im weitesten Sinne) der Bewältigung von Lebensherausforderungen dient (was natürlich eine ganz ge-stimmte Sicht, eine biologistisch anthropomorphe Interpretation ist), dann muss man sich genauer ansehen, worin diese Herausforderungen bestehen, welche Art von Wissen dafür dienlich sein könnte und dann erst, welche typischen Hindernisse und Schwierigkeiten dabei auftreten können. Ich schlage daher vor, zunächst eine grobe Klassifikation möglicher „Wissens-Umwelten" auszuarbeiten, in der „Wissen" eine ganz bestimmte, beschreibbare Funktion in der Mensch-Umwelt-Beziehung ausübt.

Innerhalb einer *stabilen bzw. stabilisierten Umwelt* von technischen Artefakten z.B. (maschinelle Produktionsprozesse) haben Flexibilität, Kreativität, Intuition und Interpretation oder Emotionen und Wertvorstellungen wenig Platz, denn ein-gesetztes Wissen ist in diesem Fall charakterisiert durch rigide Standar-disierung, Objektivierung (Termini, Maße, Prozeduren, Methoden) und ist gebunden an ein ganz bestimmtes Inventar von Artefakten der jeweiligen Technologie. Die Prob-leme (Barrieren), die dabei auftreten können, sind ganz anderer Art, als z.B. in einer komplexen Umwelt sozialer Beziehungsarbeit (Management, Kunden-betreuung, Marketing, Organisationsentwicklung, Kindererziehung, Jugend-, Al-tenbetreuung, etc.).

Innerhalb einer jeweils aktuellen Wissensumwelt muss vor allem unterschieden werden zwischen

- Gegenständen der Bearbeitung (das, woran gearbeitet, worüber verhan-delt wird) und

- ermöglichenden, regulierenden Strukturen, Werkzeugen (Objektivatio-nen).

Es ist zwar einleuchtend, dass die Art und Weise, wie etwas in der Vergangen-heit (mehr oder weniger erfolgreich) gemacht wurde, sich niederschlägt und materialisiert in Anlagen, Gerätschaften, Infrastrukturen und anderen (objektiven) Fixierungen (Rechte, Pflichten, Vorschriften, Gesetze, Organisationsstrukturen, Workflow, etc.), aber man kann, wie die Erfahrung zeigt, nicht davon ausgehen, dass die unterstützenden Hilfsmittel (geschaffenen Bedingungen, Strukturen) auch sachgemäß genutzt, eingesetzt werden und dass das in ihnen eingearbeitete Wissen auch auf nicht analoge Objektbearbeitungsherausforderungen erfolgreich angewendet werden kann.

Der folgende Versuch, Wissensumwelten im Hinblick auf den Grad der Stabilität bzw. Instabilität zu charakterisieren und zu klassifizieren, lässt sich aber nicht reduzieren auf die Unterscheidung zwischen technischen, sozialen und natürlichen Umwelten, wiewohl man sagen kann, dass technische Umwelten eher durch Stabilität und soziale eher durch Instabilität gekennzeichnet sind. Die Möglichkeit einer treffenden Charakterisierung hängt vor allem vom Focus ab, d.h. was man als „Wissensumwelt" (Situation) beschreiben will. Die Reparatur eines defekten Automotors kann als „stabile" Wissensumwelt bezeichnet werden, insofern es da nichts Überraschendes geben wird, vorausgesetzt der Mechaniker hat sich den diesbezüglichen Wissensstand angeeignet.

Eine zweistündige Mitarbeiterschulung ist jedoch eine Situation, in der die handelnden Personen sich teilweise in einer stabilen und teilweise in einer instabilen Umwelt bewegen. Ist das Bearbeitungsobjekt der „Transfer standardisierten Wissens" in standardisierter, geregelter Form und sind auch die objektiven Bedingungen (Raum, Einrichtungen, Infrastruktur, Materialien, etc.) fixiert, dann wird es sich um eine überwiegend stabile Umwelt handeln, es sei denn es kommen psychologische, gruppendynamische, außerschulisch-private oder politische Faktoren ins Spiel. (Die kann man natürlich durch Vorkehrungen unterdrücken.)

Ein länger dauerndes Produktentwicklungsprojekt, in dem nicht nur die Lösung technischer, finanzieller oder terminorganisatorischer Fragen als Aufgaben gestellt sind, sondern unterschiedlichste Faktoren hineinspielen, kann aus der Sicht des Projektleiters im Stadium der Projektplanung als relativ „stabil" aber genauso gut als „offen" angesehen werden. Sieht er die auf ihn zukommende Situation als stabil an, dann wird er Projekterfahrungen und Wissen aus vergangenen Projekten eins zu eins übertragen und möglicherweise damit scheitern oder aber die neue Wissensumwelt mit aller Gewalt stabilisieren. Geschäftsanbahnung, Kundenbetreuung oder internationale,- organisationale Kooperationszyklen kann man andererseits nicht als ausschließlich offene, dynamische Wissensumwelten bezeichnen, da standardisierte Fachkenntnisse eine nicht unwesentliche Rolle bei der Bewältigung der „Situation" spielen.

Ich gehe also zunächst davon aus, dass die Art der Umwelt (Wissensanwendungssituation / Lernsituation) etwas über die Art des (anzuwendenden / erworbenen) Wissens aussagt und umgekehrt. Die folgende „Matrix" soll diese Analogie illustrieren und Rückschlüsse auf ganz spezifische „Wissensbarrieren" ermöglichen. Die Charakterisierung der situativen Wissensumwelt orientiert sich daran, ob und in welcher Weise das in der Vergangenheit erworbene Wissen auf gegenwärtige und vorausschauend auf mögliche künftige Situationen übertragbar scheint.

	A	B	C	D	E
Charakteristik der Wissensum-welt (Situation)	stabil, stabilisiert, reguliert, linear	nicht linear, differenziert, inhomogen	offen, nicht sicher, veränderlich, kompliziert	komplex, dynamisch, organisch	paradox, chaotisch, irrational
typische Beispiele	technische Produktion, Service,	Projektarbeit,	Kundenbetreuung, Personalentwicklung,	soziales Verhalten, Politik,	emotionale Kurzschlussreaktionen, Katastrophen
Eigenschaft	vorhersehbar berechenbar	erwartbar verstehbar	begrenzte Erwartbarkeit, problematisch	vorstellbar, erahnbar, irritierend	unberechenbar, chaotisch
Art des Wissens	replikativ, konstruktiv, standardisiert, erprobt	diskursiv figurativ modellhaft integrativ übergreifend	soziales, hermeneutisches Verstehen, Lebenserfahrung	imaginatives, intuitives Erfassen, gefühlsmäßig	Nicht-Wissen Unwissen
Art der Anwendung	linear, anlog behauptend, befehlend	paradigmatisch experimentell	metaphorisch, bildhaft, beschreibend	kreativ bildlich umschreiben	keine Möglichkeit Vergiss alles Wissen!
typische Barrieren	Eigentumsrechte, Patente, Fachgrenzen	zu hohe Spezialisierung, Ignoranz, Vorurteile	zu große Vorsicht, Festhalten an Altem	Ängstlichkeit, Ordnungsliebe	Kopf in den Sand Reflex

Abb. 7:   Wissensumwelten am Beispiel Unternehmenswirklichkeit

Die Unterscheidungen von „stabil" zu „offen" bis „instabil" indizieren eine graduelle Zunahme von Unterschiedlichkeit zwischen vergangenen Lernumwelten und der aktuellen Wissensumwelt (Situation).

Davon unterscheide ich „dynamische" und „chaotische" Umwelten[58], die eine qualitativ andere Dimension markieren. Ich will hier auch nicht den evolutionstheoretischen Zirkelschluss weiter verfolgen, der besagt, dass „uns unser Körper und Geist Auskunft über die Welt gibt, in der wir entstanden sind" und umgekehrt, dass „die Welt da draußen uns Auskunft gibt über unseren Geist". Es geht hier zunächst noch nicht um eine „Wissenstheorie", sondern um die Formulierung möglicher Anforderungsprofile, die Aussagen über die Wahrscheinlichkeit von

---

[58] chaotisch = dramatische Sensitivität gegenüber Ignoranz / dynamisch = erscheinende Eigenheiten (emerging properties) selbstorganisierender komplexer Systeme

Erfolg bzw. Misserfolg wissensgeleiteten, strategischen Handelns in bestimmten Umwelten bzw. Situationen ermöglichen.[59]

Es spricht sehr viel dafür, dass Menschen nur dann intellektuelle, kreative Energien mobilisieren, wenn sie nicht darum herum kommen, ein Problem zu lösen, bzw. sich einer Herausforderung zu stellen, aber eine Verallgemeinerung der Schlussfolgerung aus obigem Ansatz ist doch sehr problematisch. (Das menschliche Leben besteht nicht nur aus Überlebenskampf, – ich denke, dazu gehört auch Freude, Lust, Liebe zum/am Wissen in Kunst, Philosophie, am Spiel und am Nichtstun.)

Zumindest ist damit eine Linie vorgezeichnet: Charakteristik der Umweltherausforderung > Wissensanforderung > adäquate Informationsprozesse > Erkennen der Ambivalenz ermöglichender, behindernder Bedingungen > Intervention je nach Interpretation > Beobachten der Folgen und feedback.

Die Tabelle in Abbildung 7 oben fasst die Argumentation noch einmal zusammen und weist auf (mögliche) Vorgehensweisen hin, nämlich:

- Abgrenzen einer „Situation", die als Wissensumwelt in Betracht gezogen werden kann (z.B.: Erarbeiten eines Regionalentwicklungsprojektes mit Personengruppe X in den Gemeinden Y,Z / Vorbereiten und Durchführen einer Präsentation über ....);

- Aufgliederung der „Situation" in Bereiche/Prozesse, die eine möglichst klare Charakterisierung nach: stabil / analog / instabil / komplex etc. zulassen;

- Unterscheidung von zu bearbeitenden „Objekten" (Aufgaben/Themen) und Rahmenbedingungen;

- Beschreibung und Charakterisierung des Bearbeitungsgegenstandes nach „hart" / „weich", bzw. standardisiert, normiert, technisch, veränderlich, dynamisch, etc.;

- Charakterisierung der Bearbeitungsbedingungen (Hilfsmittel, Strukturen, Regeln, Fixierungen von Selektion) nach „ermöglichend" (bzw. förderlich, unterstützend) und „behindernd" (bzw. störend, einschränkend) und zwar als ambivalente Gleichzeitigkeit;

---

[59] Unter „naturalistischem" Blickwinkel könnte man interessante Vergleiche zwischen den von Menschen geschaffenen Barrieren und der Funktion von diversen Oberflächen und Häuten bei Organismen anstellen, – etwa die Schutzfunktion der Apfel- oder Eischale, der menschlichen Haut, der Zellmembranen usf. Nicht umsonst interessiert sich die Medikamentenforschung besonders für diese komplexen Prozesse zwischen „innen" und „außen". Der Soziologe Nitin Nohria hat in der Einleitung zu seinem Buch „Networks and Organizations" (1992) die besondere Funktion und Bedeutung von (sozialen) „Oberflächen" von Organisationen für die Netzwerkthematik herausgestrichen: Barrieren als mehr oder weniger durchlässige Häute?

- Identifikation der Interventionsmöglichkeiten und Klärung der Gründe (Motive) für eine Bearbeitung der Barrieren (was wiederum eine eigene Wissensumwelt darstellen kann);
- Präventive, experimentelle oder nachfolgende Bearbeitung der (möglichen bzw. auftretenden) Barrieren.

Vor zwei möglichen Missverständnissen glaube ich ausdrücklich warnen zu müssen: Es gibt, wie oben ausgeführt, keinen mechanistischen Zusammenhang zwischen Barrieren (Objektivierung / Fixierung von Selektion) und ihrer konkreten Funktion in einer bestimmten Situation, denn sie sind das „Überdauernde" und überleben, auch wenn durch veränderte Wissensumweltherausforderungen ihre ursprüngliche Funktion obsolet geworden ist. Und es gibt, wie oben ausgeführt, keine Möglichkeit, die jeweilige Funktion eines bestimmten Barrieretyps eindeutig zu bestimmen, etwa indem man zwischen kulturellen, strukturellen, materiellen, psychischen, charakterlichen, emotionalen, mentalen Barrieren unterscheidet und daraus z.B. den Trugschluss zieht, infrastrukturelle Behinderungen könne man einfach technisch beiseite schaffen, ohne dass es irgendwelche Auswirkungen auf individuelle Identitäten oder die emotionale Steuerung von Verhalten hat. Was an einer Fixierung, Objektivierung oder an einem symbolischen Objekt alles dran hängt, kann man nur durch Beobachtung herausfinden. Schwierig und spannend wird die Sache, wenn sich herausstellt, dass es „irrationale" Verknüpfungen (Substitutionen / Scheinfunktionen) gibt, wie z.B. wenn der Besitz eines Handys, eines Autos als Statussymbol zur Stabilisierung des „emotionalen Haushalts" und der Steuerung sozialen Verhaltens umfunktioniert, missbraucht wird.

Mangelnde Bereitschaft (Motivation, Anreiz)[60] zu lernen und Wissen zu teilen kommen in der Matrix nicht vor, weil ich sie für Symptome mit möglicherweise völlig unterschiedlichen Ursachen halte. Auch Unternehmens- bzw. Organisationskultur oder Machtkämpfe sind (wie oben begründet) aus dieser Sicht zu behandeln. Diese stichwortartige Charakterisierung in obiger Tabelle ist weder vollständig noch ausreichend.

5 Schlussbilanz: „Kann Gott wirklich alles wissen?"

Vor der Zeit der Wetterberichte in Radio und Fernsehen schauten die Bauern südlich der Alpen zum Himmel und sagte: „Die Wolken gehen heraus. Das Wetter bleibt/wird schön." und „Die Wolken gehen hinein. Das Wetter wird/bleibt schlecht." In einem Becken südlich der Berge bedeutet „heraus" natürlich >vom Norden über die Berge heraus in unser Tal<. Das war Erfahrungswissen und es traf auch meist zu. Warum das so ist, darüber hat sich eigentlich niemand den Kopf zerbrochen. Heute sagen

---

[60] Zur Beantwortung der Frage, was man unter „Motivation" verstehen kann, – was daran falsch ist, wenn jemand sagt "Dieser Mitarbeiter ist hochmotiviert, jener ist ein Ignorant und Faulpelz", verweise ich auf die „psychologische Feldtheorie" von Kurt Lewin (1969), mit deren Hilfe man „Motivation" als Spannungszustand zwischen Elementen, zischen Person und Umwelt interpretieren kann.

75

sie: „Wir haben ein Adria-Tief", denn sie hören es im Radio und sie wissen, dass sie in einer Südstaulage leben. Im Fernsehen können sie außerdem aus der Vogelperspektive sehen, wie die Wolken über Europa ziehen. Ohne Nachrichten- und Beobachtungstechnologie würden sie noch immer sagen: „Die Wolken gehen hinein. Lasst uns die Ernte schnell einbringen."

Wie wir aus der Schule wissen, waren die Spanier nicht die Ersten, die ihren Fuß auf amerikanischen Boden setzten. Die Wikinger waren schon lange vor ihnen da. Zweifelsohne war eine Voraussetzung dafür, dass Kolumbus, wie man so sagt, Amerika entdecken konnte, ein gewisser Entwicklungsstand der Schiffbau- und Navigationstechnologie, aber dieses hatten die Wikinger auch, sonst hätten sie es nicht geschafft. Entscheidend war natürlich auch die Bereitschaft, die Technologie zur Lösung eines bestimmten Problems einzusetzen, nämlich einen schiffbaren Weg nach Asien zu finden. Das war allerdings nur denkbar, wenn man sich die Welt als Kugel vorstellen konnte. Auch die Wikinger dürften gewusst haben, dass man auf Land stößt, wenn man nur lang genug übers Wasser fährt.

Was also war letztlich ausschlaggebend dafür, dass das Ergebnis der Kolumbus-Reise als sensationelle Entdeckung „Westindiens" in die Geschichte einging, die Landung der Wikinger hingegen nicht die geringste Auswirkung auf die Wissensentwicklung hatte? Denkbar sind mehrere Gründe: Die spanische Entdeckung fiel in eine kritische Phase der Weltbild-Diskussion und hat dieses nachhaltig verändert. Es gab ausdifferenzierte Kommunikations-, Informations- und Wissenssysteme, die sich sofort über die Entdeckung hermachten und sie bearbeiteten. Es gab nachhaltige politische, soziale, ökonomische Auswirkungen.

Technologie und Weltbild (Wissensstand / -struktur) allein reichen sicherlich nicht aus, um zu erklären, wie weit zu einer bestimmten Zeit neue Wissensräume geöffnet werden können. Dass der Spielraum dafür nicht allzu breit sein kann, was mit dem jeweilig vorhandenem Instrumentarium und auf der Basis existierenden Wissens an neuem Wissen generiert werden kann, illustriert der Befund des Gerichtmediziners am Fundort des „Ötzi". Entweder gibt es ein „aha", oder „Die Götter müssen verrückt sein."

Es ist für die Musikgeschichte jammerschade, dass Mozart und Schubert nicht länger gelebt haben. Was hätten sie nicht alles noch komponieren und die Entwicklung der „musikalischen Sprache" vorantreiben können! Hätten sie das können? Wie weit? Wäre Freud im selben Alter gestorben, dann gäbe es keine Psychoanalyse. Oder doch? Wären Marx und Lenin nicht geboren worden, wäre uns der DIAMAT mit all seinen Folgen erspart geblieben. Oder doch nicht? Warum hat Aristoteles keine „Kritik der reinen Vernunft" geschrieben, dann ... Die Quantenphysik ging nicht früher, – das ist klar.

Der Horizont möglicher Wissensgenerierung (zu einer bestimmten Zeit / Entwicklungsstufe) ist vorgegeben durch den jeweiligen Stand der technologischen Entwicklung; technologischer Fortschritt ermöglicht Erweiterung naturwissenschaftlichen Wissens und umgekehrt, – die Weiterentwicklung von Sprache, Zeichensystemen, Sozialsystemen. Gesellschaftlicher Fortschritt (Ausdifferenzierung von Sozialsystemen) ermöglicht Erhöhung des Reflexionsniveaus und damit Erweiterung human-, geisteswissenschaftlichen Wissens und umgekehrt.

Die Möglichkeit der Erweiterung technisch-naturwissenschaftlichen Wissens ist eingeschränkt vom Stand der Entwicklung sozialen, reflexiven Wissens: ohne sozialen Fortschritt keinen wissenschaftlichen Fortschritt und umgekehrt. Aber es gibt doch einen Spielraum, denn sonst wäre Fortschritt überhaupt nicht möglich. Die Menschheit wird niemals alles wissen, denn dazu müsste die Welt stillstehen und Wissen dürfte die Welt nicht verändern, aber dies ist keine Tatsache, sondern ein möglicher („sinnhafter") Schluss.

5.1   P.S.: Bereden und Bearbeiten

„One often sees in the social literature assertions that the act of studying an organization, say a corporation, will alert people to questions about their actions and that the study process itself will cause changes in behavior. I do not believe this is true. It is much harder to change the decision-making process than we first realized when system dynamics started. Old mental models and decision habits are deeply ingrained. They do not change on the basis of only a logical argument. Early system dynamics analyses were in the "consultant" mode in which the system dynamicist would study a corporation, go away and build a model, and come back with recommendations. Usually these suggestions would be accepted as a logical argument, but would not alter behavior. Under pressure of daily operations, decisions would revert to prior practices. ["61](#)

Beobachten, beschreiben, analysieren, systematisieren, reflektieren, argumentieren ersetzen nicht das Handeln, Bearbeiten, Erfahrung-Machen und dieses ist langwierig und mühsam. Barrieren kann man nicht durch vernünftige Argumente wegverhandeln. Man muss daran arbeiten und zwar mit Absicht, Einsicht und Rücksicht, wozu Beobachten, Reflektieren und Besprechen erforderlich sind. (Religionskriege an der Wurzel bearbeiten.)

Ich möchte mir allerdings die (unangebrachte) Hoffnung versagen, man könne durch schulisches, gesellschaftliches, innerbetriebliches Reflexionstraining Widerstände (Barrieren) bewusst machen, um sie dann einer von den „politisch mündigen Bürgern", den WählerInnen als sinnvoll erachteten Modifikation zu unterziehen. Wir sind meist nicht mal in der Lage, geschlechtspezifische Rollenfixierungen anzusprechen geschweige denn uns in der Gruppe „nackt auszuziehen" zu lassen. Abgesehen davon: Ein Großteil der Selbstverständlichkeiten, die Zusammenleben ermöglichen, müssen vermutlich Tabu bleiben, um Verunsicherung und offene Konflikte zu vermeiden.

Ein nicht unwesentlicher Teil der gewaltsamen Konflikte hat seinen Grund wohl in der Verteidigung von Barrieren: Menschen (wie Tiere) verteidigen Territorien (Grenzen), Zugehörigkeiten (Familie, Gruppe, Clan, Ethnien), Identitäten, Glaubens-, Sozial- und Rechtssysteme. Die „defensiven Routinen" spielen nach Chris Argyris (1993) im gesellschaftlichen Zusammenleben eine weitaus größere Rolle als Aggression und Expansionsdrang. Wäre es aus dieser Perspektive nicht

---

[61] Jay W. Forrester, J. W. (1989):

sinnhaft, sich zu überlegen, was denn – bei den diversen kriegerischen Auseinandersetzungen in der Welt – jeweils „mit Zähnen und Klauen" verteidigt wird, um daraus vielleicht neue Konfliktvermeidungsstrategien erarbeiten zu können?

In „Sinn und Unsinn" (Kapitel V) habe ich argumentiert, dass die Funktion von Sinnsystemen (insbesondere religiöser) darin besteht, soziale Ordnung (Unterdrückung, Disziplinierung) als notwendig, gut und „sinnvoll" erscheinen zu lassen. Diese Funktion können sie aber nur erfüllen, wenn sie „absolut" gesetzt werden und damit mit universellem Geltungsanspruch verknüpft sind. Wenn derlei Meta-Sinnsysteme nicht relativiert werden dürfen, um ihre Stabilisierungsfunktion erfüllen zu können, dann müssen sie auch auf die Welt insgesamt übergestülpt, sei es mit mehr oder weniger Gewalt exportiert werden. Glaubenskriege sind daher in diesem Sinne als „Defensionen" der jeweils eigenen Ordnung anzusehen. Vorstellbar wäre allerdings ein beide aggressiven Verteidiger umfassendes, übergreifendes neues Meta-Sinnsystem zu konstruieren.

Im obigen Sinne ist die folgende, überblicksartige Einteilung als problematisch anzusehen. Andererseits fühlt man sich sicherer und glaubt, die Dinge verstanden zu haben, wenn man die Welt in „Kästchen" einteilen kann. Unterscheidungen, Klassifikationen, Strukturierungen und deren bildliche Darstellungen dienen allerdings nicht nur der „Anschaulichkeit", indem sie gedankliche Konstruktionen anschaubar machen, sie sind z.T. notwendig, um verstehen zu können, eben „Barrieren", die auch als „Strukturen" im Sinne von „instruieren" gelesen werden können.

materielle Barrieren		Objekt-Strukturen als Verdinglichung normativer Fixierung (verdinglichte Lernerfahrungen)
	Faktum	Artefakte legen fest, ermöglichen und behindern.
	Problem	widersetzen sich einer Anpassung an veränderte Anforderungen durch ihre Starrheit.
	Frage	Wer legt was, wann, warum fest? Was sind „Verfestigungsobjekte"? Wer kann unter welchen Umständen was in Frage stellen? Welcher Aufwand ist nötig?
institutionelle Barrieren		Differenzierung, Spezialisierung, Segmentierung in arbeitsteiligen Prozessen (Gesellschaft)
	Faktum	institutionelle Abgrenzungen, Festlegungen schaffen Ordnung und Sicherheit, – sie werden verinnerlicht und dienen als Stützen der individuellen Identität
	Problem	Aufsplitterung des Wissens- und Handlungsräume, Betriebsblindheit; Verinnerlichung der institutionellen Fixierungen führen zu Starrheit
	Frage	Wo und wann sind Fokussierungen notwendig und wo nicht? Über welchen Zeitraum müssen Fokussierungen aufrechterhalten werden?

kulturelle Barrieren		kollektive Lerngeschichten und darin eingebettete individuelle Lernerfahrungen; nationale, regionale Identitäten
	Faktum	Sie sind Basis und Bedingung gesellschaftlichen Zusammenlebens
	Problem	Menschen funktionieren „berechenbar"; Verhaltensmuster sind oft nicht leicht durchschaubar / Manipulierbarkeit /
	Frage	Wie können kulturelle Identitäten (Erwartungen, Projektionen) durch neue Lerngeschichten ersetzt werden?
mentale Barrieren		Denkmuster (mental models), Rationalität, Logik, Vorurteile, Projektionen, Wissensdisziplinen
	Faktum	Wir denken in Mustern, sonst könnten wir einander nicht verstehen. Jede Kultur, jede Gruppe, jeder Einzelne hat eigene Denkmuster.
	Problem	Wir wissen meist nicht, nach welchen Mustern wir denken. Die Denkmuster bilden weder ein konsistentes Gewebe, noch passen sie immer zur >Wirklichkeit<.
	Frage	Wie kann man erkennen, ob wir ein ungeeignetes Muster anwenden? Wie kann man Denkmuster verändern?
psychische Barrieren		emotionale Steuerung des Verhaltens, affektive Besetzung,
	Faktum	Menschliches Verhalten ist oft nicht rational.
	Problem	Emotionen vernebeln das Hirn und machen blind. Gefühle habe eine Steuerungsfunktion, aber sie können auch in den Abgrund steuern.
	Frage	Wie kann man mit Gefühlen umgehen, ohne sie zu unterdrücken? Wie kann man sich gegen Manipulation wehren?
prinzipielle Hindernisse		Faktizität der Erfahrungs- und Lerngeschichte; die Endlichkeit der Ressourcen und des Lebens; die menschliche Konstitution, Differenzierungshorizont des Sprach-Codes
	Faktum	Es ist so, wie es (geworden) ist und damit muss man leben.
	Problem	Der Mensch ist nie zufrieden und kann sich mit dem was ist nicht abfinden. Es gibt Dinge, für die man keine Worte findet.
	Frage	Wie kann man die „schlechte Welt" verbessern und das Gute bewahren?

Abb. 8: Barrieretypen – Ein Versuch, das, was mir einfällt, in Kästchen zu pressen.

V Sinn und Unsinn

Sinnige Sätze – sinnhaftes Handeln – sinnvolles Leben

Ich will hier zeigen, dass es unsinnig ist, den Zusammenhang von „sinnigen Aussagen", „sinnhaften Handlungen" und „sinnvollem Leben" systematisch nachweisen zu wollen. Die Argumentation läuft nämlich auf die These hinaus, dass „Sinn" eine Brücke über Wissens-Abgründe (die jeglichem Wissen innewohnen) ist und daher eine wissenschaftliche Abhandlung über „Sinn" Unsinn ist. Die Überlegungen und Argumente bewegen sich im „Denk-Raum", in meinem Denkraum, der ich in einem bestimmten Kulturraum aufgewachsen und erzogen worden bin, und sie müssen deshalb als „unsinnig" angesehen werden, weil es sich um Gedankenspielerei handelt und nicht um „wahre" Aussagen über Wirklichkeiten, außer der fragwürdigen in meinem Kopf: „Wirklich ist, was wirkt." Ja oder Nein?

1 Einleitung: Hat es Sinn, über Sinn und Unsinn zu schreiben?

Was man über „Sinn" und „Unsinn" denkt und wie man darüber schreibt und ob man es verstehen und für sinnvoll halten kann, das hängt vom Standpunkt ab, von dem aus wir die Überlegungen und Sätze betrachten. Aus der Sicht der Atomphysik, der Biochemie z.b. mag alles, was dazu geschrieben wird, als Un-sinn und Zeitvergeudung gelten, doch auch ein Physiker oder Biologe wird um die Frage nicht herum kommen, welchen Sinn es für ihn persönlich und für die Menschheit hat, sein Leben der Klärung und Erforschung physikalischer bzw. biologischer Fragen zu widmen. Einem Physiker wird es freilich kaum einfallen, darüber zu schreiben und seine Zeit damit zu vergeuden. Damit sollen sich Philosophen, Psychologen, Sozialwissenschaftler, Theologen oder Lebensberater beschäftigen, was sie auch tun, wie folgende (nicht wirklich leicht verständlichen) Zitate zeigen.

„Das Bewusstsein spiegelt sich im Wort wie die Sonne in einem Wassertropfen. Das Wort verhält sich zum Bewusstsein wie die kleine Welt zur Großen, wie das Atom zum Kosmos. Das sinnvolle Wort ist der Mikrokosmos der Bewusstseins." [62]

„Looking at the sciences of Nature, Life, and Mind, we may extract from each one specific and particularly important concept, viz., from the first: quantity, from the second: order, from the third: meaning or significance (in German: Sinn)." [63]

„Jeder möglich Satz ist rechtmäßig gebildet, und wenn er keinen Sinn hat, so kann das nur daran liegen, dass wir einigen seiner Bestandteile keinen Sinn gegeben haben." [64]

„Meine Sätze erläutern dadurch, daß sie der, welcher mich versteht, am Ende als unsinnig erkennt, wenn er durch sie - auf ihnen - über sie hinaufgestiegen ist. (Er

---

[62] Wygotski (1986); S. 359

[63] Koffka (1935); S. 10

[64] Wittgenstein (1963): 5.4733

80

muß sozusagen die Leiter wegwerfen, nachdem er auf ihr hinaufgestiegen ist.) Er muß die Sätze überwinden, dann sieht er die Welt richtig.[65]

"Andererseits gibt es keinen Zweifel, dass ein Leben ohne eine Annahme über die Wirklichkeit, das heißt ohne einen Sinn, unerträglich ist. [...] Daher unsere dauernde Suche nach Sinn."[66]

"Diese Reduktion der äußeren Weltkomplexität auf ein Format, das Erleben und Handeln ermöglicht, wird bei allen menschlichen Systembildungen durch Sinn gesteuert."[67]

"Sinn kann sich in eine Sequenz einfügen, die am körperlichen Lebensgefühl festgemacht ist und dann als Bewusstsein erscheint. Sinn kann sich aber auch in ein Sequenz einfügen, die das Verstehen anderer involviert und dann als Kommunikation erscheint."[68]

"Der Entwurf ist [...] die im Zeitmodus der vollendeten Zukunft vorgestellte Handlung, zu der sich ein Handelnder entschließt. Daher ist der Entwurf der primäre und fundamentale Sinn einer Handlung [...]. Der einfachste Sinnkomplex, in dessen Rahmen eine Handlung vom Handelnden interpretiert wird, bilden die Motive des Handelns."[69]

"Soziologie (im hier verstandenen Sinn dieses sehr vieldeutig gebrauchten Wortes) soll heißen: eine Wissenschaft, welche soziales Handeln deutend verstehen und dadurch in seinem Ablauf und seinen Wirkungen ursächlich erklären will. 'Handeln' soll dabei ein menschliches Verhalten (einerlei ob äußeres oder innerliches Tun, Unterlassen oder Dulden) heißen, wenn und insofern als der oder die Handelnden mit ihm einen subjektiven Sinn verbinden. 'Soziales' Handeln aber soll ein solches Handeln heißen, welches seinem von dem oder den Handelnden gemeinten Sinn nach auf das Verhalten anderer bezogen wird und daran in seinem Ablauf orientiert ist.".[70]

"So entsteht beispielsweise Sinnverstehen, unterhalb des Niveaus von Sprachverstehen, aus der wechselseitigen Beobachtung von psychischen Systemen, die wissen, dass jedes von ihnen selbst-bezüglich operiert und daher selbst in der perzipierten Umwelt des jeweils anderen vorkommt. Dabei entwickelt sich eine Spirale beliebig iterierter Spiegelungen von Fremd- und Selbstbeobachtungen. Über die Beobachtung des reziproken Beobachtens bildet sich sodann ein Verständnis der Differenz zwischen Auffassungsperspektiven. Diese Soziale Dimension von Sinn kommt also nicht durch eine Konvergenz von Verstehenshorizonten zustande, die um identi-

---

[65] Wittgenstein (1963): 6.54

[66] Watzlawick (1995/2001); S. 63f

[67] Luhmann (1973); S. 176

[68] Luhmann (1984); S.142

[69] Schütz / Parsons (1977); S. 49

[70] Weber (1986); § 1

sche Bedeutungen und intersubjektiv anerkannte Geltungsansprüche zusammenziehen und im Konsens über etwas Gemeintes oder Gesagtes verschmelzen."[71]

„Seit der Mensch sich in keiner Hinsicht mehr sich als Partner eines Jenseits zu denken vermochte, verdunkelt sich sein Blick auf die gegebene Welt. Düster musste er jede Sinngebung aus sich selbst nehmen – daher der nihilistische Schock, wenn man erkennt, dass es keinen Sinn gibt, sondern dass wir ihn fingieren und ihn dann selbst >konsumieren<. Wenn die Dinge so weit gekommen sind, bleibt als Weisheit letzter Schluss, inmitten des Sinnlosen, nur noch blinde Selbsterhaltung".[72]

„Indem der Mensch sich entäußert, errichtet er die Welt, in die hinein er sich entäußert. Im Prozess seiner Selbstentäußerung projiziert er seinen subjektiv gemeinten Sinn auf die Wirklichkeit. Symbolische Sinnwelten, die den Anspruch erheben, dass alle Wirklichkeit im Sinne des Menschen sinnhaft sei, und den ganzen Kosmos zum Zeugen für die Gültigkeit der menschlichen Existenz anrufen, lassen ahnen, wie weit die Projektionen der Menschen reichen."[73]

„Der Sinn der Welt muss außerhalb ihrer liegen. In der Welt ist alles, wie es ist, und geschieht alles, wie es geschieht; es gibt in ihr keinen Wert – und wenn es ihn gäbe, so hätte er keinen Wert."[74]

Über „Sinn" „sinnvoll" zu schreiben, ist nicht weniger schwierig, als über „Wissen" etwas „Sinnvolles" zu sagen; man verheddert sich dabei in der Vagheit der Begriffe und Widersprüchlichkeit ihrer Verwendung, verirrt sich in zirkulären Argumentationen und scheitert dann an der Nicht-Fassbarkeit dessen, was gemeint sein kann.

Allerdings – so hört und liest man immer wider – sei der Bedarf an „Sinn" und an der Klärung der „Sinn-Frage" in unserer modernen, globalisierten Welt mit all ihren Gegensätzen, Unvereinbarkeiten und konkurrierenden Sinngebungen unvergleichlich größer als in früheren Zeiten, in denen – so nehmen wir an – Menschen in geschlosseneren Lebensräumen mit einheitlicheren Weltbildern lebten.

Es soll hier – wie im gesamten Text – nicht darum gehen, etwas zu beweisen oder zu widerlegen, noch darum, jemanden zu kritisieren oder dessen Ansichten als richtig oder falsch zu etikettieren, sondern darum, meine (heterogenen) „Denkmuster" – die, wie ich annehme, nicht so „idiosynkratisch" sind, weil ich sie ja erlernt, erlesen habe – gegeneinander auszuspielen, miteinander zu vergleichen und etwas Ordnung in das Durcheinander zu bringen. Aber wie gesagt: Ich kann mich auch verrennen und einer Fata Morgana auf den Leim gehen.

---

[71] Habermas (1985); S.440

[72] Sloterdijk (1983); S. 637

[73] Berger / Luckmann (1980); S. 112

[74] Wittgenstein (1963): 6.41

1.1 Fragestellung

„Vielleicht geht man am besten von einem Alltagsverständnis aus. Im Alltag wird Sinn offenbar als etwas verstanden, was uns abhanden kommen kann oder was fehlen, nicht da sein kann. Wir leiden ständig unter Sinnverlust."[75]

Es soll, so Niklas Luhmann, nach unserem „Alltagsverständnis" Situationen geben, offenbar Schicksalsschläge, Krisen, in denen sich manche Leute fragen, ob denn die Welt aus den Fugen geraten sei. So können uns Unglücksfälle als blinder Zufall oder als „höhere Fügung" erscheinen, wenn uns die „Wissenschaften" mit ihren Erklärungen, dass etwas so kommen musste, wie es gekommen ist, im Stich lassen.

Gewöhnliche Alltagssituationen sind hingegen jene, in denen wir etwas tun oder unterlassen, weil es uns „sinnvoll" erscheint. Handlungsentscheidungen unserer Mitmenschen beurteilen wir bisweilen als sinnlos, unsinnig oder widersinnig und meinen damit, dass wir selbst anders gehandelt hätten oder Gründe für eine bestimmte Handlung nicht finden bzw. Behauptung nicht ganz verstehen können.

In den meisten Fällen allerdings tun und sagen wir etwas, ohne uns Gedanken darüber zu machen, ob es sinnvoll ist oder nicht, – wir tun und entscheiden, weil wir es so gewohnt sind, weil es so üblich ist, weil wir meinen, nicht anders zu können. Wir sprechen mit anderen Menschen in „sinnvollen" Sätzen, wie wir es von den Eltern und in der Schule gelernt haben.

Was ist „Sinn" und wovon hängt es ab, ob uns etwas „sinnvoll" erscheint oder nicht? Was sind das für Situationen, in denen wir das >Soll ich? Soll ich nicht?< Dilemma dadurch aufzulösen versuchen, indem wir uns die Sinn-Frage stellen: „Welchen Sinn hat es, wenn ich dies oder jenes tue?" Welchen Sinn hat es, zu arbeiten? Welchen Sinn hat es, ein guter, ehrlicher Mensch sein zu wollen? Welchen Sinn hat es, sich über den „Sinn" Gedanken zu machen und darüber zu schreiben? Gibt es unterschiedliche Arten von „Sinn"? Könnte uns vielleicht ein Computer mit „künstlicher Intelligenz" sagen, ob etwas „Sinn" ergibt, ob ein Satz „sinnvoll" ist oder nicht?

Die Erde kreist um die Sonne ohne Sinn; eine Maschine produziert Strom ohne Sinn; ein Computer errechnet die Flugbahn von Raketen ohne Sinn; eine Pflanze wächst aus der Erde ohne Sinn; ein Virus tötet Menschen ohne Sinn. Das heißt: Wir versuchen, all die Dinge und Geschehnisse in unserem Sinne so zu erklären, dass sie unseren Verstand nicht aus der Fassung bringen. Wir nehmen nicht an, dass all die Dinge und Lebewesen selbst nach dem „Sinn" fragen. Sie tun, was sie tun und das gar nicht so schlecht. Nur Menschen stellen sich die Sinn-Frage und bringen sich und einander im Namen des „Sinns" auch gelegentlich um, – zumindest nehmen wir das an.

Wie kann ich Leute daran hindern, „unsinnige Dinge" zu tun und zu predigen, von denen ich glaube, dass sie das Überleben der Menschheit gefährden? Könnte

---

[75] Luhmann (2000/2004); S. 223

und sollte man nicht versuchen, die Sinn-Frage in den menschlichen Köpfen auszumerzen, damit sie sich mit sinnvolleren Dingen beschäftigen? Wie kann ich andere Leute dazu bringen, etwas für „sinnvoll" zu halten, was mir selbst als „sinnvoll" erscheint? Kann man über „Sinn" streiten, wie über den Geschmack? Spielt „Sinn" in der Wirtschaft eine Rolle? Wie werden in Unternehmen sinnvolle Entscheidungen herbeigeführt? Was geschieht, wenn Mitarbeiter von der Sinnhaftigkeit ihrer Tätigkeiten nicht überzeugt sind? Was tun mit diesem Appell an die Unternehmensführung: *„Nur wer vom Sinn seines Tuns überzeugt ist, engagiert sich mit Herz und Seele!"*

1.2 Unterscheidungen

sinnig - unsinnig	>der Sinn< eines Wortes, eines Satzes, der einen Gedanken ausdrückt	Bezeichnet die Tatsache, dass ein Wort, eine Aussage unmittelbar eine Vorstellung zum Ausdruck bringt, die verallgemeinerungsfähig ist und von Seinesgleichen verstanden wird. Den Sinn eines Satze verstehen heißt, dass seine Bedeutung / worauf er deutet (Vorstellung / Wissen) nachvollziehbar ist.
sinnhaft - widersinnig	>der Sinn< einer Handlung, einer Handlungsentscheidung	Bezeichnet die Beurteilbarkeit einer Handlung als „wissensgeleitet" und erwartungsgesteuert". Den Sinn einer Handlung verstehen, erkennen, beurteilen heißt, dass dem Handelnden eine Orientierung an einer bestimmten „Folgen-Logik" unterstellt wird.
sinnvoll - sinnlos	>der Sinn< des Lebens; >der Sinn< des Leidens und des Verzichts; >der Sinn< der Welt	Bezeichnet den Umstand, dass Handelnde sich bei der Auswahl von Entscheidungs-/ Handlungsoptionen an einem normativen Rahmen (Sinnbild) orientieren. Ein „sinnvolles Leben" führen heißt, dass ein Individuum sich und seine Handlungen in einem konsistenten Bild von sich und der Welt wiederfinden kann.

Abb. 9:   Bezeichnungen – Sprachgebrauch

Auch wenn der Sprachgebrauch nicht einheitlich und eindeutig ist, so lassen sich doch annähernd drei Hauptverwendungsweisen des Wortes „Sinn" unterscheiden[76], die sich auf drei Themenbereiche beziehen. Wenn man will, kann man die Themenbereiche einzelnen Wissenschaften, Disziplinen zuordnen, die sich „pro-

---

[76] Die obigen Unterscheidungen entsprechen nicht gänzlich dem alltäglichen Sprachgebrauch, – sie dienen hier nur als vorläufige „Krücke". So versteht man z.B. unter „sinnigen" Sätzen eher „geistreiche", zum Nachdenken anregende Sätze. Unter „sinnen nach", oder „ein Ansinnen haben" verstehen wir andererseits ein „streben nach" bzw. ein Ziel verfolgen, und unter „Sinnspruch" (Sinngedicht) eher einen Text, der eine „tiefe Lebensweisheit", eine „höhere Wahrheit" zum Ausdruck bringt.

fessionell" mit den jeweiligen Fragen beschäftigen und die Sachverhalte mit entsprechenden Paradigmen beschreiben (Bedeutungs-, Wahrheitstheorie, Sprachphilosophie, Kommunikationstheorie etc. / Handlungs-, Entscheidungs- Spieltheorie, Soziologie, Systemtheorie, etc. / Philosophie, Religionssoziologie, Ethnologie, Kulturanthropologie, Sozialpsychologie etc.).

Ich will nun in einem ersten Schritt versuchen, mich an diesen Unterscheidungen orientierend, meinen eigenen Gedankengängen auf die Schliche zu kommen, – meinen Sprachgebrauch zu durchforsten und dahingehend zu überprüfen, ob er mir sinnvoll (d.h. „sinnig" und auch „sinnhaft") erscheint und Sätze aneinander zu reihen, die ich nicht für „widersinnig" und „sinnlos" halte, – die man so sagen kann, ohne mit gravierenden Einwänden rechnen zu müssen.

2 Lokalisierung des alltäglichen (Un-)Sinns

"Das reale Handeln verläuft in der großen Masse seiner Fälle in dumpfer Halbbewusstheit oder Unbewusstheit seines >gemeinten Sinns<. Der Handelnde >fühlt< ihn mehr unbestimmt, als dass er ihn wüsste oder >sich klar machte<, handelt in der Mehrzahl der Fälle triebhaft oder gewohnheitsmäßig. Nur gelegentlich, und bei massenhaft gleichartigem Handeln oft nur von Einzelnen, wird ein (sei es rationaler, sei es irrationaler) Sinn des Handelns in das Bewusstsein gehoben."[77]

2.1 Denken, Behaupten und Verstehen:

Sinn und Unsinn als Konsistenz bzw. Inkonsistenz erworbenen Wissens im Sinne von (nicht) erlaubter Kombination von Wissenselementen.

2.1.1 Geschichten: „Eins und Eins macht Zwei."

Bewusstseinsstimulus: „Seit Jahrzehnten erforschen Neurobiologen in immer feineren Details an Tieren, welchen Weg die vom Auge gelieferte Information nimmt und was dabei mit ihr geschieht. Sie durchläuft sukzessive mehrere Stufen eines neuronalen Datenverarbeitungssystems. [...] In der Regel wird die Verarbeitung immer spezialisierter, je weiter die Information die sogenannte Sehbahn entlang wandert. [...] Außerdem könnten weitere Hirnregionen dann für eine etwaige Entscheidung zuständig sein, die aus dem Eintreffen eines Stimulus im Bewusstsein erfolgt." (Spektrum der Wissenschaft)

Beton ist schwer: Ein Bauer hatte die durchgerostete Bodenplatte seines Volkswagens in Ermangelung von Blech und Schweißgerät mit Beton abgedichtet: Beton ist hart und wasserdicht. Nach einigen Metern Probefahrt brach das Fahrgestell unter der Last zusammen. Im Gasthaus wurde gelacht und der Betonierer für nicht ganz dicht erklärt.

---

[77] Weber (1984); S. 40

Rechtsmittelbelehrung: „Jeder Lenker eines mehrspurigen Fahrzeuges, der ein solches in einer Kurzparkzone abstellt, muss bei Beginn der Abstellung die Parkometerabgabe entrichten. Handlungen oder Unterlassungen, durch die die Abgabe hinterzogen oder fahrlässig verkürzt wird, sind mit Geldstrafen zu bestrafen. Die Strafe hat sich vor allem am Strafzweck zu orientieren. Das Parkometergesetz verfolgt auch den Zweck, den Parkraum zu rationieren und kann dieses Ziel nur erreicht werden, wenn die Strafe durch ihre Höhe geeignet ist, Sie zur Vermeidung von Übertretungen des Parkometergesetzes anzuhalten." Der Erlös aus den Sanktionen für Übertretungen des Gesetzes ist als fixe Größe in die städtischen Budgets einkalkuliert und daher ist das „kriminelle" Verhalten der Bürger unverzichtbar. (Beachten Sie auch das Beamten-Deutsch!)

2.1.2   Aussagen: „Ich komme aus Kreta. Alle Kreter lügen"

Ich sage: Ich verstehe nicht, was Du damit meinst mit „Der Hase liegt im Pfeffer."
Was willst du mir damit sagen? Das ergibt für mich keinen Sinn, ich kann damit
nichts anfangen!

Aussagen, gesprochene, geschriebene Sätze drücken Gedanken aus. Gedanken kommen und gehen, ohne dass ein „Aufpasser" sie daran hindern könnte, und erhebt dieser dennoch mal sein „Veto", dann ist der Aufpasser ein anderer Gedanke. Die Frage, ob ein Gedankengang einen „Sinn" ergibt oder nicht, stellt sich erst im Vergleich mit anderen Gedankengängen und daher sind Gedanken weder „sinnig" noch „unsinnig". Die Sinn-Frage stellt sich beim Denken eines Gedankens gar nicht, außer man versucht, einem Gedanken, einer Vorstellung einen Erfahrungsbezug zu unterstellen, bzw. ihn mit einer Erfahrung, die ja auch etwas Gedachtes ist, zu konfrontieren.

Ob ein gedankliches Konzept, ein Gedankengang der erfahrbaren Realität angemessen ist oder nicht, kann nur vom Standpunkt eines anderen Konzeptes aus beurteilt werden. Wenn man mit einem Gedanken, einer Vorstellung[78] an der Realität scheitert, kann man entweder denken, dass der Gedanke „falsch" war, nicht zu dieser Realität passte, wofür ein neuer Gedankengang gebildet werden müsste, oder die Realität besiegt das Denken, indem der Denkende umkommt. Unsinnig in der Wortverwendung von >nicht richtig, unlogisch, unrealistisch, widersprüchlich, falsch< ist daher die Beurteilung durch einen „Beobachter" im Besitz konkurrierenden Wissens (ein Streit, der oft im eigenen Kopf ausgetragen wird).

Wissen beruht auf der Unterstellung, dass das, was man „weiß", ein der (erfahrenen, erfahrbaren) Realität angemessenes Konzept (Vorstellungsbild) ist.

Ein Gedankengang kann auch als „falsch" erscheinen, wenn man sich im Aneinanderreihen von Gedanken vergaloppiert und plötzlich nicht mehr weiter kann, d.h. zur Einsicht kommt, dass da etwas nicht zusammenpasst. Ein Gedanken-

---

[78] Eine vorläufige Unterscheidung zwischen „Gedanke" und „Vorstellung" könnte lauten: Vorstellungen sind eher bildhafte, statische Denkgebilde, während „Gedanke" eine der gesprochenen Sprache ähnliche Abfolge (Verknüpfung) von Denkgebilden bezeichnet.

86

gang, dem dieser innere Zusammenhang fehlt, ergibt keinen „Sinn" und ist daher „unsinnig".

Eine *Aussage*[79], die einen Gedankengang zum Ausdruck bringt, kann entweder falsch oder richtig, wahr oder unwahr, sinnig oder unsinnig sein.

Jede Aussage, die verstanden wird ist sinnvoll d.h. „sinnig", nicht unsinnig[80]. Unsinnig ist für mich die Aussage „Mein Büro trinkt Klavier", weil ich die Kombination der Vorstellungselemente, zu der ich beim Anhören dieser Wortkombination aufgefordert werde, nicht als meiner Erfahrung (bzw. wie ich gelernt habe, meine Erfahrungen zu strukturieren) angemessen nachvollziehen kann. Für „unsinnig" halten wir eine Aussage dann, wenn das mit dem Gesagten Gemeinte von Anderen anders gesagt wird bzw. dem eigenen Sprachgebrauch widerspricht.

Wenn jemand obigen Satz bzw. die Aussage nicht verstehen kann, d.h. sie für „unsinnig" hält, heißt das nicht, dass sie überhaupt „unsinnig" ist, – sie könnten für mich oder für jemanden anderen „Sinn" machen, z.B. als verschlüsselte Botschaft, auf die man sich geeinigt hat, womit die Aussage ohne „inneres Veto" nachvollziehbar wäre.

Für *richtig* (in der Bedeutung von „zutreffend") halten wir einen Gedankengang und die entsprechende sprachliche Formulierung dann, wenn das Gemeinte nicht im Widerspruch zu der im allgemeinen Sprachgebrauch unterstellten Übereinstimmung von Gemeintem und Erfahrenem steht. „Richtig" bezeichnet die Konsensfähigkeit einer Aussage („Ich sehe das auch so.") Wörter (Zeichen) haben weder einen Sinn noch eine Bedeutung. Die Bedeutung liegt in der Verwendung der Wörter, und diese kann „richtig" oder „falsch" sein.

Für *falsch* halten wir eine Aussage dann, wenn das mit dem Gesagten Gemeinte von Anderen anders gesehen wird. Aussagen können (wie auch Gedanken) widersprüchlich sein, wenn die Richtigkeit des damit Gemeinten von einer anderen Aussage außer Kraft gesetzt wird.

---

[79] Aussagen sind immer als Handlungen, Aktivitäten anzusehen, die jemanden (oder auch sich selbst) dazu auffordern (an ihn appellieren), eine Auswahl und Unterscheidung (Selektion aus der Fülle des Erinnerten und Vorstellbaren) zu treffen, von der sowohl der Aussagende (Erwartung) als auch der Zuhörende/-sehende annehmen kann, dass das Gemeinte und das vom Hörer Ausgewählte einander ähnlich sind. Vgl.: Wittgenstein (1964): Philosophische Bemerkungen. Frankfurt: Suhrkamp, S. 59: *„Man kann sagen: der Sinn des Satzes ist sein Zweck. (Oder von einem Wort: ‚Its meaning is its purpose')"*

[80] Vgl.: Mead (1978): S. 115. *„Sinn entwickelt sich und liegt innerhalb des Bereiches der Beziehung zwischen der Geste eines bestimmten menschlichen Organismus und dem folgenden Verhalten dieses Organismus, wie es anderen menschlichen Organismen durch diese Geste angezeigt wird."* Eine Äußerung, sei es sprachlicher oder sonstiger Art, kann als „sinnhaft" angesehen werden, wenn die mit der Äußerung intendierte Wirkung (Antwortreaktion oder Verstehen etc.) ausgelöst wird.

Ein Gedanke kann weder *wahr* noch *unwahr* sein; nur Aussagen (Behauptungen) können wahr oder unwahr sein.

Wir halten Aussagen (in einer Gesprächssituation mit Anderen) für wahr, wenn wir annehmen können, dass der Sprecher das sagt, was er meint. (Heinz von Förster sagte: *„Wahrheit ist die Erfindung eines Lügners, damit ist gemeint, dass sich Wahrheit und Lüge gegenseitig bedingen: Wer von Wahrheit spricht, macht den anderen direkt oder indirekt zu einem Lügner."*) Die Aussage (Behauptung) es gäbe eine objektive oder absolute Wahrheit kann zwar „sinnvoll" sein, ist aber „unsinnig", weil sie „widersinnig" ist.

Eine Aussage ist daher wahr, wenn die vom Sprecher unterstellte Übereinstimmung von Gesagtem und Gemeintem sich mit der Konvention deckt, d.h. wenn ein Angesprochener beim Zuhören genau diese Übereinstimmung unterstellen kann und diese Übereinstimmung in mein Bild vom Sprecher bzw. in mein (auch für ihn als gültig unterstelltes) Bild von der Wirklichkeit passt. Wenn jemand sagt, was er meint, aber das was er „behauptet" und für richtig hält, nicht zu meinem „Wissen" passt, dann halte ich seine Aussage für falsch, aber im Gunde genommen für wahr (er lügt ja nicht, sieht etwas nur anders).

Wenn jemand nicht meint, was er sagt, also lügt, dann fordert er mit seiner Aussage den Angesprochenen auf, eine konventionelle Übereinstimmungszusammenhang zwischen „Meinen" und „Gemeintem" (Zeichen, Sprache, Ausdruck und Bezeichnetem) herzustellen, ohne es jedoch selbst zu tu, denn das, was er meint, sagt er ja nicht. Er veranlasst also mit seiner Aussage den Angesprochenen dazu, etwas zu tun (im Kopf zu aktivieren), was er nicht tun würde, wenn der Sprecher sagen würde, was er meint. Indem der Sprecher dies beabsichtigt, lügt er und verletzt damit die Norm gesellschaftlichen Zusammenlebens (Du sollst die Erwartungen deines Gegenüber nicht enttäuschen und schon gar nicht missbrauchen![81]).

Wahrheit und Unwahrheit haben mit Sinn und Unsinn nur insofern etwas zu tun, als z.B. die Annahme, eine Aussage bzw. Behauptung, die man selbst für richtig hält, könnte vom Zuhörer für unwahr gehalten werden, der Mitteilungsbemühung jeden Sinn raubt. In diesem Fall wäre der Versuch, dem Zuhörer etwas mitzuteilen, „widersinnig". Für gewöhnlich geht aber ein Sprecher (außer bei einem peinlichen Polizeiverhör oder Ehestreit, wo es wenig Vertrauensbasis gibt) davon aus, dass ein Angesprochener glaubt, was er sagt und auch meint, also nicht lügt, weshalb seine Rede durchaus „sinnhaft" ist. „Sinn" zeigt sich in diesem Fall darin, dass dasjenige, was mit „Vertrauensbasis" gemeint ist, die Kluft im Wissen, den Abgrund des Nicht-Wissens überbrückt. „Sinn" ist der Sprung über diesen Abgrund, den Zweifel, die Möglichkeit, es könnte doch anders sein, als man annimmt (Sinn als Denkverweigerung?).

---

[81] Siehe: Habermas (1981)

2.2 Handlungslogik in Alltagssituationen

Sinn und Sinnlosigkeit als Fähigkeit bzw. Unfähigkeit, Handlungselemente (Absicht, Entscheidung, Strategie, Aktion, Ergebnis) in einen einsichtigen Begründungszusammenhang zu bringen. Sinnhaftes (vernünftiges) und widersinniges Tun als Befolgung bzw. Verletzung des (gesellschaftlich akzeptierten) rationalen Handlungszusammenhanges.

2.2.1 Geschichten: „Wie Du mir, so ich Dir!"

Kindererziehung: Auf einer belebten Einkaufsstrasse geht eine Frau mit ihrem Kind an der Hand. Das Kind schreit und weint. Offensichtlich will es nicht gehen sondern getragen werden. Die Mutter ärgert sich über das trotzige Verhaltend des Kindes und schlägt es und schreit das Kind aggressiv an. Das Kind brüllt noch stärker und wälzt sich auf dem Boden. Ich ärgere mich über das Verhalten der Mutter, nicht nur weil ich der Überzeugung bin, dass man Kinder nicht schlagen soll, auch weil ich der Ansicht bin, dass das aggressive Verhalten der Mutter nicht zum gewünschten Ziel führt und daher widersinnig ist. Als Zuseher fühle ich mich veranlasst, der Mutter einen Ausweg zu zeigen indem ich mit ihr spreche und ihr die Widersinnigkeit ihres Verhaltens vor Augen führe. Ich nehme aber an, dass eine derartige Intervention ebenso widersinnig ist, weil sich die Frau angegriffen oder gemaßregelt fühlen und sich daher aggressiv verteidigen wird. Also gehe ich mit Kopfschütteln vorüber und denke mir meinen Teil.

Elternerziehung: Ich spaziere durch die Strassen Bombays. Kinder auf rollenden Gestellen mit verkrüppelten Armen und Beinen tauchen hinter jeder Hausecke auf und betteln. Ich verteile mit gemischten Gefühlen großzügig, was ich in der Tasche habe. Mein indischer Freund verjagt die Kinder und kritisiert mein Verhalten: „Je mehr Du Almosen gibst, desto mehr werden Mütter ihre Kinder verstümmeln und desto mehr Leute werden vom Land in die Stadt ziehen, um ihren Lebensunterhalt mit Betteln zu bestreiten! Du linderst nicht Leid, sondern vergrößerst es mit Deinen Almosen."

2.2.2 Aussagen: „Wer A sagt, muss auch B sagen."

Ich sage, „Ich tue etwas" und meinen damit >eine Sache erledigen<, ohne lange zu überlegen, ob ich es tun soll oder nicht. Die Sache ist selbstverständlich oder sie muss notwendigerweise getan werden: Verrichtungen, Erledigungen, Routinen etc.

Ich sage, „Es ist an der Zeit zu handeln!" und meine damit, dass ich etwas unternehmen sollte, damit etwas eintritt oder nicht eintritt. Abwarten oder nichts tun wäre schlecht.

„Handeln" bezeichnet demnach absichtliches, planvolles Tun, um mit der Aktivität etwas zu bewirken oder zu erreichen. Wenn das Beabsichtigte / Bezweckte nicht oder ungenügend erreicht wird, sprechen wir von vergeblichen Bemühungen oder von Irrtum und meinen damit, dass die Annahme, mit dieser bestimmten Aktivität jenes bestimmte Resultat bewirken zu können, falsch war.

Entweder haben wir nicht alle Umstände und Faktoren berücksichtigt und hatten daher unzureichendes Wissen, oder aber das Handlungsziel war utopisch, unrealistisch. Handlungsziele (das Beabsichtigte) sind ihrer Form nach Projektionen (Prognosen, Hypothesen) entweder als Erwartung, dass die in der Vergangenheit gemachte Erfahrung (in Form von Wissen) auch zur Bewältigung gegenwärtiger und zukünftiger Situationen ausreicht, oder als (Neu-) Kombination von Wissenselementen, welche zur Strukturierung des Übergangs von einer aktuellen in eine neue Situation als >Ursache – Wirkungs- / Mittel – Zweck- / Input – Output Verhältnis< dienlich erscheint.

Von „Handeln" können wir daher nur dann sprechen, wenn angenommen wird, dass Unterscheidungen und Entscheidungen getroffen werden können und sollten,

- ob oder ob nichts unternommen werden soll (Gewahrwerden der Offenheit);
- ob diese oder jene Aktivität ausgeführt werden soll (Wahlmöglichkeit zwischen Optionen);
- ob ein angestrebtes Ziel erreicht werden kann durch eine gewählte, bekannte Aktion (Annahme, Erwartung).

Die Entscheidungsfindung kann *rational* oder *irrational* sein, je nachdem, ob sie wissensgeleitet stattfindet oder gefühlsmäßig >aus dem Bauch heraus< oder überhaupt auf gut Glück durch >Münze werfen<.

Handlungen haben einen Anfang und ein Ende und werden daher sowohl vom Handelnden selbst als auch vom Beobachter als in sich relativ geschlossene Sequenzen bzw. Geschichten angesehen, die einer bestimmten Logik folgen. Am Ende einer Handlung sollte ein „Ergebnis" stehen, wie am Anfang eine Option, ein Entschluss und eine Absicht. Was als geschlossene Handlungseinheit (die Handlung) gilt, ist Anschauungssache bzw. eine Frage der (konventionellen) Aufgliederung des „Laufs der Welt" in eine Aufeinanderfolge von Geschehnissen mit wiederkehrenden Mustern (Zeitstruktur, Ursach-Wirkungslogik, etc.).

„Rational" (in der Bedeutung von „zweckrational") ist eine Handlung dann, wenn Absicht und Ergebnis übereinstimmen, bzw. in einem erklärbaren Zusammenhang stehen. (Ist der Zusammenhang nur ein vorgestellter, so kann sich diese Vorstellung als richtig oder falsch erweisen.)

Man kann natürlich auch sagen, dass eine Unternehmung dann „irrational" ist, wenn die Kosten den Nutzen (Aufwand – Ergebnis) übersteigen, doch das kann man nur schwer beurteilen, wenn Kosten und Nutzen nicht in Zahlen ausdrückbar sind, – wenn es z.B. um Schönheit, Wahrhaftigkeit, Nächstenliebe, Wohlbefinden, Glück etc. geht. Wenn jemand ein Stellenangebot ausschlägt, obwohl mehr Geld, Einfluss und Reputation etc. geboten werden, weil er sich am momentanen Arbeitsplatz wohl fühlt und zufrieden ist, dann könnte seine Entscheidung als irrational bezeichnet werden, aber nicht als „widersinnig". Für sie/ihn „macht es Sinn". „Widersinnig" sind Handlungen, wenn der Täter zu wissen glaubt, dass am Ende etwas heraus kommt, was er gar nicht will / beabsichtigt.

Ob eine Handlungsentscheidung „rational" ist, kann aber letztlich nur vom Ende her, vom Ergebnis aus beurteilt werden. Eine Handlung als „rational" zu beurteilen bedeutet daher, das gedankliche Konzept einer bestimmten Handlungslogik (zeitliche Abfolge, Ursache-Wirkung, Mittel-Zweck, Input-Output, Aufwand-Nutzen) nachträglich bestätigt zu finden: Das Verhältnis von Konzept (Wissen / Annahme) und Erfahrung (Rückblick) ist „Übereinstimmung", d.h. Rationalität.

Die Wahl einer bestimmten Handlungsalternative ist auch irrational, wenn angenommen wird, dass in jedem Fall dasselbe Ergebnis zustande kommt. „Irrational" heißt, dass es nicht sein kann, und man meint damit eine Verletzung des Postulats, dass Entscheidungen nicht beliebig und bestimmte Handlungen nicht ohne bestimmte Folgen sein können.

Damit bestimmte Handlungen bestimmte Folgen haben können, werden Vorkehrungen getroffen, damit das eintritt, was beabsichtigt wird. Das Insgesamt der Vorkehrungen nennen wir Zivilisation. Wir beabsichtigen das, was unserer Meinung nach eintreten kann und nennen das Insgesamt des Vorhersehbaren „Wissen", und wie wir mit den Vorkehrungen und dem Wissen umgehen, nennen wir „Kultur".[82]

Wenn ich einen Brief zur Post bringe, ihn vorschriftsmäßig adressiere und frankiere, kann ich mit großer Sicherheit annehmen, dass der Adressat den Brief innerhalb einer bestimmten Zeit in den Händen halten wird. Die Handlungsstruktur >Absicht – Entschluss – Schritt 1 – Schritt 2 – Resultat / Wirkung / Abschluss< ist als Post-System ausgearbeitet / installiert und erlaubt nur bestimmte Handlungen mit bestimmten Folgen. Wenn ich Grund hätte, daran zu zweifeln, dass der Brief jemals ankommt und ich den Brief trotzdem aufgebe, wäre meine Handlung nicht rational (und widersinnig). Wenn ich den Brief auf eine Parkbank lege und hoffe, dass ihn jemand an den Adressaten weiterleitet, weil ich es ebenso machen würde, ist meine Handlung in meinen Augen zwar etwas riskant aber durchaus „sinnhaft", für einen Beobachter mit unterschiedlichem Weltbild allerdings widersinnig. In Japan z.B. ist es durchaus normal, dass etwas Verlorenes, Liegengelassenes selbstverständlich an den Eigentümer bzw. Adressaten übermittelt wird und man könnte daher völlig „rational" den Brief einfach aus dem Fenster werfen, wenn man zu faul wäre, selbst zur Post zu gehen. Auch wenn der Finder von meiner Faulheit wüsste, würde er es auch tun, aber vermutlich nur einmal, denn die Gutmütigkeit anderer auszunutzen passt nicht in sein Weltbild. Wenn umgekehrt mit relativer Wahrscheinlichkeit damit zu rechnen wäre, dass man nicht (lebendig) irgendwo ankommen wird, wenn man ein Flugzeug besteigt, dann kann man entweder hoffen, beten, verdrängen, gar nicht fliegen oder man kann umfangreiche technische Sicherheitsvorkehrungen treffen. Vorkehrungen müssen aber nicht unbedingt technischer Natur sein, wie z.B. Vorschriften, Regeln, Konventionen.

Sinnorientierung in der Bedeutung von >es macht Sinn, dies zu tun< heißt: Ich glaube daran, dass eintritt, was ich erwarte. Dass man mit einer Handlung tatsächlich erreichen kann, was man beabsichtigt, ist keine Erfahrungstatsache, ebenso wenig wie die Annahme, dass morgen die Sonne aufgeht, das Haus, in

---

[82] Siehe: Bourdieu (1982)

dem man wohnt, nicht im nächsten Moment einstürzt oder dass durch Drehen des Lichtschalters tatsächlich das Licht angeht.

Sinnorientierte Entscheidung für eine Handlungsoption bedeutet, dass kein (eindeutiger, zwingender) Kausalzusammenhang zwischen Handlung und Handlungsergebnis herzustellen ist und man daher nach Begründungen sucht und solche findet, die für eine Option sprechen (Bewusstsein der Differenz zwischen Wissen/Erfahrung und Erwartung).

Es kann aber auch sein, dass man unschlüssig ist, welchem zu erwartenden Ergebnis man den Vorzug geben soll, was nichts anderes heißt als: Ich würde gerne dieses und jenes erreichen und beide Ergebnisse scheinen mir gleich erstrebenswert[83], aber ich kann nicht beides gleichzeitig tun. „Sinnhaftes", vernünftiges Handeln scheint in diesem Fall nicht möglich. Man sagt dann: „Ich habe einfach aus dem Bauch heraus, gefühlsmäßig entschieden." Oder: „Ich habe diese Person um Rat gefragt." oder „Ich habe getan, was man in derartigen Situationen üblicherweise tut."

Als „sinnhafte", vernünftige Handlungsentscheidungen gelten also all jene, die auf der Basis von Annahmen, Unterstellungen, also „wissens-geleitet" getroffen werden, wo man nicht mit hundertprozentiger Sicherheit damit rechnen muss, dass dies und jenes eintreten wird, denn dann müsste man ja gar nicht entscheiden. Von einer „sinnhaften" bzw. „vernünftigen" Entscheidung für eine bestimmte Handlungsoption kann man dann sprechen, wenn sie sich an der Erreichbarkeit der Handlungsziele (relative Gewissheit) orientiert und diese Ziele als erstrebenswert unterstellt werden.[84]

Wenn jemand an der „Sinnhaftigkeit" seines Handelns zweifelt, heißt das gewöhnlich, dass er unsicher ist, ob das Angestrebte wirklich so erstrebenswert ist und dass er unsicher ist, ob der Aufwand sich lohnt (Verhältnis von Input und Output), und vor allem dann, wenn jemand glaubt, sein „Wissen" stehe auf wackeligen Beinen. „Sinnhaftigkeit" ist daher als Interpretation einer Handlungsentscheidung im Hinblick auf das eigene Selbstverständnis / Weltbild / Wertesystem zu verstehen. Von einer „sinnhaften" bzw. „vernünftigen" Entscheidung für eine bestimmte Handlungsoption kann man dann sprechen, wenn sie sich an der Erreichbarkeit der Handlungsziele orientiert und diese Ziele als erstrebenswert unterstellt werden. (Wenn sich jemand einbildet, es stünden ihm mehrere Möglich-

---

[83] Eine Priorisierung nach mehr oder weniger erstrebens-, vermeidenswert, dringend, ist an sich „irrational", aber im Hinblick auf die Erhaltung der Handlungsfähigkeit durchaus rational bzw. sinnhaft. Die „Illusion" der Entscheidungsmöglichkeit ist durch den Akt der Entscheidung, dem „Sprung über den Abgrund", keine Illusion mehr, sondern erlebte Wirklichkeit.

[84] Für M. Weber ist „Handeln" immer verstehbares Handeln. Vgl.: Weber (1984): *„Sinnfremd bleiben dagegen alle – belebten, unbelebten, außermenschlichen – Vorgänge und Zuständigkeiten ohne gemeinten Sinngehalt, soweit sie nicht in die Beziehung von ‚Mittel' und ‚Zweck' zum Handeln treten, sondern nur seinen Anlaß, seine Förderung oder Hemmung darstellen."* S. 23

keiten zur Auswahl offen, so ist das immer eine Interpretation einer „Situation", in der er sich zu befinden glaubt. Was für jemanden sich als Situation darstellt reicht über die Gegenwart hinaus, sowohl in die Vergangenheit als auch in die mögliche Zukunft, denn es ist das Gewahrwerden der Differenz zwischen dem Selbstverständnis (gewusstes Verhältnis zur Welt) und der aktuellen (wahrgenommenen) Welt, die zur Überwindung nötigt: Was kann und soll ich jetzt tun? Die Bewertung des Angestrebten nach >nützlich, angenehm, wichtig für, erforderlich, notwendig, zu vermeiden, soll verhindert werden< etc. sind Entwürfe, Interpretationen seiner Selbst über den Moment hinaus.

2.3   Das Bild von sich und der Welt

Sinn und Sinnlosigkeit als Fähigkeit bzw. Unfähigkeit, sich mit seinem Denken und Handeln mit der Welt zu vertragen und daraus ein stimmiges „Bild" zu machen. Sinnvolles und sinnloses Leben als Überzeugung und Gefühl, in diesem Bild zuhause zu sein.

2.3.1   Geschichten: „Die Welt des Glücklichen ist eine andere als die des Unglücklichen."

Ziegen, die in Freiheit leben wollten: Ein Bauer hatte sieben Ziegen. Sechs von ihnen hatte er schon verloren. Sie waren in den Wald gelaufen. In der Nacht kam der Wolf und fraß sie auf. Seine siebente Ziege wollte der Bauer vor diesem Unglück bewahren. Er belehrte das Tier: „Wenn Du in den Wald läufst, kommt der Wolf und frisst Dich auf." Zur Sicherheit sperrte er die Ziege in den Stall. Nach einigen Tagen hielt es die Ziege im Stall nicht mehr aus. Sie sprang durch das Fenster und lief in den Wald. In der Nacht kam der Wolf und fraß sie auf.

Radioaktivität: In der bescheidenen Wohnung eines russischen Ingenieurs, der jahrzehntelang in der geheimen Stadt in einer Atomforschungsanlage gearbeitet hatte. Wir tranken Wodka und er erzählte von den guten alten Sowjet-Zeiten. Er zeigte Fotos von seinem ehemaligen Häuschen mit Garten und Blumen an den Fenstern. Sie hätten ein gutes Leben geführt, alles bekommen und besser gelebt, als die meisten Leute in nicht abgesperrten Orten. Er habe auch radioaktives Material, so erzählte er, mit eigenen Händen getragen und alle Behauptungen, Radioaktivität sei gesundheitsschädigend, wäre westliche Propaganda. Einige Wodkas später fragte er mich: „Sagen Sie, Sie haben doch so moderne amerikanische Diagnosegeräte. Könnte man damit nicht herausfinden, was mir fehlt? Ich war schon bei so vielen Ärzten und in Spezialkliniken, aber niemand kann mir sagen, was mir fehlt." Er zeigte mir seine Hände und wies auf Körperstellen, die ihm schmerzten. Meine unhöfliche Vermutung, es könnte sich vielleicht doch um Schädigungen durch Radioaktivität handeln, wies er empört zurück: „Man hätte es mir gesagt und außerdem, die Blumen und mein Hund und die Schmerzen hab ich erst, seitdem ich pensioniert bin und nicht mehr da wohne."

Wettersegen: Auf der Turmspitze der Dorfkirche wurde ein Blitzableiter angebracht. Nach Beendigung der Montagearbeiten gab es eine kleine Feier und ein Gebet mit der Bitte an Gott, er möge die Kirche und das Dorf vor Unwetter, Blitz und Hagel beschützen. Die Kirche steht schon einige hundert Jahre.

93

2.3.2 Aussagen: „Du sollst nicht die Äpfel aus Nachbars Garten stehlen!"

Ich denke: „Ich muss und will diesen Text fertig schreiben, auch wenn es mir nichts bringt, außer dass ich mich dann darüber freuen kann, dass ich einen Text geschrieben habe."

Ich sage: „Ich fliege morgen nach Hongkong und komme nächsten Freitag zurück. Kannst Du mich bitte um 17 Uhr am Flughafen abholen?"

Ich besuche das Grab meiner Eltern, lege Blumen nieder und spreche in Gedanken mit ihnen „Danke dafür, was ihr für mich getan habt!"

Von „sinnvollen", sinnorientierten Entscheidungen für eine bestimmte Handlungsoption spricht man, wenn von einem Beobachter keine rationale, logisch zwingende Begründung für die Entscheidung erkennbar ist und auch keine „vernünftige" Erklärung möglich scheint, die Handlungsentscheidung als „wissensgeleitet" (was der Beobachter für „Wissen" hält) zu beurteilen.

Sinnlos, in der Bedeutung von „nicht Sinn orientiert", erscheint eine Aktivität auch dann, wenn ihr keine Entscheidung sondern eine deterministische Handlungslogik zugrunde gelegt wird.

Wenn ich in mein Auto einsteige und den Zündschlüssel umdrehe, um damit den Motor zu starten, weil ich wegfahren will, so ist das eine „sinnlose" Handlung, ein mechanisches Tun. Ich fühle mich weder genötigt zu entscheiden, noch zweifle ich daran, dass durch das Umdrehen des Schlüssels der Motor tatsächlich anspringt. Sollte allerdings jemand einen Schlauch vom Auspuff ins Wageninnere gelegt haben, was vorkommen soll, dann wird er sich nicht nur fragen, ob das eintritt, was er mit dem Umdrehen des Startschlüssels erwartet und er wird sich fragen, ob es keine andere Möglichkeit gibt, ob es wirklich sein muss, ob er nicht vielleicht im Jenseits bestraft würde für seine Untat, was seine Nachwelt wohl über ihn denken wird. Tut er es nicht, dann war er, so würden wir sagen, entweder zu feige (deterministische Handlungslogik), oder er hat einen Grund gefunden, der ihm die Hoffnung gibt, sein Nicht-Tun später nicht bereuen zu müssen. So gesehen ist eigentlich nur das Nicht-Tun sinnvolles Handeln, dann das Tun interpretieren wir als „sinnlos" in der Bedeutung von „zwanghaft" (Ich kann nicht anders. Ich muss.) Psychologen würden seine Handlung allerdings als „sinnhaft" interpretieren, indem sie unterstellen, dass der Selbstmörder z.B. seinen Mitmenschen damit etwas sagen will (zweckrationale Handlungslogik). Für einen Psychologen hat die Selbstzerstörung auch dann Sinn, wenn die Tat als für den Täter einzig möglich erscheinender Ausweg aus einer für ihn ausweglosen Situation interpretiert werden kann.

Sinnlosigkeit von Lebenssituationen heißt, dass es für denjenigen und nur für ihn, der Sinnlosigkeit konstatiert, nicht möglich ist, einen Begründungszusammenhang zu finden, der ihm „sinnhaftes" (d.h. erwartungsgesteuertes, absichtsorientiertes, zweckrationales) Handeln ermöglicht (dieses setzt ja das Sich-Einordnen-, Sich-Orientiern-Können in der Welt voraus).

Der Begründungszusammenhang in einem „sinnvollem Handeln" (bzw. Leben) erscheint für den „sinnvoll" Handelnden als eine Form von Vernünftigkeit (bzw. Zweckrationalität), diese kann jedoch (von einem Beobachter) nicht „sinnig" argumentiert und als „sinnhaft" (vernünftig) dargestellt werden.

„Sinnvoll" handeln, in der Bedeutung von „sich an Sinnbildern" orientieren, heißt, dass jemand in einer für ihn verstandesmäßig nicht anschlussfähigen (undurchschaubaren, ausweglosen) Situation eine Entscheidung dadurch fällt, indem er eine Handlungssequenz in Form von Vorstellungsbildern, Erzählungen, Geschichten, etc. konstruiert bzw. bereits konstruierte Bilder zur Begründung seiner Entscheidung heranzieht (in den Himmel kommen; in der Hölle schmoren; der Vater im Himmel sieht alles; in den Sternen steht geschrieben; das göttliche Weltgericht; die göttliche Vorsehung, Sodom und Gomorrha; Licht und Schatten – auf Freude folgt Leid; usf. Es handelt sich offensichtlich um leicht erfassbare, für universell gültig gehaltene Bilder von in sich geschlossenen Handlungszusammenhängen, die eine bestimmte Folgelogik, gekoppelt mit bestimmten Ziel-, Wertsetzungen, widerspiegeln[85].).

Sinnkonstrukte sind daher Handlungsmodelle (Vorstellungen, Vorlagen zur Einordnung von Handlungen), die für diese konkrete Entscheidungs-Situation von einem beobachtenden Interpreten als nicht wissens-/erfahrungsbasiert angesehen werden müssen, weil der in den Bildern erhobene Wissensanspruch nicht aus Erfahrungen analoger Entscheidungssituationen und Handlungskonsequenzen abgeleitet erscheint.

In Alltags- wie in Krisensituationen orientieren wir uns an Sinnbildern allerdings meist ganz so selbstverständlich, als handle es sich um bewährte Entscheidungsgrundlagen und der Verdacht, es könnte etwas mit der Begründungslogik nicht stimmen, kommt gar nicht auf (wir haben sie so „verinnerlicht" wie Gewohnheiten und Manieren), oder der Zweifel wird verdrängt, weil es andere auch so tun und darüber nachzudenken keine Vorteile bringen würde, weil die „Not" nicht zum Infragestellen zwingt, weil es komfortabler ist, mit den Widersprüchen zu leben als sie auszutragen (Sagen nicht auch „Ungläubige" in lebensbedrohlichen Situationen „Gott steh mir bei!" ?).

Wird das „Sinnbild" vom Interpreten nicht geteilt, spricht man von „Aberglaube" (Wahnsinn). Kann der sinnbildliche Handlungsentwurf von anderen Personen (Mitgliedern einer Gruppe, Angehörigen einer Kultur- / Religionsgemeinschaft) als Begründung geteilt werden, spricht man von „Glaube" (gesellschaftlich akzeptierter Wahnsinn, Religion, Ideologie).

Für die in einer Entscheidungssituation (bzw. Orientierungskrise) befindliche Person macht es allerdings kaum einen Unterschied aus, ob die Entscheidung über irrationale Sinnkonstruktionen herbeigeführt wird oder über rationale Erwartungsbegründungen. Das Sinnkonstrukt hat für sie die selbe Qualität, d.h. sie entscheidet und handelt mit derselben Zuversicht und Selbstverständlichkeit, als gelte es den Lichtschalter umzudrehen, – es wird ihr gar nicht bewusst, dass sie sich auf eine (irrationale) Einbildung stützt, – sie ist im Käfig der Einbildung gefangen, die sie für „richtig" (realitätsgerecht) und „wahrheitsfähig" (in der Bedeu-

---

[85] In diesem Sinne spricht Luhmann von „Sinn" als „Medium der Reduktion von Komplexität". Sinn hat die Funktion, Komplexität (einer Entscheidungssituation, der Welt) zu reduzieren.

tung von: von Seinesgleichen als glaubwürdig erachtet) hält. (Mythos und Mythologie)

Sinnbilder / -Geschichten (wie z.B.: ausgleichende Gerechtigkeit, oder: Wer andern eine Grübe gräbt, fällt selbst hinein.) verschaffen nicht nur die Möglichkeit, einen Begründungszusammenhange zwischen Handlungen und möglichen Folgen zu konstruieren, indem sie die mit den Handlungsabsichten verknüpften Handlungsfolgen als erstrebenswert darstellen, – sie erscheinen auch als zwingende Notwendigkeit, indem ihnen Wissenscharakter unterstellt wird. Diese Verschmelzung von Selbstbild und Weltbild stiftet Identität, weil der Glaubende sich als Element des Bildes versteht.[86]

Die höherbewertete Sache, deretwillen ein Märtyrer oder Selbstmörder so und nicht anders entschiedet, wird von „Helden der Wahrheit und Gerechtigkeit" als etwas Allgemeineres, Unvergängliches, Bedeutungsvolleres angesehen, an dem man auch gegen eigene, individuelle, partikulare Interessen und Bedürfnisse festhalten muss („Gott ist groß!").

Auch wenn sich der Überzeugungstäter von der Welt unverstanden, einsam und verlassen fühlt, – sich also mit seinem Glauben im faktischen Widerspruch zum Rest der Menschheit befinden sollte, besteht seine Stärke gerade darin, dass er seine Entscheidungsbegründungs- und Handlungslogik für prinzipiell verallgemeinerbar hält (zumindest unter Seinesgleichen). Würde er seine Überzeugung relativieren, wäre er handlungsunfähig oder müsste sich selbst als >Irren< verstehen.

Märtyrer wie Selbstmörder[87] befinden sich in einer Situation, in der ihr Wissen (Selbstbild und Weltbild) nur dadurch als „Wissen" (mit Anspruch auf Wahrheit und Wirklichkeitsgerechtheit) erhalten werden kann, dass der Wissende sich selbst aus der Un-Wirklichkeit bzw. falschen Wirklichkeit entfernt.

Ein anderer Ausweg aus dem Dilemma besteht bekanntlich darin, sich die Mittel zu verschaffen, mit denen die „Ungläubigen" ver-nichtet werden können: So

---

[86] Die Geschichte von den drei Jünglingen im Feuerofen, die lieber den Märtyrertod wählten, als vor einem für sie falschen Gott in die Knie zu gehen und ihn anzubeten, illustriert sinngeleitetes Handeln, bei der das Ergebnis der Handlung nicht >in dieser Welt< erlebbar ist. Der Giftbecher des Sokrates ist das profane Gegenstück dazu, denn Sokrates ließ sich, anstelle zu fliehen, aus >Achtung vor dem Gesetz< dazu zwingen, sich selbst zu vergiften. In beiden Fällen handelt es sich um eine Entscheidung, bei der den Konsequenzen des Handelns bzw. Nichthandelns (Handlungsverweigerung) ein (Un-)Wert beigemessen wird, welcher unzureichend erscheint, um anderes (lebenserhaltendes) Handeln zu begründen. Die aus westlicher Sicht bezeichneten Terroristen bzw. Selbstmordattentäter werden in ihren Gemeinschaften als Gotteskrieger oder Märtyrer gesehen und sie selbst sehen sich notwendigerweise ebenso.

[87] *„Es gibt nur ein wirklich ernstes philosophisches Problem: den Selbstmord. Die Entscheidung, ob das Leben sich lohne oder nicht, beantwortet die Grundfrage der Philosophie. Alles andere – ob die Welt drei Dimensionen und der Geist neun oder zwölf Kategorien habe – kommt erst später."* (Camus: Das Absurde und der Selbstmord).

bleibt man selbst am Leben und verschafft seinem Wahn-Sinn faktische Wirklich-keit.

Warum sind Sinnbilder / Glaubenskonstrukte so emotional besetzt? Wissen ist kalt, Glaube lässt niemanden kalt (nationalistische, auf Vorstellungen von Bluts-verwandtschaft gründende Sinnbilder stehen da an erster Stelle, was die Verqui-ckung mit Emotionen betrifft.).

3 Überleitung: Auf der Suche nach sinnvollen Argumenten

Ich werde nun einige (zirkuläre) Behauptungen aufstellen, von denen ich anneh-men kann, dass sie in einer Diskussion mit „Gleich-gesinnten" Bestand haben können.

Ich sage zunächst etwas ganz Triviales: „Sinn kann man nicht angreifen, sehen oder riechen, – es gibt keinen „Sinn" an sich. „Sinn" kann man auch nicht denken oder aussprechen.

„Sinn" ist nicht etwas, das da ist oder nicht da ist, sondern wir tun, wir produzie-ren „Sinn" im Kopf, idem wir den Zweifel unterdrücken, dass es das, worauf wir uns mit unserem Meinen und Vorstellen beziehen, auf das wir mit einer Aussage verweisen, auch so gibt (bzw. im Prinzip geben kann), wie wir es meinen, – in-dem wir an den „Realitätsgehalt" (des ausgedrückten Wissens) glauben.

Ob das, was ich meine, denke, sage, auch tatsächlich gemeint, gewusst, gesagt werden kann, ist nicht dadurch zu beantworten, dass man sagt: Ich „weiß", daher gibt es das, was ich weiß, – ich glaube an Gott, daher gibt es Gott. (Wie kann jemand behaupten, dass er wisse, dass er nichts weiß?) Das „ich weiß" ist selbst Behauptung, Unterstellung, Glaube. Wenn jemand einmal „Ich" sagt, kann und muss nichts mehr bewiesen werden, denn da stecken schon alle Unterstellungen drinnen: Wer kein „Ich" hat, hat auch keinen „Sinn".

Ich behaupte also, dass das, was wir mit „Sinn" meinen (egal welche Art von „Sinn"), mit dem Problem „Wissen" zusammenhängt, und zwar mit dem eigenar-tigen Prozess, der sich in meinem Kopf (aber bei genauerem Hinsehen nicht oh-ne das „Mitspielen" anderer Köpfe) abspielt (Die Frage, ob „Sinn" etwas mit Be-wusstsein[88] zu tun hat, ist „unsinnig"). Wir „wissen" – so sagen Philosophen – im besten Fall nur, was *gewesen* ist, sofern und wie wir uns daran erinnern können,

---

[88] Ich verstehe unter „Bewusstsein" das Selbstgewahrsein, was gleichbedeutend ist mit „wach" sein. Bewusstsein hat also mit „wissen" wenig zu tun, außer dass ich nicht sa-gen kann „Ich weiß", wenn ich nicht wach bin. Demnach müssten wir auch Tieren „Be-wusstsein" zugestehen, was aber nicht heißt, dass sie ein „Ich-Bewusstsein" im Sinne von menschlicher persönlicher Identität haben müssen, von der man annehmen kann, dass sie ein Sozialisationsprodukt ist. Die von John S. Searle dem Bewusstsein unter-stellte „Intentionalität" würde ich hingegen als „Reflexivität" deuten. Mehr dazu im Ab-schnitt VI.

– was die Zukunft bringt, kann man nur annehmen, erwarten, erhoffen, befürchten oder weissagen.

Wenn jemand zu wissen glaubt und sagt: „Die Strasse ist genau sechs Meter breit", dann denkt er nicht, dass er *über* einen Sachverhalt etwas weiß und sagt, sonder er denkt und meint eine „wirkliche" Strasse, die er mit einem „wirklichen" Maßband tatsächlich messen kann oder gemessen hat. (Vergleichbar mit: Ich sehe die Straße hier und zweifle nicht daran, dass es sie gibt. Der physikalische Prozess des Verarbeitens von Lichtwellen in den Augen und die Weiterleitung ins Gehirn mit all den komplizierten Vorgängen ist nicht Thema und Inhalt der Wahrnehmung bzw. Vorstellung „Straße" oder der Aussage „Ich sehe die Straße".) Zweifelt er daran, dass es die Strasse, die er meint, tatsächlich gibt und auch das Maßband und die Messhandlung, dann zweifelt er am „Sinn" seiner Aussage (oder er meint etwas anderes) und kann nicht mehr weitersprechen: unsinniges Geplapper. Man kann „philosophisch" daran zweifeln, ob es die Straße, die Welt gibt, so wie wir sie sehen, uns vorstellen und beschreiben, aber man kann beim Argumentieren dieses Zweifels nicht am eigenen Sprachgebrauch zweifeln, denn dann müsste man schweigen („Worüber man nichts sagen kann, darüber soll man schweigen.")

Ich behaupte daher, dass im Kern jeder Aussage, ob wissenschaftlich oder nicht, ein „Glaube" steckt, – der „Mythos" (als unhintergehbare Annahme), dass Aussagen und das, worüber ausgesagt wird, „kurzgeschlossen" sind. „Sinn" unterstellt, sie passen zusammen, wie Schlüssel und Schloss (die Aussage / das Wissen schließt die Welt für mich auf), sie sind nicht etwa nur homolog, strukturell deckungsgleich oder was immer. Auch in der wissenschaftlichen Terminologie, in den Formeln und Zeichen hat sich der „Sinn" verkrochen und unauflöslich verkapselt, – der blinde Fleck, den man nicht sehen kann (und auch nicht „darf", will man nicht ver-rückt werden). (Differenz von Code und dessen, worauf sich ein Code bezieht. Es kommt darauf an, was genau ich meine und tue, wenn ich denke und worauf ich mich im „Meinen" beziehe und sage „Zwei plus zwei ist vier". Denke ich an Zahlen, an eine Regel oder an Geldmünzen oder Birnen und was bewirke, bezwecke ich mit dem „Fokus". Wenn ich sage: Die „Straße", die ich sehe, von der ich spreche, ist ein „Konstrukt", ist nicht das, wofür ich sie halte, dann meine und spreche ich nicht über die „Straße", sondern über meine Vorstellung, wie ich glaube, dass mein Kopf, meine Sinnesorgane funktionieren.)

Nur wenn man diesen Kurzschluss herstellt und die „Deckungsgleichheit", die Identität von Gewusstem und dem, was bzw. wovon gewusst wird, unterstellt und daran blind glaubt, kann man von „Wissen" sprechen und zwischen „sinniger" und „unsinniger" Aussage unterscheiden.

Es ist sinnvoll, in diesem Zusammenhang daran zu erinnern, dass das Verhältnis von Wissen und Welt, welches den Kern der Sinn-Frage ausmacht, in der wissenschaftlichen Tradition (die sich mit Erkennen und Wissen beschäftigt) in unterschiedlicher Weise gesehen wurde. Ergeben die unterschiedlichen Argumentationslinien (positivistische, hermeneutische, konstruktivistische) je für sich allein „Sinn"? Etwa folgende:

Die Sinne und Messinstrumente liefern Daten, welche die Beschaffenheit von Ausschnitten der Welt protokollieren. Der menschliche Organismus und die Sinnesorgane sind Ergebnis eines Evolutionsprozesses Die Tatsache, dass es Sinne gibt, beweist, dass die Wirklichkeit sinnlich erfassbar ist. Die Tatsache, dass wir Augen haben, beweist die Existenz des Lichtes usf. Die Welt ist so beschaffen, wie wir sie sehen. Messinstrumente sind künstlich geschaffene Sinnesorgane. Je höher entwickelt die Messinstrumente, desto größer der Anteil der protokollierbaren Welt. Die Struktur der Datensätze ist die Struktur der Welt. Naturgesetze sind die Gesetze der Natur. Die Datensätze lassen sich in mathematisch-logischer Sprache ausdrücken. Wissenschaft und Technik sind Teil des Naturprozesses und haben Anteil an der Erschaffung der Welt, wie sie ist. Die Welt, wie sie ist, erschafft Technik und Naturwissenschaften. Die Welt ist, was durch Sprache (Codes) beschrieben, verstanden, erforscht werden kann. Die Welt ist ein Faktum ohne „Sinn".

Kein Begriff der Naturwissenschaften lässt sich mit naturwissenschaftlichen Methoden bestimmen / definieren / begründen. Im Kern jedes naturwissenschaftlichen Begriffes steckt ein Mythos, welcher die Einheit von Begriff und Begriffenem, Bild und Abgebildetem unterstellt. Sinn ist die soziale, praktische Verbindlichkeit der Unterstellung, die außerhalb des Begriffes in Sinnsystemen dargestellt ist. Die Einheit von Begriff und Begriffenem ist kultureller, sozialer Konsens und dieser kann nicht in Frage gestellt werden ohne Verlust der Kommunikationsbasis der Kommunikationsgemeinschaft. Konsens wird dahingehend hergestellt, welche Ausschnitte der wahrgenommenen Welt selektiert (voneinander abgegrenzt und miteinander in Beziehung gesetzt) werden können. Konsens wird hergestellt und aufrechterhalten durch soziale Praxis (Interaktion) und konserviert in Traditionen von Sitte und Kultur. Beherrschung der Natur ist nur möglich durch Unterwerfung des Menschen unter die Mittel der Naturbeherrschung: Zivilisation (Kultur, Technik, Wissenschaft.) Das Gesamtinventar an Selektionen ist repräsentiert, fixiert in symbolischen Artefakten (Sprache und Zeichensysteme). Wissen ist Erinnerung (Reflexion) fixierter Selektionen und historisch (kulturspezifisch) geprägt und veränderlich. Wissen ist die in Sprache (Codes) eingekerkerte, vergesellschaftete Erfahrung. Wissenssysteme sagen nur insofern etwas über die Welt aus, als sie eine mögliche Form gesellschaftlich organisierten Lebens in dieser Welt repräsentieren.

4 Deklination: Logik des Sinns – Sinnlose Logik

„Sinn" ist, daran zu glauben, nicht den geringsten Zweifel darüber aufkommen zu lassen, dass „Wissen" Wissen ist, d.h. dass Vorstellungen, Gedanken Ausschnitten der Welt entsprechen, dass sie so ist und funktioniert, wie wir es uns vorstellen, denken. „Wissen" ist eine Tätigkeit und nicht *das* Gedachte oder Gesagte.

„sinnig" sind Aussagen, die unterstellen, dass das Ausgesagte die Welt, wirkliche Verhältnisse und Ereignisse darstellt und nicht bloß irgendwie abbildet, repräsentiert. (Aussagen, die sich auf „irreale" Vorstellungen, Phantasien, Träume, Visionen beziehen, bringen die Realität der (vom Aussagenden) erlebten, erfahrenen

Vorstellungen zum Ausdruck, können auch als solche verstanden werden, sind also nicht „unsinnig".)

„unsinnig" sind Aussagen, die nicht verstanden werden, weil die Unterstellung der Deckungsgleichheit von Gesagtem, Gemeintem und Erfahrenem, Bild und Abgebildetem nicht nachvollzogen werden kann. (Wahrnehmungen, Erfahrungen enthalten selbst schon „Sinn", weil das Wahrgenommene nur wahrgenommen wird, sofern es sich in die Summe, die „Ganzheit" des Wahrgenommenen „sinnvoll" einordnen lässt: Gestaltwahrnehmung.)

Für den Wissenden und Aussagenden gibt es keinen „Sinn", denn ob Wissen „Sinn hat" und eine Aussage „Sinn macht" zeigt sich nur in der Unsinnigkeit, wenn ihm der „Sinn" verloren gegangen ist, – wenn er ihn nicht herstellen kann, – wenn er in den Abgrund der Sinnlosigkeit gestürzt ist.

Der Sinnzusammenhang (d.h. der durch „Sinn" gestiftete Zusammenhang zwischen Wissen und Sein, Gewusstem und Wovon, Worüber) wird abgesichert, verfestigt durch rationales Wissen (Schemata), welches die Differenzen zwischen Wissen und Nicht-Wissen auflöst in >subsummierbar – nicht subsummierbar<, bzw. >zutreffend – nicht zutreffend<. Das Nicht-Zutreffende nötigt zur Ausbildung neuen Wissens, es muss neu „codiert" werden. Die Systeme der Absicherungen nennt man Wissenschaften.

Der innere Zusammenhang des Wissens (der Wissenselemente) ist das Weltbild, dessen Konsistenz und Welthältigkeit unterstellt wird, – es hat „Sinn". Dass Weltbilder prinzipiell lückenhaft, inkonsistent sind, also widersprüchliche Elemente enthalten, ist durchaus „sinnhaft", denn „geschlossene" Weltbilder sind erfahrungs- und handlungslähmend und daher nicht „sinnhaft": Mit etwas Denkfaulheit lebt es sich leichter.

„Sinn" ist, sich darauf zu verlassen und daran zu glauben, dass Rückwärtsgewandtes („sinnig" Erinnertes) auch „sinnhaft" nach vorwärts (in Gegenwart und Zukunft) (an-)gewendet werden kann. „Wissen" ist der Versuch, die Zeitdimension zu stabilisieren, indem das Verändern, das Andere, der Unterschied negiert wird. Für den Verstand, für unseren „kognitiven Apparat" ist das Ende, der Tod ein Ärgernis, weil er dafür gebaut ist, Zukunft zu konstruieren und gelingt ihm dies nicht, so konstruiert er ein Jenseits und Götter, das Leben nach dem Tod.

„Sinnhafte" Annahmen sind Unterstellungen, dass Geschehen, die Veränderung verstehbar ist, d.h. durch einen behaupteten Zusammenhang (z.B. Folge-Konstruktion) erklärbar ist, d.h. dass Erlebtes (durch Codierung, Simplifizierung) zu Wissen gemacht werden kann. (Das was war, unterscheidet sich von dem was ist und sein wird in diesem und jenem Punkt, aber prinzipiell überwiegt das Identische. Was war, was ist und was sein wird, sind „sinnhafte Unterstellungen, Konstruktionen. Zum ein wenig Anderem kann man Brücken schlagen, aber das ganz Andere ist dem Wissen nicht zugänglich. Zeit, die Veränderung ist für den Wissenden: „vergleichbar, aber doch ein wenig anders" der (als welthältig unterstellten Erfahrung) im Verhältnis zu „ich bin der ich bin und bin nicht, der ich bin".)

Das unterstellte Zutreffen von (projizierenden) Annahmen bildet sich zu Vorstellungen von einer linearen Zeit-, bzw. Wirkungsstruktur aus: Die Welt ist nicht „widersinnig". „Sinnhaft" ist die Unterstellung der Welthaltigkeit des konstruierten (Erfahrungs-) Zusammenhanges, weil sie (wissensgeleitetes) Handeln ermöglicht. („Weil" Konstruktionen sind „sinnhafte" Tautologien.)

„Sinnhaftes" Tun heißt, etwas zu tun, weil angenommen wird, dass durch bestimmte Taten bestimmte Folgen herbeigeführt werden können: Übertragung der Zeit-/ Wirkungsstruktur auf das Selbst und sein Verhältnis zur Welt. „Sinnhaftes" Tun ist auch wissensgeleitetes Bearbeiten der (natürlichen, sozialen) Umwelt (und seiner selbst), um sie dem Wissen angemessen zu machen, d.h. damit auch eintritt, was auf Grund der Konstruktion erwartet wird. (Die Frage, warum Menschen Wissen bilden und sich damit als Handelnde verstehen müssen, ist „widersinnig" weil darauf keine „sinnvolle" Antwort möglich ist.

„Sinnkrise" ist die Bedrohung des Wissens, wenn die Welt nicht stabilisiert, domestiziert werden kann und wenn nicht zutrifft und nicht eintrifft, was im Wissen unterstellt wird. Ist die Welt aber stabilisiert und tritt ein, was erwartet wird, dann ist die Welt „Sinn-entleert".

Die Unterstellung, dass ein konstruierter Zusammenhang innerhalb des Wissens selbst Wissen ist und nicht bloß „Glaube" ist nicht „widersinnig". „Sinnhaft" ist die Unterstellung, dass das Wissen unabhängig davon „Wissen" ist, ob es nun kulturgeschichtlich entstanden, an Bedingungen der menschlichen Existenz gebunden ist oder nicht.

Die Übertragung „sinnhafter" Ereigniskonstruktionen (Zeit-/ Wirkungsordnung) auf die Lebenstätigkeit des Wissenden (d.h. Wissen als Selbst-erfahrung) führt zur Paradoxie, dass das Selbst sich gleich bleibt (Wissen des Selbst, Identität) und dass es durch sein Tun sich, die Welt und sein Verhältnis zur Welt verändert (Wissen der Veränderung / Geschichte): Ich bin und bin nicht, der ich einmal war und werde sein und nicht sein, der ich war und bin. (Wissen über >Vergangenes< ist in doppelter Hinsicht Sinn-Konstruktion)

Die analog der Ereigniskonstruktion dem Verhältnis des Selbst zur Welt unterstellte Rationalität ist der Zusammenhang von >Motiv-Absicht-Ziel-Handlungsfolgen< innerhalb des Wissens um sich selbst.

Das erstrebte Ziel ist eine „sinnhafte" Projektion und liegt somit außerhalb des Wissens um sich selbst, – es bildet das Bindeglied, schlägt eine Brücke zwischen „Identität" (Ich bin der ich bin) und „Nicht-Identität" (Ich denke, erstrebe und tue etwas und verändere damit mich und die Welt). Dass mit der Erreichung des Zieles das Selbst sich gleich bleiben kann, ist eine „sinnhafte" Unterstellung.

Die für das Handeln notwendige Unterstellung, dass das Selbst durch das Handeln sich treu bleiben kann, schränkt die Möglichkeiten zu handeln auf Optionen ein. Diese erscheinen als „sinnhafte" Handlungs- / bzw. Selbstentwürfe.

„Sinnvolle" Entscheidungsbegründungen für die eine oder die andere Option sind daher identitätswahrende Konstruktionen, die das >So-sein< und >Anderswerden< des Selbst in sich aufheben: „Sinn-Bild" des Selbst. (Das Selbstbild kann nicht völlig offen sein, denn dann gäbe es kein „Ich", aber auch nicht ge-schlossen, denn dies hieße „Tod" des Ich.)

Die Möglichkeit, Ziel-/ Handlungsentwürfe als Vorstellungen zu erzeugen, als Optionen in Betracht zu ziehen, ist eingeschränkt durch

- die in den Wissenssystemen (Wissenschaften) objektivierten Konstruktionen von Zusammenhängen, – Nötigung, tradiertes Wissen sich schulisch anzu-eignen (Erziehungssystem) und „Unsinn" zu unterdrücken (Verinnerlichung, Habitus);

- die in den technischen Artefakten der domestizierten Welt objektivierten Zu-stands- bzw. Ereigniszwängen, – Nötigung, sich (rationalen) Sachzwängen zu unterwerfen und nur zu beabsichtigen, zu planen, was machbar, technisch realisierbar ist.

Die Projektion des Selbstbildes und seines Verhältnisses zur Welt auf Seines-gleichen ist nur möglich, wenn unterstellt wird, dass zutrifft und eintrifft, was auf Grund des Wissens erwartet wird. Soziale Interaktion gründet auf Reziprozität von Erwartungen (bzw. Erwartungshaltungen) d.h. Unterstellungen. Damit zutrifft und eintrifft, was erwartet wird, muss zwischen Seinesgleichen und nicht Seines-gleichen unterschieden werden und das Verhalten von Seinesgleichen stabilisiert werden: Erziehung, Disziplinierung, Kultivierung, Missionierung, Unterdrückung, Verhaftung, Eliminierung. (Die Nicht-Seinesgleichen müssen zu Seinesgleichen gemacht oder ignoriert, vernichtet werden.)

Die Stabilisierung des Verhaltens von Seinesgleichen beruht in der Unterwerfung unter „Wissen" durch wissensgeleitete Vorkehrungen:

- Implementierung von Veraltensvorschriften, Regeln, Normen, Gesetzen;

- Bearbeitung, d.h. Erziehung der Zugehörigen zu „anständigen", zivilisierten, gottesfürchtigen Mitmenschen;

- Verankerung der „guten Sitten", des Wohlverhaltens in technischen Artefak-ten (Barrieren, Strukturen) und sozialen Einrichtungen (Institutionen);

- Ausarbeitung und Implementierung von Sanktionsinstrumentarien (Kerker und Waffen).

Die Möglichkeit, Optionen sozialen Verhaltens sich vorzustellen, zuzulassen oder auszuschließen, ist eingeschränkt durch die in die technisch artifizielle Umwelt eingearbeiteten Wissenssysteme (Zivilisation) und deren Einfluss auf das Welt-bild der in diesen Zwängen Lebenden: Polizei, Justiz, Galgen und elektrische Stühle.

Sozial konstruierte Sinngebungen (Leitbilder) unterstellen einen notwendigen Zusammenhang zwischen aufeinander bezogenen Handlungen von Zugehöriger einer Gruppe (Gesellschaft) und begründen (in den Augen der Betroffenen) die Rationalität der Handlungszwänge (Ohne Fleiß kein Preis. Wie du mir so ich dir. Dem Tüchtigen gehört die Welt. Vor dem Gesetz sind alle gleich. Herr und Knecht. Es ist nichts so fein gesponnen, dass es nicht kommt an die Sonnen. Wer andern eine Grube gräbt,....usf.)

Da die Rationalität der Begründungen (Rechtfertigungen) für Entscheidungszwänge und Handlungszusammenhänge von den Einzelnen (hier und jetzt) nicht erfahren werden kann, müssen die den sozialen Zusammenhang begründenden Sinngebungen außerhalb möglicher Erfahrungswelten angesiedelt, in eine außerweltliche Sphäre projiziert werden: Ideale, Prinzipien, Normen (Ehrlichkeit, Gerechtigkeit, Freiheit, Gleichheit, Brüderlichkeit, Ehre, Heldentum, Vaterlandsliebe, Nächstenliebe, Menschenrechte, usf.).

Sozial verbindliche Sinnsysteme (z.B. Recht und Gerechtigkeit) versprechen mehr als sie zu halten im Stande sind. „Sinn" als „menschenwürdiges Leben" ist daher die Überbrückung der Begründungsdefizite sozialer Ordnungen und die Erklärung des unerklärlichen menschlichen Mit- und Gegeneinander, der Schicksale und „Ungerechtigkeiten". An der „Sinnhaftigkeit" der Unterwerfung (unter soziale Regelsysteme wie z.B. „Eigentum") und Unterdrückung kann nicht gezweifelt werden ohne Ausschluss aus der sozialen Welt.

Wissen über die Zusammenhänge von Sich, Seinesgleichen und die Welt unterstellt, dass die Verhältnisse „geordnet" sind, dass es Gesetzmäßigkeiten und daher auch Planbarkeit gibt: Die Welt hat einen Bauplan (der Plan Gottes, die ewigen Gesetze der Natur) und deshalb ist sie „sinnvoll". Der „Sinn" der Welt wird ausgedrückt (und verstanden) in Sinnbildern und Sinngeschichten: „Im Anfang schuf Gott Himmel und Erde." (Wenn soziales Handeln scheitert, wenn Erwartungen enttäuscht werden, ist die Ordnung der Welt, der Plan Gottes in Gefahr.)

Sinnstiftende Metaerzählungen (religiöse Sinnbilder), deren „Sinn" darin besteht, die Sinn- und Rationalitätsdefizite sozialer Ordnung und Unterdrückung aufzulösen, zuzudecken, sind konstruiert aus Erfahrungselementen sozialer Interaktion. (Der Herr der Heerscharen. Wir sind alle Kinder Gottes; Der Vater des Vaterlandes; Die heilige Familie, etc.), deren Glaubwürdigkeit aus der (erfahrenen bzw. unterstellten) Reziprozität sozialer Erwartungsprojektionen abgeleitet ist. Die Begründungsfähigkeit der Konstrukte ist eine „sinnvolle" Unterstellung, aber sie sind „irrational". Wären sie rational, dann wären sie „sinnlos". (Sie erscheinen dem Gläubigen als rational bzw. „sinnhaft".)

Der Wahrheitsanspruch von (religiösen) Glaubenssystemen ist an Personen gebunden, deren Aussage als „wahr" (er sagt, was er meint) unterstellt werden (Gott lügt nicht). Da diese Personen nicht als erfahrbare >Seinesgleichen< angesehen werden können (denn zu diesen besteht ein Verhältnis der Differenz, überbrückt durch Einordnung, Unterwerfung, Unterdrückung), muss die Projektion des Wissensanspruchs in >Seinesgleichen< außerhalb des sozialen Raumes angesiedelt werden: der/die Gottbegnadete, Prophet, Erleuchtete, Held, Führer, etc.).

Propheten verkünden die Sinnhaftigkeit sozialer Unterdrückung.

Gottheiten sind „Sinnbilder", die den Wirklichkeitsanspruch von gefährdetem Wissen (Wissen in der Krise) über die Welt (die soziale Ordnung) , festigen, untermauern, retten, indem sie erklären, warum die Welt so ist, wie sie ist, aber nicht sein soll.

Das „Böse", der Teufel, das Unheil etc. sind unverzichtbare Elemente der Sinnbilder, denn sie erklären, warum ist, was im Sinne der Sinnbilder nicht sein kann. Das Böse ist der Grund und die Bedingung dafür, dass es „Sinnbilder" (Glaubenssysteme, Götter) gibt.

An der „Sinnhaftigkeit" des Versuchs, die in den Metaerzählungen unterstellte Existenz Gottes (der Allmächtige, Allwissende, das Gute, Wahre, Schöne, die Gerechtigkeit, etc) rational, wissenschaftlich zu beweisen, muss gezweifelt werden, denn wenn der „Glaube" sich als „Wissen" erweist, dann muss entweder die Welt >himmlisch< sein oder er ist ungeeignet, in einer unvollkommenen Welt „Sinn" zu stiften.

Die Verwissenschaftlichung des Glaubens stürzt den Wissenden in eine „Sinnkrise". In einer himmlischen Welt bedarf es keines Glaubens: Ohne Wissenskrise Glaubenskrise, – mit Wissenskrise keine Glaubenskrise. (In der Not beginnt der Mensch zu beten, im Paradies verliert er den Glauben und wird handlungsunfähig, sprich „selig".)

Der in den „metaphysischen" Sinnsystemen erhobene Anspruch auf Wahrheit und Wirklichkeitsgehalt kann seine Funktion der Überbrückung von Begründungsdefiziten nur erfüllen, wenn das „Glaubenswissen" von den Gläubigen als unveränderlich, universell und ewig gültig aufgefasst (und in sakralen Artefakten objektiviert) wird. „Ewige Wahrheiten" sind nicht diskutierbar. Wer glaubhaft machen kann, dass er Zugang hat zu oder im Besitz der „ewigen Wahrheit" ist, verfügt über ein mächtiges Instrument der Unterdrückung.

Die Differenz zwischen der im Wissen unterstellten Annahme, dass die Welt so ist und sein muss, wie sie ist und der Erfahrung, dass sie anders ist und sich verändert, führt zur Veränderung (Erneuerung, Erweiterung, Modifikation etc.) des Wissens bzw. der Wissenssysteme (Naturwissen und Sozialwissen). Da aber das „Wissen" metaphysischer Sinnsysteme (ursprünglich) aus Elementen des Welt- und Sozialwissens konstruiert und seiner (universellen) Begründungsfunktion wegen „verewigt" ist, beginnt das Glaubenswissen mit zunehmender Veränderung des Weltwissens bedeutungslos („unsinnig" aber nicht „widersinnig") zu werden (Märchen, Sagen, Mythen, Museen).

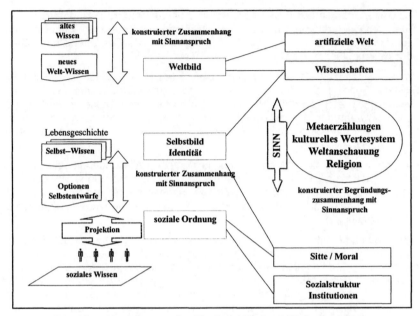

Abb. 10:   Verdrängung der Sinnlosigkeit durch Heilsgeschichten

Die Differenz zwischen der im Wissen unterstellten Annahme, dass die Welt so ist und sein muss, wie sie ist und der Erfahrung, dass sie anders ist und sich verändert, führt zur Veränderung (Erneuerung, Erweiterung, Modifikation etc.) des Wissens bzw. der Wissenssysteme (Naturwissen und Sozialwissen). Da aber das „Wissen" metaphysischer Sinnsysteme (ursprünglich) aus Elementen des Welt- und Sozialwissens konstruiert und seiner (universellen) Begründungsfunktion wegen „verewigt" ist, beginnt das Glaubenswissen mit zunehmender Veränderung des Weltwissens bedeutungslos („unsinnig" aber nicht „widersinnig") zu werden (Märchen, Sagen, Mythen, Museen).

Solche Glaubenskrisen können daher nur überwunden werden durch Zerstörung der alten und Konstruktion neuer Glaubenssysteme (Missionierung, Reformation, Glaubenskrieg) oder durch den (paradoxen) Versuch, die moderne Welt oder Teile von ihr zu zerstören und am veralteten Glauben mit Gewalt festzuhalten (Kampf der Kulturen / Bücherverbrennung / entartete Kunst / Maschinenstürmerei / die Vernichtung von Babel, der Buddhastatuen. Ist der Buddhismus eine Alternative dazu?).

Globalisierung (durch technologische Domestizierung der Welt) führt zur (regionalen) Vermischung von Erfahrungswelten und somit zu dramatischen Glaubenskrisen, denn die im modernen Wissen (differenziertes wissenschaftliches, technisch rationales Weltbild in Verbindung mit der technisch zivilisatorischen Domestizierung der Erfahrungswelt) verkapselten Sinngebungen sind für die

>Altgläubigen< unzugänglich, hermetisch verschlossen (Ausgeburten der Hölle / Satanswerke / sinnlose digitale Ja-Nein-Eindeutigkeit).

Gott sprach „Macht euch die Erde untertan!" und hat damit sein eigenes Todesurteil ausgesprochen. Den „Baum der Erkenntnis" hat er absichtlich ins Paradies gestellt, um sich damit sein Überleben zu sichern.

5   Exkurs: Vom Sinn des Wissens und des Lebens. Oder: Wie kam der Geist nach Alpbach?

Anmerkung zur babylonischen Sprachverwirrung beim Technologiegespräch: Materie – Geist – Bewusstsein; Alpbach 1999.

Ein malerisches Dorf inmitten der Tiroler Bergwelt. Ein Kommen und Gehen: Minister, Manager, Wissenschaftler, Journalisten, Techniker, Philosophen und gewöhnliche Leute. Man trifft sich, bespricht sich und versteht sich, – wäre da nicht der hochaufragende, spitze Kirchturm.

Ich stell' mir vor und würd' gern wissen, wie's wirklich war vor über 100 Jahr':

Ein enges, schwer zugängliches Tal, ein reißender Bach, und weiter oben, da lichtet sich's, sonnige Wiesen, Wald, Wasser für die Mühlen und Sägen, Almen und Steine, alles da zum Leben, – Leute auch, nicht allzu viele. Bauern, Handwerker, Förster, vielleicht ein Greisler, ein Pfarrer, ein Lehrer und ein Bürgermeister, umgeben und abgeschirmt von einem Kranz hoher Berggipfel. Ein perfektes Environment zum Gedeihen alpiner „Perlen", ein Biotop.

Es könnte so gewesen sein. Man kann's ablesen noch an den Bauernhöfen, längst schon Hotels und Banken und Geschäfte und Restaurants, mit dem Kirchturm in der Mitte.

Generationen von Lebenserfahrung, Geschicklichkeit, Handwerkskunst, Bauernweisheit kondensiert, eingearbeitet in die Form der Häuser, den Balkonen, den Dächern, den Schnitzereien, den Bräuchen, Gewohnheiten und Sitten, den Ställen, Heuschuppen und Wirtsstuben. Ein Wissen, das sich über Generationen hinweg angesammelt, ein Kunstwerk geschaffen hat, für die Augen der Fremden. Eine Evolution, wie's eben auf einer Insel so passiert. Nichts Unnatürliches, kein Plan, keine Absicht, kein bewusster Wille.

Draußen, drunten im Tal, da geht die Evolution ihren eigenen Weg, mit Städten, Straßen, Fabriken, Beton und Asphalt und den Autos; – und da passiert's: Städter entdecken die Idylle. Ihre Sehnsucht nach Nähe zur Natur, nach Geborgenheit, nach Überschaulichkeit, nach Ruhe und frischer Luft treibt sie nach Alpbach und sie zahlen dafür, sie kommen mit Autos und die Straßen und Brücken werden verbreitert und Duschen, Toiletten, Telefone installiert, – und noch mehr Blumen an den Balkonen, obwohl man die ja nicht essen kann, die sind nur für die Augen.

Die Fremden wollen auch was essen und trinken in den heimeligen Gaststuben.

Und ganz unbewusst dupliziert das kleine Bergdorf sich selbst: Immer neue Bauernhöfe mit Gästezimmern und Blumen davor.

Alpbach wird entdeckt von den Resten der geistigen Elite eines zerstörten Europa. Viel "Geist" versammelt sich da in der heilen Welt, um über eine bessere Welt zu reden.

Alpbach blüht und dupliziert sich weiter und es geht den Leuten gut und immer mehr Blumen und flache Dächer mit Steinen drauf oder auch nicht und geschnitzte Balkone und asphaltierte Straßen, damit's auch sauber bleibt.

Es passiert einfach, wie jeden Morgen die Sonne aufgeht oder die Kuh ein Kalb bekommt.

Da hätte es durchaus sein können, dass ein Bürgermeister aus einem anderen, nicht so gesegneten Tiroler Bergdorf, oder vielleicht ein Magnat aus Japan das sieht und sich seine Gedanken macht und denkt und zu analysieren beginnt, historisch, soziologisch, demographisch, meteorologisch, biologisch, ökologisch, eben nach allen Regeln der Kunst, was da geschieht und wieso und warum und dann hat er's gefunden, das Rezept: Er weiß wie's funktioniert, - und weil er's bei sich zu Hause auch so haben möchte, arrangiert er daheim alles so, wie's sein muss, damit so was passiert, zwar nicht mit hundertprozentige Sicherheit, aber doch mit einiger Wahrscheinlichkeit, der Zeitfaktor wär' da noch ein Problem, denn das dauert, wie ein Baum nicht über Nacht wächst.

Plötzlich ist ein Wissen aufgetaucht, das nicht mehr blind ist, aber noch lang kein Bewusstsein, kein Geist in Alpbach, denn der Bürgermeister war ja nur ein Tourist, ein Zuschauer, vielleicht die Eule der Minerva.

Aber es könnte auch durchaus sein, dass es einem Alpbacher passiert, wies eben passiert, dass er sieht und Angst bekommt, wie denn das so weitergehen soll.

Was ihm passiert ist eigentlich, dass er sich plötzlich in einer misslichen Lage wiederfindet: Er bildet sich nämlich ein, die Zukunft sei irgendwie offen: Es muss ja nicht so sein, es könnte auch anders kommen, also keine Naturgesetzmäßigkeit, keine göttliche Fügung oder Vorsehung, gegen die man nichts tun kann, und er möchte auch, dass es anders kommt, denn er kann sich damit nicht anfreunden, dass in weiteren fünfzig oder hundert Jahren das schöne Alpbach nur noch ein Museum ist und die Touristenbusse Schlange stehen und die Japaner, die Italiener, die Deutschen und Franzosen und Amerikaner zuhauf kommen und fotografieren, und ein Cola trinken, eine Hamburger essen und dann wieder abfahren oder schnell schnell und möglichst billig kurz mal schlafen wollen, denn sie wollen ja noch Rattenberg und Innsbruck sehen und der Flieger geht übermorgen, - und der ganze Lärm, die verpestete Luft, nur noch geldgeile Geschäftemacher, die Gründe aufkaufen und gigantische Souvenirläden im alpenländischen Stil hinbetonieren und vielleicht noch die Kühe lila bemalen, keine Ruhe, kein Platz und keine Zeit mehr für ein gemütliches Bier am Stammtisch.

Nein, so darf's nicht kommen, da muss man doch was tun, da kann man sicher was tun!

Also geht der alpbacher Adam mit seiner zillertaler Eva ins Gasthaus an seinen Stammtisch und sagt: Es gibt kein muss, es gibt keinen Naturzwang und schon gar keinen göttlichen Plan, (natürlich in einer Sprache, die seine Stammtischler auch verstehen).

Wir können die goldenen Äpfle weiter essen, aber dann..., und redet und redet, wie's Politiker eben tun: "Wir müssen doch..., man kann doch nicht.., es ist eine Tatsache und überhaupt, Ausländer raus!"

Er ist auch gewieft und geschult in der Kunst des guten Zuredens von Werbestrategen, Spindoctors, Gruppendynamikern und Sozialtechnologen, und wenn er sein Handwerk versteht, kann's geschehen, dass die mercedesfahrenden, hotelbesitzenden Bergbauern Vernunft zeigen und Maßnahmen beschließen, den Worten Taten folgen lassen und eine Mauer um's Dorf oder keine Lifte mehr bauen oder die Besucherzahl per Ausländerquotenverordnung beschränken.

Und wiederum, rückblickend, da war nichts Göttliches, Außerweltliches, Geisthaftes im Spiel, nein, nur ein ganz natürlicher Naturvorgang, ein Evolutionsprozess.

Aber wie die Welt nun einmal ist, werden auch in Alpbach und vor allem in Inneralpbach, wo ja kein Kongreßzentrum steht und auch weniger Sonne im Sommer dafür aber mehr Schnee im Winter und daher die vielen Liftanlagen, die Leute stur und trotzig sein und die Kassen weiter klingeln hören wollen.

Da der Bürgermeister keine Panzer und Kanonen hat, kann er sie nicht mit Gewalt zu ihrem Glück zwingen, was nebenbei auch nicht lange geht, wie uns hinlänglich bekannt ist, wiewohl man's andernorts noch immer versucht, wenn die Leute partout kein Sparpaket, keinen Sozialismus oder Islam oder Liberalismus und Kapitalismus wollen.

Also wendet der Bürgermeister all seine List und Schlauheit auf und veranstaltet Volksfeste mit Aufklärungsseminaren, mit Freibier und gratis Essen, das er selbst bezahlt und da hören die Alpbacher über Ökologie, Soziologie, Sozioökonomie, Neurologie, Psychologie, Politikwissenschaft und Religionsgeschichte, Philosophie und Futurologie; und er schenkt jedem Alpbacher einen Computer mit Internetzugang, wo sie dann noch mehr Einblick in die Zusammenhänge bekommen und lernen, selbst die Folgen ihrer Handlungen abschätzen zu können: Wenn >> dann!

Sie hätten damit nicht nur ein Wissen, wie man schmucke Tiroler Häuser baut und Touristen anlockt, sondern auch ein Wissen, warum sie das tun und warum das alles passiert mit einer fast naturgesetzlichen Notwendigkeit, wie eben ein Stein zu Boden fällt, wenn... (wiewohl die Naturgesetze auch nicht mehr das sind, was sie einmal waren!)

Da passiert es ihnen auch so, wie's dem Bürgermeister ergangen ist, dass sie sich nämlich in jener misslichen Lage wiederfinden und gewahr werden, dass es ja nicht ausgemacht sein muss, was die Zukunft bringt und sich fragen: Was denn nun? Wie denn nun? Wenn doch eh alles wie ein Uhrwerk abschnurrt, was man auch jederzeit analytisch, wissenschaftlich nachweisen kann, dann legen wir doch einfach die Hände in den Schoß und warten's ab, wohin die Natur uns treibt. Wozu dieses gähnende Loch des > Was denn nun?<

Nein, Nein, sie müssen gar nichts, so bilden sie sich's zumindest ein, - sie können sich auch besaufen oder in die Kirche gehen oder einer Sekte beitreten oder einem Führer folgen, wo ja dieses gähnende Loch zugeschüttet ist mit dem göttlichen Plan, der Vorsehung oder der Konstellation der Sterne und Himmel und Hölle.

"Gibt's doch, das Metaphysische", sagt einer, "die Philosophen sagen's auch und sogar die Quantenphysiker!"

"Gibt's nicht!", sagt ein anderer, "Ich wüsste keinen Philosophen, der gemeint hätte, dieses missliche, selbsttäuscherische Gewahrwerden der Offenheit wäre schon der göttliche Funke, so etwas Geistiges mit kleinen Flügelchen dran. Nein! Da hat der Neurophysiologe und der Informationstheoretiker möglicherweise doch recht, wenn er sagt, dieses Bewusstsein, das menschliche ist ein ganz konsequenter Schritt in der Evolution und auch die diversen Bewusstseinszustände und Jenseitserfahrungen sind rein gar nichts anderes als biochemische Prozesse, die man, siehe da, einschalten und ausschalten kann, wie man's eben will, wenn man die Mittelchen dazu kennt und hat. Das wär' ja zu schön und zu leicht, wenn man den göttlichen Funken so einfach dingfest machen könnte, - nie mehr mit der Frage konfrontiert zu sein: Wie denn nun weiter? Wozu das alles? Was hat das für einen Sinn?"

Also, das wissen jetzt die Alpbacher nach all der hirnakrobatischen Tortour: Es gibt kein „muss" und es ist nicht mal ausgemacht, dass wir sterben müssen. Es gibt nur ein >wenn – dann<. und dieses hässliche Loch. Wie ein Virus, der alles ansteckt und plötzlich hinter jeder Hausmauer und hinter jedem Glas Bier auftaucht: "Soll ich noch eins runterschütten und den Mercedes stehn lassen, weil's ja verboten ist, angeheitert hinterm Lenkrad zu sitzen und die Polizei, es könnte ja was passieren und da ist vielleicht jemand tot und ich bin meinen Führerschein los!"

All das Wissen über sein inneres Funktionieren und sein Wissen über die Techniken, in dieses Funktionieren selbstmanipulatorisch eingreifen zu können, bringen das Loch nicht zum Verschwinden (was ja nicht immer so war, zumindest nicht in der schönen Zeit, wo angeblich der Sinn noch nicht aus den Wissenschaften und Techniken ausgetrieben war.)

Wie gut haben's doch die Kühe und die Schweine und die Hunde, die Pflanzen, Zellen, Neuronen, Elektronen, Photonen, Mesonen und Quarks, denn die spüren das Loch nicht und fühlen sich auch nicht gemüßigt, das Loch stopfen zu wollen, so sagt es wenigstens der Atomphysiker, denn es ist ja nach seinem Vortrag bekannt, (womit sich leider ein neues Feld für die Geistersucher auftut!) dass es bei den Photonen und anderen Winzlingen ähnlich zugeht, nämlich dass es nicht ausgemacht ist, ob denn nun ein Photon durch die Gasthoffensterscheibe in mein Auge wellt oder doch lieber umkehrt, da gibt es keine Uhrwerkmechanik, außer es gäbe eine verborgene Kraft, die mit etwas Zwang nachhilft, aber es ist ganz ausgeschlossen, dass sich so ein Photon seiner misslichen Lage gewahr ist

[0m

und selbst entscheiden zu können glaubt, ob es nun in die eine oder andere Richtung fliegt: Also, es ist offen und es passiert doch etwas und damit Schluss und Basta! Nur bitte keine Geistchen mit Flügelchen!

Aber, so der Physiker, nach so vielen Lebensjahren glaub ich doch, dass es so was wie Gott gibt, etwas Außerweltliches, nur nicht in den Photonen oder Protonen oder gar in den schwarzen Löchern, das sind dann doch ganz andere, natürliche Löcher, auch wenn sie unheimlich sind!

Und plötzlich ist da „Geist" in Alpbach, für den winzigen Moment eines Wimpernzuckers, einfach weil einer dran glaubt, einfach weil er drüber gesprungen ist über das Loch, nur für den Moment, – und er kriegt ihn auch nicht zu fassen, jenen anderen Geist, den er sein Leben lang versucht hat, aus den Naturwissenschaften zu vertreiben, aus der Philosophie, aus der Religion und besonders aus der Technik, denn die sind ja allesamt nur dazu da, um diese Illusion des Loches endgültig zu auszutreiben, alles verstehbar zu machen, rekonstruierbar, manipulierbar, herstellbar zu machen, im Prinzip jedenfalls, denn wozu denn sonst sollte man sein Leben lang den quantenmechanischen, thermodynamischen, neuronalen, elektrophysiologischen, biochemischen, mathematischen und systemtheoretischen Gesetzmäßigkeiten nachlaufen.

Wozu das alles? Es muss doch einen Sinn haben und der Sinn ergibt nur einen Sinn, wenn er dran glaubt, wie ein Alpbacher, wenn er hoch oben auf einer Felsspitze steht und es in ihn hineinschießt, dass es möglich wäre, sich hinunterzustürzen, auch wenn er genau weiß, dass dann hinterher jemand sagen würde, der hat sich das Leben genommen, weil seine Frau ihn verlassen hat, weil er Hirntumor hatte oder weil er einfach ausgerutscht ist.

Auch wenn es Selbsttäuschung wäre, glaubt er plötzlich, dass es Sinn macht, dem Ganzen einen Sinn zu geben. Nein er muss nicht, er kann ja auch mal tief durchatmen und beim Anblick des Kirchturms drunten im Tal mit einem Seufzer und einem Schluck Schnaps das Gespenst hinunterspülen; sich eine Blume auf den Hut stecken und hinuntersteigen ins Tal.

110

VI Information – Sprache – Wissen:
Das unsichtbare Universum des Gemeinten

Die Beantwortung der Frage, was Information ist und wozu sie dienlich sein kann, hat weit reichende Konsequenzen für das Verständnis unserer modernen Welt, egal ob wir sie nun „Informationszeitalter", „Wissenszeitalter" oder sonst wie nennen. Information ist nach gängiger Argumentation der Prozess der „abgekürzten" Wissensgewinnung, der es uns ermöglicht, Zugang zum Wissen anderer Menschen zu erlangen. Daran schließt sich die Frage, was wir eigentlich meinen, wenn wir von „Wissen" sprechen und welche Funktion der Gebrauch dieses Wortes hat. Wir moderne Menschen sind in die Schule gegangen, haben uns „Wissen" angeeignet durch Zuhören, Lesen von Büchern, durch Fernsehen und Internet und haben natürlich, je länger wir leben und je mehr wir in der Welt herumgereist sind, alle möglichen Bruchstücke von Wissen und Halbwissen angesammelt und werden ständig dazu aufgefordert, noch weiter Wissen zu sammeln, eben lebenslang zu lernen bzw. uns zu informieren. Wozu das gut sein soll, ist uns auch klar: Wir wollen erfolgreich sein, mehr verdienen und Gesprächsstoff haben und uns in Auseinandersetzungen mit unseren Freunden und Kollegen als „kompetent" und gebildet erweisen. Davon hängt schließlich auch ab, wie sehr wir von diesen und von unseren Arbeitgebern geschätzt werden. Das ist nun mal so, oder scheint zumindest so zu sein. Wir wissen, was wir tun, oder glauben zumindest, dass wir wissen.

1   Eine dumme Frage: Was ist Information?

Und Gott sprach: „Es werde Licht!" Der Schall seiner Worte verhallte in den unendlichen Weiten des Universums. Da schuf Gott die Engel und sprach zu Luzifer, dem Lichtbringer: „Mach Licht!" Doch Luzifer hielt die Laute für das Rauschen des Sternenwinds. Da deutete Gott mit der berühmten Geste seiner rechten Hand auf den Lichtschalter, und Luzifer verstand, was er zu tun hatte. Er drehte den Schalter um. Und es ward Licht.

Wenn Leute sagen "Wir leben im Informationszeitalter", dann denken wir üblicherweise an Computertechnologie, Internet, Handy und andere elektronische Medien. Unvorstellbare Mengen an „Information"[89] liegen gespeichert in den Computern von Unternehmen, Versicherungen, Banken, Spitälern, Universitäten, Bibliotheken, der Polizei, des Militärs oder in den Ministerien und können von da abgerufen werden, wenn man die Berechtigung dafür hat. Informationen werden geschickt und empfangen von Privatkunden, lokalen Gemeindestuben, Nachrichtenagenturen oder Geheimdiensten, von einem Büro ins andere, von einer Stadt

---

[89] Ich verwende hier zunächst den Begriff „Information" im Sinne des gängigen Sprachgebrauchs. Im Verlaufe der Argumentation wird dieser Sprachgebrauch präzisiert im Sinne von: Information als Prozess des „Neuformierens" von gemachten Erfahrungen und Konzepten (mentale Schemata). Sogenannte „sinnliche Inputs" fallen nicht unter diesen Informationsbegriff.

in die nächste, von einem Kontinent zum anderen, rund um die Welt, ins Weltall und zurück.

Informiert ist, der weiß, was los ist in der Welt dank Print-Medien, Radio, TV, GSM, Fax und Internet. Aus der Flut von Informationen, die durch den Äther oder durch Kabel schwirren, holt sich jeder – legal oder illegal – das heraus, was er entschlüsseln kann, was er versteht und was er zu brauchen glaubt.

Niemand versteht und braucht alle Informationen, – im Gegenteil: gemessen an der prinzipiell verfügbaren Menge an Informationen ist das, was ein einzelner Techniker, Arzt, Polizist, Bankangestellter, Manager, Journalist, Kaufmann oder ein normaler PC Benutzer im Laufe seines Lebens verarbeitet, vergleichbar mit einem Sandkorn in der Wüste Gobi und ein jeder dieser Informationsproduzenten und Informationskonsumenten lebt in seiner eigenen, beschränkten kleinen Welt des globalen Informationsnetzes.

Allerdings gibt es einen entscheidenden Unterschied zu früheren Zeiten, als noch Informationen fast ausschließlich innerhalb von Gruppen ausgetauscht wurden: Ein Parteimitglied las nur die Parteizeitung, ein Kaufmann informierte sich fast nur über kaufmännische Angelegenheiten und ein Mediziner informierte sich nicht über Landwirtschaft oder Bergbau, – ein Bauingenieur hatte kein Interesse, keine Lust und auch keine Zeit, sich in eine Bibliothek zu setzen, um sich über mikrobische Lebensformen in der Antarktis zu informieren. (Es gab natürlich auch einige wenige Universalisten.) Ein jeder hatte seine eigenen Informationskanäle, seine eigene Fachsprache, seine Informationsaustauschpartner und seine eigenen Interessensgebiete, je nachdem, in welchem Segment des gesellschaftlichen Lebens er sich eingenistet hatte.

Da hat sich einiges geändert durch die moderne Informationstechnologie. Weil sie „liberaler" ist, bzw. unschärfer, was die Spezifität der „Informationsinhalte" und das Profil der Adressaten betrifft, sickern permanent Inhalte aus anderen, fremden Welten durch. Sie verleitet auch dazu, einen Blick über die Einzäunungen des eigenen Fachgebietes hinaus in andere Lebensbereiche zu werfen und vielfach kann man sich diesen Informationen gar nicht mehr entziehen; – sie erscheinen einfach auf dem Bildschirm, ob man das will oder nicht und erheischen Aufmerksamkeit.

Insofern ist es durchaus berechtigt, vom Informationszeitalter zu sprechen, denn neben der zunehmenden Bedeutung fachspezifischer Information für den Überlebenskampf am „Markt" tritt die (informationstechnologiebedingte) Nötigung, sich mit den „Eindringlingen" auseinanderzusetzen und zu überprüfen, ob sie nicht doch etwas mit dem eigenen Leben zu tun haben könnten, also relevante Informationen sind oder nicht. Es kann ja durchaus wichtig sein, sich nicht nur über Aktienkurse oder den Preis von Rindfleisch zu informieren, sondern auch über Gen-Mais, Wachstumshormone, BSE, SARS, Anthrax oder das Ozonloch. Wir werden informiert, auch wenn wir lieber von all dem nichts hören möchten.

Moderne Informationstechnologie ist aufdringlich und macht es immer schwieriger, Gebiete, in denen man üblicherweise bereit ist dazuzulernen, einfach abzugrenzen und zu sagen: Alles andere geht mich nichts an. Information ist immer und überall und sie nötigt uns, Stellung zu beziehen. Diese von uns geschaffene künstliche Informationsumwelt erlaubt es uns gar nicht mehr, es uns gemütlich zu machen und „Augen, Ohren, Mund und Nase" zu verschließen. Die Aussteiger-paradiese – die exotische Robinsoninsel, der abgeschiedene Bergbauernhof, die einsame Blockhütte in den Wäldern Alaskas – gibt es nicht mehr, denn Information verfolgt uns bis in die hintersten Winkel dieser Welt wie die Industrieabgase, stöbert uns auf mit GPS und penetriert die Idylle mit Information, die zum Teil auch gar nicht mehr von Menschen gemacht werden, sondern von unermüdli-chen Informationsproduktionsmaschinen mit Sensoren, Prozessoren, künstlichen Augen, Ohren und „Sprechwerkzeugen".

Trotz dieser unbestreitbaren Tatsache ist es sehr verwunderlich, dass darüber, was „Information" eigentlich ist und wie das funktioniert, solche Konfusion herrscht. Dazu gibt es Berge von Abhandlungen im Internet und in den Buch-handlungen und Bibliotheken gibt es vollgestopfte Abteilungen zum Thema „In-formation", doch nachdem man die prominentesten davon durchgelesen hat, ist man fast so schlau wie vorher.

Die Informatiker sagen dies und die Mathematiker das, die Sprachwissenschaft-ler etwas anderes als die Sozialwissenschaftler und die Neurophysiologen, Hirn-forscher oder Biochemiker ganz etwas anderes als die Erkenntnistheoretiker o-der Publizisten. Wer beschäftigt sich eigentlich nicht mit diesem Thema?

Die IT Leute bzw. Informatiker sagen, Information ist das (elektrische) Signal, das über einen Kanal von A nach B geschickt wird (Mathematik, Informatik, Kyberne-tik / Wiener, Shannon, Waever).

Biochemiker sprechen von Botenstoffen (z.B. Neurotransmitter) und Physiker sagen, Information ist der Impuls, der von einer elementaren Einheit ausgeht und eine andere penetriert oder stimuliert. Oder: Materie und Bewegung sind „Form"; – Masse und Energie sind „Information", und diese führe zur „Negentropie", d.h. Ordnung (Planck, Lyre, Weizsäcker, et al.). Systemtheoretiker und Biosystemiker sagen, Information ist nur Systemdifferenz bzw. der Input, der innerhalb des Sys-tems eine Strukturänderung hervorruft (Luhmann, Maturana, Glasersfeld, Förster, et al.). Die Philosophen, Kommunikations- oder Sprachwissenschaftler sagen, nur wenn ich ein Wort, einen Satz oder ein Zeichen verstehe und danach handle, dann ist das Information (Chomsky, Morris, Parsons, Peirce, Wittgenstein, Ga-damer, Apel, Habermas, et al.).

Die Neurologen sagen, Information ist das, was sich zwischen den Nervenzellen, den Ganglien, Neuronen, Axonen, Dendriten abspielt, und die Neuroelektrophy-siologen weisen auf das „Feuern" hin, das sie auf dem Osziloskop sehen, wenn sie Elektroden anlegen und die elektrophysiologischen Vorgänge zwischen den Zellen bzw. Zellgruppen registrieren und sichtbar machen. Die Mineralogen sa-gen, jeder Stein sei für sie Information und die Archäologen sagen, nur bearbei-tete Steine oder Tonscherben enthielten für sie Information. Eine Sekretärin oder ein Ingenieur sagt, dieses Fax, diese Tabelle oder diese Zeichnung ist Informati-on. Für einen dressierten Hund ist vermutlich der Pfiff seines Herrn Information, zu ihm zurückzukommen, sowie für den menschlichen Organismus ein bestimmtes Hormon die Information ist, einen Wachstumsprozess einzuleiten oder einzubremsen. Kurz: Alles was in der Welt und im Universum geschieht, ist oder ist Ergebnis von Information. Oder: Wir leben schon immer im Informationszeitalter, wir haben es nur nicht gewusst.

Als Beispiel (für die Begriffsverwirrung) sei hier nur ein Textausschnitt aus einem Wissenschaftsmagazin zitiert.

„Seit Jahrzehnten erforschen Neurobiologen in immer feineren Details an Tieren, welchen Weg die vom Auge gelieferte visuelle Information nimmt und was dabei mit ihr geschieht. Sie durchläuft sukzessive mehrere Stufen eines neuronalen Datenverarbeitungssystems. [...] In der Regel wird Verarbeitung immer spezialisierter, je weiter die Informationen die sogenannte Sehbahn entlang wandern. [...] Außerdem könnten weitere Hirnregionen dann für etwaige Entscheidungen zuständig sein, die aus dem Eintreffen eines Stimulus im Bewusstsein erfolgt."[90]

Aber auch bei den sogenannten Wissens-Wissenschaftlern sieht es nicht besser aus:

„So wie Bauelemente erst durch die Architektur ihre volle ,Bedeutung bekommen, so gewinnt Wissen in Sprache erst durch die Syntax ihre Bedeutung und Begriffe durch die Relationen in unserem Nervennetz."[91]

Aus der Sicht des Elektrikers hört sich das so an:

„Neuronen kennen prinzipiell zwei Zustände, die durch verschiede elektrische Potentiale – das Ruhe- und Aktionspotential – gekennzeichnet sind. Wird ein bestimmter Schwellenwert überschritten, wird das Aktionspotential ausgelöst. [...] die Signale des neuronalen Netzes (sind) durch ihre Impulsrate über die Zeitachse analog kodiert..."[92]

Trotz unterschiedlicher Verwendungsweisen des Begriffes „Information" und trotz unscharfem, verwirrendem Sprachgebrauch findet man in allen Argumentationen Hinweise dafür, dass man eigentlich Übermittlungsprozess, übermitteltes Objekt (bzw. Impuls oder Signal) und Effekt (bzw. Reaktion oder Wirkung) als Momente ein und derselben Sache „Information" sehen muss. Anders gesagt: Eine „Botschaft" ist nur dann eine Botschaft, wenn etwas transportiert wird und wenn dieses Etwas auch ankommt und da nicht ohne Wirkung bleibt.

---

[90] Spektrum der Wissenschaft, 1/2000

[91] Rahmstorf / Umstaetter (1999)

[92] Obst (1999); vgl. dazu auch: Calvin (2000); In der Rezension dieses Buches in der Züricher Zeitung ist zu lesen: *„Aus der Verdrahtung der Zellen in einer Art Sechseck ergebe sich ein charakteristisches Aktivitätsmuster, der Code für ein bestimmtes Bild oder eine Erinnerung. Das Muster werde häufig wiederholt und auf benachbarte Anordnungen kopiert. Da sich Fehler einschleichen können, entstünden aus einem gleichen Muster viele verschiedene, von denen eines möglicherweise besser geeignet sei, ein neuartiges Erlebnis zu repräsentieren."*
Mein Text kann auch gelesen werden als Kommentar (bzw. Geschichten und Argumente) zum Streit zwischen Geistes- und Neurowissenschaften gelesen werden.

Der Informationsbegriff hätte demnach also mindestens vier Aspekte: das Mitge-
teilte bzw. der Inhalt, die Sache, um die es geht, – der Mitteilungsprozess, – das
Medium bzw. die „Sprache" und die Auswirkungen beim Empfänger.

Allerdings unterscheidet sich die naturwissenschaftlich orientierte Verwendung
des Begriffes „Information" wesentlich von der eher humanwissenschaftlich orien-
tierten. Für letztere gilt als „Information" nur menschliche Kommunikation mittels
bedeutungshafter, symbolischer Zeichen, die interpretiert und verstanden werden
müssen. Auf diesen Unsicherheitsfaktor des individuellen Interpretierens und
Verstehens (Hermeneutik) kann sich Naturwissenschaft nicht einlassen: Ein Organismus, eine Zelle, ein Atom interpretieren nicht, sie tun, was sie tun müssen
und daher könne man es auch berechnen.

Die Frage ist also: Rührt die Konfusion um den Informationsbegriff aus einem
unbewältigten Konflikt zwischen der Domäne der Naturwissenschaften und jener
der Human-, bzw. Geisteswissenschaften, bzw. zwischen den jeweiligen Metaphern und Paradigmen?[93]

Um herauszufinden, was die einzelnen wissenschaftlichen Disziplinen mehr oder
weniger erfolgreich beschreiben und was durch die jeweils besondere Sichtweise
durch den Rost fällt, muss man sich zunächst die Abgrenzungen und Unterscheidungen anschauen. Also: Wie und womit geht die Naturwissenschaft (Physik, Chemie, Biochemie, Medizin etc.) an die Phänomene der Informationswelt
heran? Was ist ihr Untersuchungsgegenstand und mit welchen begrifflichen Instrumenten beschreibt sie diese Gegenstände?

Beginnen wir also – wie das so üblich ist – bei den „Sinnen", weil „Information"
nur einen „Sinn" hat, wenn es dabei um „informieren" geht und wir die informie-
renden Botschaften irgendwie sehen, hören, fühlen oder sonst wie in uns herein-
lassen müssen, damit wir dann „informiert" sind.

2 Information und Ästhetik: Was haben die Bilder im Kopf mit Sehen und Hören zu tun?

*„Alle Menschen streben von Natur aus nach Wissen. Ein deutliches Zeichen dafür ist
die Liebe zu den Sinneswahrnehmungen. [...] Vor allem die Augen und Ohren sind
die von der menschlichen Spezies bevorzugten Quellen der Erfahrung und des Wissens."[94]*

Oder anders gesagt: Der einzige Zugang zu unserem Bewusstsein, zu unserem
Denken sind die Sinnesorgane. Sie sind das „Fenster" zur Welt. So steht es
schon bei Aristoteles und daran hat sich trotz Computertomografie und Elektro-

---

[93] „Erklärungsmodelle" sind Bilder, Vorstellungen, Muster, Geschichten, die für das Beschreiben von Zuständen und Vorgängen unserer Lebenswelt verwendet werden, – Paradigmen bzw. „Beschreibungssysteme", wie die Naturwissenschaftler sagen.

[94] Aristoteles, Metaphysik

nen-Mikroskop nichts geändert. Heute würde man sagen: Die (fünf, oder sind es doch mehr?) Sinne sind die einzig verfügbaren *Schnittstellen* zwischen unserem Kopf und der Außenwelt.

Was wir in der Schule gelernt haben „leuchtet ein": die Augen sind empfänglich für Lichtwellen, optische Reize, – die Ohren für Schallwellen oder akustische Reize und so fort. Es handelt sich um elektro-chemische, physikalische Prozesse, wie sie in jeder Kamera, in jedem Mikrofon auch ablaufen, – so haben wir es zumindest in der Schule gelernt.

Wissenschaftler in aller Welt versuchen, mit modernsten Messverfahren und elektronischen Rechenmaschinen den Geheimnissen der Hirnaktivitäten, des menschlichen Denkens, des menschlichen Bewusstseins auf die Schliche zu kommen. Auf Kongressen, in Wissenschaftsjournalen und in populärwissenschaftlichen TV Sendungen werden von Neurobiologen, Neurophysiologen, Biokybernetikern, Biochemikern, Kognitionswissenschaftlern oder Informationstheoretikern Bilder von lebenden Gehirnen gezeigt, auf denen in allen Farben zu sehen ist, was geschieht, wenn der betreffende Mensch Klavier spielt, einen Apfel oder eine(n) nackte(n) Frau / Mann sieht oder eine Frage mit einer Lüge beantwortet. Gezeigt soll werden, dass etwas passiert an bestimmten Stellen im Kopf, wenn wir sehen, denken, einen Arm bewegen oder unglücklich sind. Einige Enthusiasten, die vielleicht zu viele Science-Fiction Filme gesehen haben, versteigen sich sogar zu der Behauptung, man werde bald Träume auf dem Bildschirm sichtbar machen oder Gedanken in Textform lesen können.

Da scheint mir doch ein Missverständnis vorzuliegen. Warum? Die Frage ist nicht allzu schwer zu beantworten, wenn man sich ansieht, was da wie gemessen wird und wie das Gemessene visuell dargestellt (codiert) wird. Was da vor sich geht in und zwischen den Nervenzellen, was da wie wodurch (und wozu) bewirkt [95] wird, kann man weder sehen, noch hören, fühlen oder riechen noch „denken", – man kann es nur mit Sensoren, Detektoren, Elektroden (den verlängerten Sinnesorganen) messen oder die Auswirkungen dieser Prozesse an Organfunktionen beobachten (wahrnehmen!) und daraus streng nach dem Ursache-Wirkungsschema seine Schlüsse ziehen (konstruieren!). Es geht auch umgekehrt: Wenn bestimmte Regionen des Gehirns bei einem Unfall verletzt oder durch Krebswucherungen, Blutgerinnsel gelähmt wurden, kann der Mensch dann dies oder jenes nicht mehr tun, woraus man schließen kann, dass diese Stelle im Gehirn für diese Funktion zuständig sein könnte.

Das Anlegen von Elektroden am Schädel, um damit elektromagnetische Felder zu registrieren und die elektrischen Impulse über Kabel in einen Computer zu

---

[95] Wenn jemand sagt „Hier ist etwas vor sich gegangen, etwas hat sich ausgewirkt auf..", dann meint er damit eigentlich einen Vergleich, bzw. die Feststellung einer Differenz >es war so – und jetzt ist es so<, was aber bedeutet, anzunehmen, dass dieses Etwas noch das Etwas ist und die Veränderung nur ein Teilaspekt, ein mögliches Attribut oder ein wechselhafter Zustand des Etwas ist: Interpretationen des Beobachters. *„Unsere Wahrnehmungen sind reine Interpretationen."* Singer (2003), S. 43

leiten, der dann die Spannungsdifferenzen und die Stromstärkedifferenzen und Frequenzen etc. auf einem Bildschirm in Form einer Wellenlinie oder in Form von unterschiedlichen Farbpunkten (z.b. brain maps) darstellt, das ist eine primitive Methode im Vergleich dazu, was Computertomographie, Magnetresonanz oder MEEG, SPECT und andere moderne Maschinen leisten können. Da kann man bis ins kleinste Detail alles sehen und zwar „live", so als würde man in einen laufenden, gläsernen Motor schauen (Gedanken kann man freilich keine sehen). Allerdings nicht wirklich genau, denn das Bild, das auf dem Bildschirm eines MR Gerätes zu sehen ist, besteht aus Farbpunkten, die das Visualisieren, was die Detektoren registrieren und die Prozessoren berechnen, doch das „Bild" müsste fast unendlich groß sein, um jede einzelne Zelle im Gehirn, bzw. deren Aktivitäten erfassen zu können. Was ist das, was man sieht? Nun, man sieht das, was man (selektiv) misst.[96]. Man sieht natürlich keine Positronen, Elektronen, Magnetfelder, chemische Reaktionen oder sonst was, – man sieht eigentlich nur Zeichen oder Symbole für etwas, also z.B. „oben" bedeutet, der Impuls, das Magnetfeld etc. ist „stark / intensiv" und „unten" bedeutet „leicht / schwach". Man könnte aber genauso gut auch „rot" für „intensiv" und „grün" für „schwach", Tonhöhen und Lautstärken oder einfach Zahlen nehmen. Wenn sich so ein Farbfleck oder eine Zahl auf dem Bildschirm verändert, dann kann man daraus schließen, dass sich da etwas getan hat im Kopf.

Es gibt also bestimmte Konventionen in der Codierung und Visualisierungstechnik, die genauso gut ganz anders sein könnten. Es hängt eigentlich mehr damit zusammen, mit welcher Alltagserfahrung wir eine bestimmte Messgröße am leichtesten assoziieren (wobei die Messgröße, das Maß selbst wiederum davon

---

[96] Zur Problematik von Messmethoden: Im Bereich der Hirnforschung dominiert bis heute noch immer die „elektrische" Sichtweise basierend auf einer Anfang des zwanzigsten Jahrhunderts entwickelten Messtechnologie in Verbindung mit elektronischer Datenverarbeitung und bildgebender Verfahren. Neuere Forschungen allerdings konzentrieren sich mehr auf die weitaus komplexeren biochemischen Prozesse. Die Entwicklung der dafür erforderlichen Beobachtungsmethoden, Analyse- und Messtechnologien hat gerade erst begonnen. Man kann daher gespannt sein, wie schnell sich das „elektrische Weltbild" verändern wird. Man muss sich eigentlich nur mal vor Augen halten, was mit traditionellen (elektromagnetischen) Methoden erfasst werden kann: Eine EEG oder EP Maschine z.B. registriert mit Elektroden so groß wie Hemdknöpfe elektrische Vorgänge im Innern des Schädels, so als würde man das Ausgehen und Angehen von Lichtern großer Städte aus dem Weltall beobachten: Rauschen! Modernste Kernspintomographen haben dasselbe Problem: Wie kann man die submolekularen, atomaren Vorgänge der Zig-Milliarden Nervenzellen im Hirn auf einem Bildschirm erfassen und darstellen? Selbst wenn der Bildschirm so groß wäre wie eine Kinoleinwand, könnte man nur „Grobstrukturen" erkennen. Auflösungsvermögen 1: zig Millionen. Man kann natürlich auch einzelne Nervenzellen unter ein Elektronenmikroskop legen, aber dann sieht man wieder das „geordnete Zusammenspiel" innerhalb des Nervensystems nicht mehr. Abgesehen davon sagt eine Vorgang innerhalb einer Zelle, sei er nun chemisch, elektrisch, atomar oder wie immer, nichts über dessen Funktion innerhalb des Systems „Zelle" und dem Zusammenspiel der Zellen, – diese kann man nur als „Auswirkungen" erschließbar und diese sind Interpretationen, Annahmen des Beobachters.

bestimmt ist, wie der Messapparat gebaut ist, worauf er zu reagieren im Stande ist). Eine fette, dicke Linie oder eine Zahl am Bildschirm hat mit Mikrovolt, Milliampere oder mit Tesla nicht das geringste zu tun, wobei Volt und Tesla etc. nur die Bezeichnung dafür ist, wie ein bestimmtes Messgerät auf einen bestimmen physiologischen (physikalischen) Vorgang reagiert. Aus diesen Darstellungen ziehen dann die Spezialisten ihre Schlüsse auf Grund ihres „wissenschaftlichen" Wissens, ihrer Erklärungsmodelle: „Dieser Wert, diese Veränderung der Farbe weist darauf hin, dass..... "

Das Problem, dass wir keinen direkten (verstandesmäßigen) Zugang haben zu dem, was in den Sehzellen, Nervenbahnen etc. vor sich geht, hat aber noch tiefere Gründe. Egal was immer gemessen und beobachtet wird, mit den Augen, Ohren oder mit Sensoren, Detektoren, Instrumenten und Geräten, – was sich zwischen Untersuchungsobjekt und dem Detektor abspielt ist *eine* Sache, und das hat weder mit Polarisierung, Feldstärke, Impuls, Masse, Geschwindigkeit, oder Volt, Ampere und Ohm etwas zu tun. Das sind nur Wörter, Bezeichnungen für etwas, das wir über viele Umwege als Wirkung von etwas, das wir z.B. Elektron nennen, auf etwas, das wir Elektrode nennen, interpretieren. Wir denken nicht „Elektron" und „Positron" und diese denken selbst auch nicht, so dass sie sich in unser Bewusstsein schleichen könnten. Natürlich steckt in den Untersuchungsmethoden viel Mathematik[97], aber die ist eingearbeitet in die Messgeräte, Maschinen und Computer, um das messen, beschreiben und angeblich auch berechnen zu können, was in den Nervenzellen und sonst wo im Körper passiert, aber die Neuronen und grauen Zellen selbst kümmern sich nicht um Messgrößen und Mathematik. Anderseits ist auch unbestritten, dass alle Messgrößen (Begriffe und Bezeichnungen) mit unserer Lebenserfahrung zu tun haben, nämlich damit, wie wir auf Grund unserer menschlichen Konstitution erfahren und gelernt haben, mit unserer Umwelt umzugehen, uns in ihr zu bewegen. [98]

Da ist nichts Übernatürliches, rein „Geistiges" dran, denn was wir tun, lernen und auch was wir denken, ist ganz kreatürlich, genauso wie dasjenige, was wir messen. Wir müssen also alles in unsere konstitutionsbedingte Erfahrungsweise übersetzen, damit wir es uns vorstellen und denken können. Also z.B.: „Etwas bewegt sich" ist die Übersetzung der Erfahrung, dass mein Körper einen Weg entlang gehen kann. Anders gesagt: Das, was in unserem Hirn *vor sich geht*, (die wie immer messbaren Vorgänge im Gehirn) wenn wir denken, uns an einer geliebte Person erinnern oder einen Satz verstehen, hat mit den „rationalen" Gedanken und bildli-

---

[97] Was gemeinhin als Indiz dafür gehalten wird, dass, etwas der Wirklichkeit entspricht, wenn es exakt berechenbar, vorhersagbar ist. Albert Einstein soll dazu gesagt haben: Wenn die Mathematik auf Wirklichkeit angewendet wird, ist sie nicht sicher, und wenn sie sicher ist, dann bezieht sie sich nicht auf die Wirklichkeit. Allerdings, ohne Berechnungen könnten wir auch keine Flugzeuge und Wolkenkratzer bauen. Liegt der Unterschied in der „großen Masse"?

[98] Habermas (1968): S. 151 *„Die möglichen Gegenstände der wissenschaftlichen Analyse konstituieren sich vorgängig in den Selbstverständlichkeiten unserer primären Lebenswelt."*

chen Vorstellungen genauso wenig und genauso viel zu tun wie das gesprochene Wort „Ludmilla" mit einer konkreten leiblichen Person. Ich könnte genauso gut „bu" sagen oder den kleinen Finger krümmen und damit diese Person meinen / bezeichnen. Das – die Verknüpfung – ist beliebig, das ist Konven-tion und Kulturgeschichte.[99] Der Bedeutungsgehalt des Fingerkrümmens liegt darin, dass sich diese Person beim Krümmen des Fingers angesprochen fühlt und irgendwie reagiert. (Wenn ich also sage: Die Funktion des Fingerkrümmens erkenne ich an der Wirkung, so ist das eine Interpretation, aber kein physikalischer Prozess wie das Krümmen und das Reagieren auf das Fingerkrümmen. Wenn ich in einem experimentellen Setting diese Aktion oft genug wiederhole und dabei immer dieselbe Wirkung beobachtbar ist, dann könnte ich von einem wissenschaftlichen Beweis der Funktion sprechen, aber dies wäre eine Hypothese, eine Feststellung, ein formuliertes „Naturgesetz", aber eben keine „Tatsache".)

Nun könnte man das Gedankenexperiment mit den computergestützten bildgebenden Verfahren weiterspinnen und sagen: Irgendwann wird es uns gelingen, elektromagnetische, biochemische, atomare Vorgänge im Gehirn online zu registrieren und darzustellen z.B. mit Hilfe von „funktionellen Kernspintomographen". Dann fragen wir einfach die Versuchsperson, was sie sich gerade denkt und ordnen das Ereignismuster im Hirn seiner (sprachlich ausgedrückten) Vorstellung zu und wenn dieses Muster dann wieder auftritt, wissen wir, was er denkt, führen also das Kausalitätsprinzip im Hirn mittels einer „lernenden" Aufzeichnungsmaschine durch die Hintertür ein. Vielleicht wäre es möglich, wenn man die Versuchsperson für den Rest ihres Lebens anschnallt, Augen und Ohren verstopft und so verhindert, dass sie neue Erfahrungen macht, lernt und neue Bilder „im Kopf" erfindet. Bei Gefühlsregungen und Empfindungen täte man sich vermutlich leichter, denn diese sind, solange der Körper ist und funktioniert, wie er funktioniert, verlässlicher, – sie liegen auf einer anderen, einer „somatischen Ebene".[100]

Warum fällt es uns so schwer zu akzeptieren, dass wir mit Augen und Ohren keinerlei Bedeutungen, semantische Inhalte oder Zusammenhänge und schon gar kein Wissen aufnehmen können? Das Auge sieht „Licht" und sonst nichts, auch keine Blumen, Bäume oder Menschen. Das Ohr hört „Schall" und sonst nichts, auch keine Wörter und Lieder. Und über eine besondere Schnittstelle für Wissen oder Information verfügen wir schon gar nicht! Ich erlaube mir, Telepathie und göttliche Eingebung hier auszuklammern. Der Nürnberger Trichter hat auch nicht funktioniert.

---

[99] Vgl.: Neumann (1958) S. 81

[100] Vgl.: Damasio (2006) „Nach meiner Ansicht liegt das Wesen der Gefühle in zahlreichen Veränderungen von Körperzuständen, die in unzähligen Organen durch Nervenendigungen hervorgerufen werden." S. 192f „Zusammenfassen lässt sich feststellen, dass das Gefühl sich zusammensetzt aus einem geistigen Bewertungsprozess, der einfach oder kompliziert sein kann, und dispositionellen Reaktionen auf diesen Prozess..."

Im Hirn, wo sich das Denken abspielen und das „Wissen" stecken soll, passiert – nach naturwissenschaftlichem Verständnis – im Prinzip genau dasselbe, wie in Nervenbahnen, welche die „Meldungen" vom Auge und Ohr ins Hirn leiten. Auge und Ohr denken nicht wie das Hirn, aber es scheint auch nicht erwiesen zu sein, dass „denken" nur im Hirn stattfindet. [101]

In interdisziplinären internationalen Diskussionsforen melden sich immer häufiger durchaus ernstzunehmende Naturwissenschaftler zu Wort, die meinen, man könnte sich in der Zukunft von der Quantentheorie durchaus tiefgreifende Einsichten in das Wesen menschlichen Denkens erwarten[102]. Auch diese Hoffnung scheint mir nicht begründbar zu sein. Das wäre so, als würde man wie die Schildbürger versuchen, mit Säcken Licht in das fensterlose Haus zu tragen.

Damit ist nicht gemeint, Denken sei etwas „Metaphysisches", etwas „Geistiges" im alten idealistisch-philosophischen oder religiösem Sinne, sondern lediglich, dass bestimmte (naturwissenschaftliche) Paradigmen das ungeeignete Werkzeug sind, so wie man mit Meterstab, Wage und Schraubenzieher nicht an elektronische Prozesse in Mikroprozessoren herankommt.[103]

Trotzdem: Wir tun so, als würde in den sichtbaren Zeichen oder Bildern und hörbaren Wörtern oder Lauten, selbst die Bedeutung liegen, – als könnten wir auf die semantischen Inhalte und Zusammenhänge hinschauen oder hinhören, sie aus dem Internet „downloaden". Da muss man sich nicht mit der komplizierten Frage herumschlagen, wie aus den „optischen Reizen", den biochemischen, neuronalen Prozessen in unseren Köpfen plötzlich Bedeutung, Kontext, Wissen und Sinn entsteht.

---

[101] Vgl.: Roth (2006): S. 19f; *„Mentale und intentionale Zustände sind Hirnzustände, die an Aktivitäten bestimmter Hirnrindenareale gebunden sind, und sie haben ihre kausale Wirkung durch ihre neuronale Beschaffenheit, die wiederum das Gesamtsystem des Gehirns als eines selbststeuernden und selbstbewertenden Systems festgelegt werden. Gehirne verarbeiten Bedeutungen und nicht bloße Erregungen. Erregungen sind das, was die Hirnforscher registrieren; das bedeutet aber nicht, dass man als Hirnforscher die Illusion haben muss, diese Erregung seien das Eigentliche oder einzig Gegebene, nur weil man Bedeutung nicht direkt messen kann, sondern nur erschließen kann. Das tun wir im Übrigen auch bei jedem kommunikativen Akt."* Ebenda: S. 26; vgl. auch: Damasio (2006) S. 309 *„Unsere visuelle Wahrnehmung kann man durchaus als >Empfindung des Körpers<, während wir sehen< beschreiben, und ganz gewiss >empfinden< wir, dass wir mit den Augen und nicht mit der Stirn sehen."*

[102] Ein typisches Beispiel dafür ist: Roger Penrose (1998): Das Große, das Kleine und der menschliche Geist.

[103] In der Einleitung zu seinem Buch „Descartes' Irrtum" schreibt der amerikanische Neurobiologe Damasio: *Von Anfang an machte ich meine Auffassung über die Grenzen der Wissenschaft klar: Ich bin skeptisch über ihren Objektivitätsanspruch. Mir fällt es schwer, in wissenschaftlichen Ergebnissen, vor allem auf dem Gebiet der Neurobiologie, etwas anderes als vorläufige Annäherungen zu sehen"* Damasio (2006) S. 20

120

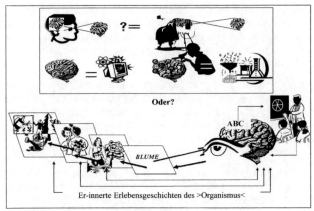

Er-innerte Erlebensgeschichten des >Organismus<

Abb. 11: Wie kommt die Welt in den Kopf?

D. R. Hofstadter schlägt sich zwar mit seinem „mathematischen Blick auf die Welt" recht ausführlich mit diesem Problem herum, doch sein „Isomorphie" Paradigma, wonach „die Wirklichkeit in der Hardware des Gehirns dargestellt wird", lässt die entscheidenden Fragen unbeantwortet: Wir funktioniert das? Was ist „Bedeutung"? [104]. Kann man die Bedeutung eines Satzes, die Lebenserfahrung oder den Sinn des Lebens mit dem Mikroskop aufspüren, vermessen und „mathematisch" formulieren?[105]

---

[104] Wenn Koffka (1935) behauptet, *„every Gestalt has order and meaning"*, und er unter „Gestalt" – wie die biologische Systemtheorie – (auch) lebende Organismen, Lebewesen versteht, dann bedeutet dies nicht, dass Bedeutung („meaning"), welche ein Organismus, bzw. ein System in sich und für sich konstituiert, dasselbe meint, wie „Bedeutung", die wir denkend, interpretierend erzeugen. „Bedeutung" im biologistischen Systemverständnis heißt eigentlich nur „etwas ist lebendig", ist eine „lebendige Ganzheit" („Das Ganze ist etwas anderes als die Summe seiner Teile." Wertheimer / Lewin). Luhmann verwendet dafür den Begriff „Sinn", welcher die „Autopoiesis" (Selbstherstellung) steuert. Hinter der Annahme, dass Systeme „meaning" haben, steckt nach Koffka das Problem, dass wir auf Grund naturwissenschaftlicher Paradigmen zwischen „lebender" und „toter" Materie, zwischen „Quantität", „Qualität" und „Ordnung" unterscheiden müssen, und der Unterschied auch einen Namen haben sollte. Man kann natürlich auch sagen, der alte Materiebegriff sei falsch gedacht, weil diese „Materie" selbst „intelligent" sei, aber das kann man bekanntlich nicht mit Instrumenten messen. Vgl. dazu: Michael Quante, In: Sturma (2006): S. 124ff. Die jüngste wiederaufgeflammte Diskussion über die These vom „intelligent design", bzw. von der „directed evolution" hat ebenso mit der Frage zu tun, ob wir mit den wissenschaftlichen Theorien die „Natur" nur beschreiben können, wie wir sie sehen, und nicht, wie sie „wirklich" ist. Der britische Mathematiker und Philosoph A. N. Whitehead (1929) interpretiert das gesamte Universum, den philosophierenden und forschenden Menschen eingeschlossen, als „intelligenten Prozess".

[105] Hofstadter (1991); siehe auch: Singer (2003)

Der Biochemiker F. Vester sieht gar in der „Biokybernetik" einen universell gültigen Zugang zu Welt, zu jeglichem Wissen über die Welt, denn die sei „kybernetisch", – das gesamte Universum sei „kybernetisch" organisiert. So springt er von
der Zelle zur Stahlindustrie und von da zum Regenwald und zurück zur Psychologie und Erkenntnistheorie, – quer durch die Jahrtausende, über Kontinente
durch alle Kulturen und Lebensbereiche. Alle Probleme der modernen Lebenswelt und der Wissenschaften lösen sich auf unter dem kybernetischen Blick. Der
kybernetisch denkende Mensch wird Gott gleich, in dem er alles durchschaut und
versteht und auf alle Fragen eine richtige Antwort hat.[106]

Verführung durch Sprache und sprachliche Bilder? Mit der Sprache hat man ü-
berhaupt seine Probleme, wenn man dran geht, die sprachlichen Bilder und
Wortbedeutungen zu hinterfragen und mit dem „Kontext", in dem sie im täglichen
Sprachgebrauch oder in den einzelnen Wissenschaften verwendet werden in
Verbindung zu setzen: Das betrifft in diesem Zusammenhang vor allem Wörter
wie „Information", „Wissen" oder „System".[107]

Das Dilemma ist: Solange es keine anderen, besseren Beschreibungsmodelle
dafür gibt, was in unserem Kopf und in den Sinnesorganen vor sich geht, müssen
wir an den naturwissenschaftlichen, „physikalisch-mathematischen" festhalten
und diese sagen, dass es da keine Wörter und Sätze mit Bedeutung gibt und
auch keine bildhaften Vorstellungen oder Isomorphien. Und doch sind sie da, die
„Bedeutungen" und die kann man (zumindest bis heute) bekanntlich nicht „messen" und „abwiegen", auch wenn man umgangssprachlich von „großer, schwer-
wiegender Bedeutung" spricht. Also brauchen wir andere Erklärungsmodelle,
oder müssen die verfügbaren anders „applizieren" und miteinander „vernetzen",
wie man heutzutage sagt.

Dieses Dilemma hat, wie ich es sehe, allerdings mit dem von Capurro behaupteten „Trilemma der Informationstheorie"[108] wenig zu tun. Informations-theorie ist
Theorie von Informationsprozessen und nicht Welterklärung, Naturphilosophie
oder Wissenschaftstheorie und sollte zunächst nur anderen Theoriekonstrukten
nicht prinzipiell widersprechen. Informationstheorie kann – außer man behauptet,
alles was in der Welt, im Universum vor sich geht sei Information – nicht begründen, dass und warum es angreifbare, sichtbare „Dinge" gibt, – das ist auch nicht
die Aufgabe der Informationstheorie, sondern wie man sich das „Funktionieren"
zwischen-menschlicher Verständigung (mittels bedeutungtragender Zeichenob-
jekte) vorstellen kann. Nicht mehr und nicht weniger.

Ich will mich im Folgenden der Antwort auf die Frage „Was ist Information?" bzw.,
wie kann ich mir vorstellen, dass „Information" geschieht, in fünf Schritten nä-
hern.

---

[106] Vester (1984) Vgl.: Maturana (1984) / Foerster (1993) / Schmidt (1987)

[107] Vgl.: Craig (1993)

[108] Capurro (1978); vgl. dazu auch: Janich (2006)

Der erste Schritt wird sich damit beschäftigen, wie wir Menschen (und – so nehmen wir an – auch Tiere) aus den unzähligen „Inputs", die, wie uns Neurophysiologen sagen, unsere Sinnesorgane aufzunehmen im Stande sind, dasjenige her-
auszuschälen, was für uns, für unseren Körper von „Relevanz" ist, bzw. sein
könnte. Eine Frage, mit der sich zuerst Psychologen am Berliner Psychologi-
schen Institut zu Beginn des vorigen Jahrhunderts auseinandergesetzt haben,
woraus sich dann die „Gestaltpsychologie" entwickelt hat.[109] Einen interessanten
Schritt weiter in der Beantwortung dieser Frage geht z.b. der Neurobiologe Antonio R. Damasio, wenn er die „psychischen Gestalten", die Vorstellungen und das
Denken überhaupt noch radikaler trennt von jenen Prozessen, die sich zwischen
Organismus und Umwelt, zwischen Sensorium, Körperoberfläche und Umwelt
abspielen. Vorstellungen, Gedanke beruhen auf oder sind „Repräsentationen"
körperinterner Prozesse und nicht Modellierungen der Inputs zu Wahrnehmungen und Vorstellungen (Bewusstsein ist „Köperrepräsentation" im Hirn)[110].

Im zweiten Schritt geht es um die Frage, wodurch wir Menschen in der Lage
sind, „natürliche Dinge" von Gegenständen zu unterscheiden, die von Menschen
gemacht, also „Artefakte" sind. Diese Unterscheidungsfähigkeit, die Fähigkeit zu
erkennen, wie und wozu Artefakte hergestellt wurden, ist – so die These dieses
Abschnitts – die Voraussetzung dafür, dass Objekte als „Bedeutungsträger" erscheinen können, d.h. mit Absichten und Aufforderungen in Verbindung gebracht
werden.

Im nächsten Schritt geht es darum, zu zeigen, dass die Fähigkeit, Artefakte als
Bedeutungsträger, als (symbolischen) Zeichen, als Trägern von Botschaften aufzufassen und in ihnen eine Mitteilungsabsicht zu erkennen, soziale Interaktion
voraussetzt, in der Menschen Absichten und Erwartungen erkennen lernen müssen, um in Gemeinschaft mit anderen überleben zu können.

Der vierte Schritt wird sich daher mit der Frage beschäftigen, welche Voraussetzung als notwendig angesehen werden müssen, damit „Sprache" entwickelt werden kann. Dabei wird es auch darum gehen, was die Entwicklung von komplexen
Symbolsystemen mit dem Unterschied zwischen „zivilisierten" Menschen und
Tieren zu tun haben: Kulturgeschichte, die Welt der kulturellen Artefakte als Bedingung der Entwicklung von Wissenssystemen.

---

[109] Max Wertheimer (1924). Kurt Koffka (1935); Als Vordenker sind zu nennen Johann
Müller (1801-1858) und Helmhotz (1821-1894); vgl. Layer (2005): *„Wenn bei Johannes
Müller der Vorgang der Wahrnehmung noch als semantischer Kontext spezifischer Sin-
nesenergien umschrieben war, wird derselbe Vorgang von einem heutigen Physiologen
vielleicht als synchron-distributive Repräsentation komplexer Neuronenensembles definiert."* S. 10

[110] Ich will in diesem Text nicht ausführlicher auf neurowissenschaftliche Fragen eingehen, weil mein Thema mehr mit der kulturgeschichtlichen Entwicklung von Symbolsystemen als mit Neurowissenschaften zu tun hat.

Der letzte Schritt wird mich an den Ausgangspunkt der Überlegungen zurückführen, nämlich zu den Fragen: Was ist Wissen? Wie und was können wir wissen? Was ist Sinn und was ist Glaube? Wie kommt der Glaube an Gott in die Welt?

3   Gestaltwahrnehmung: Was macht ein Geräusch zu einem „Hallo!"

An warmen Sommertagen legten wir uns auf dem Heimweg von der Schule rücklings in die Blumenwiese und wetteiferten miteinander, wer aus den vorüberziehenden Wolkenlandschaften die phantastischsten Figuren, Gesichter, Menschen und Ungeheuer herauslesen konnte.

Wenn wir an der Hypothese festhalten wollen, dass unsere Sinnesorgane lediglich zur „Aufnahme" von Licht, Schall, Temperatur, Druck, etc. ausgelegt sind, nicht aber zur Wahrnehmung[111] von Mustern, Figuren, Ganzheiten oder gar Bedeutungen, dann muss man auch hinnehmen, dass Erfassen von Ganzheiten (Gestalten) wenig mit sinnlichen Inputs zu tun haben kann. (Beispiel: Der Schallkopf eines Ultraschallgeräts sendet Schallwellen aus, die reflektiert, in elektrische Signale umgewandelt und dann im Rechner so zusammengerechnet werden, so dass über die Elektronik am Bildschirm Bilder sichtbar werden, die wir als schlagendes Herz oder als Embryo deuten. Das Herz und die reflektierten Schallwellen haben mit dem Bild am Bildschirm nur auf vielen Umwegen etwas zu tun.)

Erfassen vielfältiger, komplexer „Inputs" – wie die Neurophysiologen sagen – als „Singularität" wird von Wahrnehmungspsychologen als kreative Leistung (des Zusammenfassens) angesehen[112]. Ein Kleinkind muss erst lernen, die verschiedenen, sich bewegenden Farbflecken als Gesicht der Mutter „wahr-zu-nehmen". Dass ein Säugling zunächst mal lernen muss, seine Hände koordiniert zu bewegen, um sich alle möglichen Dinge in den Mund zu stecken, und dann relativ lange braucht, um zwischen essbaren und nicht essbaren Dingen zu unterscheiden, das ist ebenso Ergebnis eines Lernprozess des ganzen Organismus (in dem

---

[111] Singer (2003): „*Wir haben ja noch nicht einmal die simple Frage vollständig geklärt, wie eigentliche Wahrnehmungen im Gehirn neuronal verwirklicht werden. Zudem sehen wir das Nervensystem immer noch viel zu sehr als ein im Grunde lineares, stationäres System, das als Reiz-Reaktionsmaschine funktioniert, was wahrscheinlich ganz falsch ist.*" (S. 61). Vgl. auch ebenda S. 43 und S. 55

[112] Schon Immanuel Kant hat in seiner "transzendentalen Ästhetik" die vorausgesetzten Bedingungen der Möglichkeit von „empirischen Anschauungen" untersucht und dargelegt, dass wir eine sinnlich zugängliche Außenwelt (Dinge an sich) annehmen müssen, aber die Außenwelt, wie wir sie uns vorstellen eine vom Subjekt durch den Verstand geformte „Anschauung" ist und sie uns nur so „erscheint". Um sich diese Tätigkeit des Verstandes vorstellen zu können, müsse man annehmen, dass die Regeln, nach denen er das tut, als „transzendentale" Bedingungen, d.h. als immer schon vorausgesetzte, nicht mit dem Verstand erklärbare, greifbare, unhintergehbare Regeln ansehen müsse, ganz einfach, weil wir sie immer schon nutzen und anwenden, wenn wir verstehen wollten, wie wir verstehen können.

124

vermutlich all seine Nervenzellen und viele physiologische Vorgänge involviert sind), wie die Fähigkeit, die Stimme und das Gesicht der Mutter zu „erkennen". Nur ein geringer Teil dieser Ergebnisse des „Lernprozesses" kann „vererbt" werden: „Das ist bitter; das kann man nicht esse. Das schmeckt süß; das kann man essen." [113]

Der wahrgenommene „Gegenstand" – im umgangssprachlichen Sinne – ist eine Sache der Gewöhnung, ein Ergebnis des (frühkindlichen) Lernens, sich als Organismus (als ganzer Körper) gegenüber seiner Umwelt zu verhalten, indem dieser mit Hilfe seines „kognitiven Apparates" diese Umwelt (bzw. die Prozesse, welche diese Umwelt in ihm auslösen) in signifikante Ganzheiten aufzugliedern, zu organisieren lernt.[114] Aber auch im gesamten Verlauf unseres Lebens konstituieren wir „Objekte", bzw. wir modifizieren diese „wahrgenommenen Gestalten" durch permanentes Lernen, durch „körperliches Erfahren", wozu auch (Damasio würde sagen, vor allem) die Selbstwahrnehmung, die Wahrnehmung des eigenen Körpers gehört.[115] (Eine rote Rose zu sehen macht Freude, sie auch zu riechen, anzugreifen, aufzuziehen, zu pflegen oder gar zu essen erweitert die Vorstellung von „Rose".)

Weil manche Vertreter der Gestalttheorie dazu neigen, „Ganzheiten" als natürlich gegebene Dinge anzusehen, die durch die Gesetze der „Gestaltwahrnehmung" (Wahrnehmungsorganisation) erfasst werden können, bevorzuge ich im Zusammenhang mit der Frage „Was ist Information?" den Begriff „Objekt-Konstitution", weil ich mich hier aus der „naturphilosophischen Frage", der „Ontologie" möglichst heraushalten will. Wenn „Wahrnehmungsorganisation" an den „Gestaltcharakter" wahrgenommener Objekte (Objekte als vom menschlichen Hirn gebildete Ensembles, „patterns" des „Er-lebten", Erinnerten) gebunden wird, ergibt sich daraus notgedrungen die Frage, ob diesen Erscheinungen „objektive" Objekte

[113] Vgl.: Feldenkrais (1987) / Piaget (1974 / 1992). Inzwischen haben Verhaltenforscher durch Experimente bei Tieren herausgefunden, dass derlei "Gestalten" erlernt, möglicherweise vererbt, aber auch wieder vergessen werden können. So erschrecken Rehe in den USA beim Anblick einer Puma-Attrappe, aber nicht beim Anblick einer Jaguar-Attrappe, weil – so die Erklärung der Forscher – diese in natura in den USA längst ausgestorben sind und das Rotwild daher diesbezüglich auch nicht lernen konnte, bzw. das Erlernte wieder vergessen hat.

[114] In „Situatives Wissen" habe ich argumentiert, dass wir eine Situation in Elemente (analytisch) aufgliedern und diese miteinander in Beziehung setzen müssen, um die Situation „verstehen" zu können. Das „Aufgliedern" der Umwelt in Ganzheiten (bzw. in „Gestalten") ist – nach Ansicht der Gestaltpsychologen – eine „synthetische" Leistung. Kurt Lewin sagt zum Verhältnis der singulären Inputs und der wahrgenommenen Gestalten: *Das Ganze ist etwas anderes als die Summe seiner Teile.*" Und: Nicht das begriffliche Denken ist das „Rätsel", sondern die „inneren Bilder", die visuellen, akustischen Muster: Was ist die innere „Projektionsleinwand"? Wie kann man sie aus neurophysiologischer Sicht erklären? Antonio Damasio glaubt darauf eine Antwort gefunden zu haben: „Ganzheiten" sind organismusinterne Repräsentationen von Prozessmustern.

[115] Vgl.: Wertheimer (1963); Damasio (2005)

entsprechen, – ob die gesamte „Natur" sich selbst auch in „Gestalten" ausdifferenziert[116] und „Gestalten" daher eine reale Existenzform haben. Über diese Frage[117] wurde viel geschrieben und heftig diskutiert. Es ist mir klar, dass man sich nicht so leicht um diese Fragestellung herumdrücken kann, indem man sagt: Ich kümmere mich im Moment nicht darum, ob es „natürliche, ganzheitliche Objekte" (Gegenstände, Gestalten) gibt oder nicht, sondern sehe mal zu, wie weit ich komme, wenn ich annehme, dass diese mir nicht über die Sinnesorgane als „Ganzheiten" zugänglich sind. Ein möglicher Ausweg aus dem Problem könnte in der Annahme liegen, „natürliche Gestalten", wie z.B. eine Blume oder eine Katze sind zwar nicht als pure Konstruktionen unseres mentalen Apparates anzusehen (wie es Vertreter des „Radikalen Konstruktivismus" bisweilen tun), aber das, was ihre „Ganzheit", ihr „Wesen" (Lebe-Wesen) ausmacht, ist uns nur bzw. nur zum geringen Teil über unsere eigene „Ganzheit", dem menschlichen Organismus mit seinen vielfältigen konstitutionsabhängigen Lern-erfahrungen, seinem andauernden Umgang mit ihnen zugänglich, und welchen Zugang eine Katze zu einer Maus, ein Baum zu dem Moos auf ihm hat, ist wiederum von deren konstitutionsbedingten „Lerngeschichte" abhängig. Oder, wie Wertheimer (sinngemäß) sagt: Die Melodie eines Liedes zu hören ist nicht auf ein Sammelsurium von Schallwellen reduzierbar, so wie für das Kind das Gesicht der Mutter nicht aus puren Lichtwellen und gereizten Nervenzellen besteht; – eine Kathedrale ist für uns auch nicht nur eine Anhäufung von Sand und Steinen.

Diese Argumentation führt uns direkt zum systemtheoretischen Erklärungsmodell[118], das wiederum in Verbindung steht mit einem evolutionstheoretischen.[119] Ich muss hier ein wenig ausholen und in wenigen Sätzen auf die Geschichte systemischer Erklärungsmodelle hinweisen.

Interessant ist zunächst, dass sowohl die „Gestalttheorie" wie auch die „Systemtheorie" ihren Ursprung in den sogenannten exakten, mathematisch experimentell empirischen Wissenschaften haben.[120] Die Berliner Psychologen Carl Stumpf, Kurt Koffka, Max Wertheimer, Wolfgang Köhler und Kurt Lewin arbeiteten – wie vor ihnen Christian von Ehrenfels (in Graz/Wien/Prag) – hauptsächlich an Phänomenen des „Gesichts- und Hörfeldes", also daran, wie unser „Kopf" aus ein-

---

[116] Siehe: Koffka (1922): *„Gestalt-Theorie is more than a theory of perception"* S. 531; vgl. auch: Wertheimer (1924 / 1985) *„Man könnte das Grundproblem der Gestalttheorie etwa so zu formulieren versuchen: Es gibt Zusammenhänge, bei denen nicht, was im Ganzen geschieht, sich daraus herleitet, wie einzelnen Stücke sind und sich zusammensetzen, sondern umgekehrt, wo – im prägnanten Fall – sich das, was an einem Teil dieses Ganzen geschieht, bestimmt von inneren Strukturgesetzen dieses seines Ganzen."* S. 2f; vgl. auch: Lewin (1969 / 1936) / Bateson (2000) et al.

[117] Vgl.: Heissenberg (1965), S. 20 ff; Siehe auch die Debatte um „Gott würfelt nicht": Chown (2005); Poppenberg (2001/2003): DVD ASIN: B0009JOW2Y

[118] z.B.: Bertalanffy (1990 / 1949)

[119] z.B.: Maturana / Varela (1984)

[120] Vgl.: Marrow (2002); Stadler (1997); Kraft (1997); Haller (1993); Kampits (1984)

zelnen „Sinnesreizen" bestimmte Muster und Figuren zusammenfügt. Sie kamen, wie einige Jahrzehnte später die Biologen Humberto Maturana und Francesco Varela[121] (u. A. in dem von Ernst von Glasersfeld gerne erzählten „Froschexperiment") mit Methoden der „experimentellen Psychologie" zu dem Schluss, dass es uns Menschen unmöglich sei, einen unmittelbaren, sinnlichen Zugang zur „Realität" zu bekommen, denn diese bestehe aus „Systemen", bzw. „Gestalten". Lebendige Systeme (bzw. natürliche Gestalten) verfügten zwar über kleine „Fensterchen" zur Umwelt, doch durch diese Fensterchen könnten sie andere Systeme nicht als das, was sie für sich *wirklich sind* erfassen: Biologische Systeme sind „geschlossene" Systeme, über deren Systemgrenzen hinweg keine „Information" stattfinden könne[122]. Daraus haben Ernst von Glasersfeld und Heinz von Förster die Thesen des „Radikalen Konstruktivismus" abgeleitet, die besagt: Was wir zu sehen und zu hören glauben, ist kein „Abbild" der Wirklichkeit, sondern unsere eigene „Konstruktion".[123]

Daher auch: Die Innenbeziehungen überwiegen gegenüber den Außenbeziehungen und die dadurch entstehende, relativ abgegrenzte „Einheit" reproduziert und kreiert sich fortlaufend selbst (Autopoiesis). Ein Organismus ist nach diesem systemischen Verständnis ein „komplexes System" (und kein lineares wie ein PC), weil er nicht nur ein ungeheuer kompliziertes, eigensinniges Innenleben hat, sonder auch noch über Motorik und Sensorik in komplizierten „Rückkopplungsschleifen" permanent mit seiner Umwelt interagiert und damit eine innere „Ordnung", ein Eigenleben erzeugt.[124]

Gestaltpsychologen, die sich mit der Untersuchung der „Gestaltetheit seelischer Gegebenheiten" begnügen, sehen in der „Gestalt" ein jeweiliges „Teilganzes innerhalb der Totalität unseres Wahrnehmungsfeldes", welches durch „Organisation" erzeugt werde. Mit der Definition: *„Gestalten sind Ganze, deren Verhalten nicht durch das Verhalten ihrer individuellen Elemente bestimmt wird, sondern durch die innere Natur des Ganzen"* rückt ihr Gestalt-Begriff allerdings wieder in

---

[121] Maturana / Varela (1987)

[122] Man hört und liest oft: Der Mensch, das Tier kommuniziert mit seiner Umwelt. Das kann nur dann nicht falsch gedacht sein, wenn ich annehme, eine Blume sendet Duftstoffe aus oder trägt ein farbenprächtiges Blütenkleid, um bestimmte Insekten anzulocken, weil sie bestäubt werden will, – aber die Biene oder ein Schmetterling kommunizieren nicht mit den Duftstoffen oder den Lichtwellen, sonder wenn, dann über diese „Signale" bzw. Stoffe mit der Blume. Beide, Blume wie Biene, sind geschlossene Systeme, die Nahrung aufnehmen und irgendwelche Stoffe in die Umwelt emittieren, aber dieses ist kein Informationsprozess, sondern eventuell ein Stoffwechselprozess. Information geschieht also nur innerhalb der Blume, wenn sie bestäubt wird, und innerhalb des Schmetterlings, wenn er die Duftstoffe oder die Lichtwellen verarbeitet. Die Bienen kommunizieren dann im Bienenstock mit anderen Bienen, wo es was zu futtern gibt.

[123] Dies erinnert an Platons „Höhlengleichnis", wonach Menschen, angekettet mit dem Rücken zu Höhlenausgang, die Schatten an der Wand für die wahre Welt halten.

[124] Vgl.: Schrödinger (1956)

die Nähe des biologischen System-Begriffs.[125] Bleiben wir aber zunächst beim „Konstruieren" im menschlichen Kopf[126].

Wie kann man sich das Organisieren der „Sinnesreize" zu „Gestalten" vorstellen? Stellen Sie sich vor, Sie gehen durch eine sehr belebte Strasse. Sie nehmen vermutlich all die unterschiedlichen Figuren, Gesichter, die Kleider, Schuhe, den Boden auf dem Sie gehen, die parkenden Autos mit den Nummernschildern und all die Geräusche gar nicht bewusst wahr, – sie haben nicht die geringste Ahnung, wie viele optische und akustische „Reize" ihr Hirn tatsächlich registriert. Nun kann es geschehen, dass plötzlich aus dem Brei von Eindrücken etwas Ungewöhnliches, ein Detail (eines bekannten Gesichts) oder ein Element (eines bedrohlichen Geräuschs) hervorsticht. Würden Sie nicht augenblicklich in der Lage sein, das Geräusch in ein vertrautes Wahrnehmungsmuster einzuordnen, ihm eine „Gestalt" zu geben (indem Sie einen Selektionsprozess im Kopf aktivieren und die rezipierten Elemente zu einem „Muster" ergänzen; das Gehirn sagt quasi: Hoppla, da war doch was! Wohin passt das?), würden Sie gar nicht reagieren, oder aber verunsichert weitergehen oder vor Schreck stehen bleiben. Signalwirkung – „bedeutungsvoll" im Sinne von „wichtig" für den Organismus – hätte ein singulärer Input, wenn er sich nicht in ein bereits vorhandenes, erlerntes Wahrnehmungsmuster einordnen ließe oder umgekehrt, wenn er sich in ein Muster einordnet, welches als Bedrohung für den Gesamtorganismus erfahren wurde. Ein hartes Klicken (das entsprechende Geräuschfrequenzmuster) hinter Ihrem Rücken als Spannen eines Revolverabzuges aufgefasst, würde Sie erstarren lassen, weil sie im Film gesehen haben, was danach kommt und dass dann ein Mensch tot umfällt. Deshalb reagieren wir auch mit Angstzuständen, wenn wir in dunklen Räumen Umweltreize nicht eindeutig vertrauten „Objekten" (Mustern) zuordnen können. Dieser Mechanismus funktioniert auch ohne Bewusstsein, z.B. im Schlafzustand, wo bekanntlich ganz bestimmte Umweltreize zum Aufwachen führen können, andere, vertraute jedoch nicht. Anders formuliert: Unsere Sinnesorgane scheinen – solange sie aktiv sind und funktionieren – damit beschäftigt zu sein, Inputs zu liefern und das zentrale Nervensystem damit, zu überprüfen, ob die Inputs in die erlernten

---

[125] Vgl.: Wertheimer (1963); Das System-Paradigma wurde zuerst vom österreichischen Biologen Ernst Ludwig von Bertalanffy (1901-1972) in seinem Buch „Allgemeine Systemtheorie" (1968) ausgearbeitet, das sich als Erklärungsmodell für physikalische, biologische und soziologische Phänomene gleichermaßen eignen soll.

[126] Dass wir dasjenige, was für uns „Welt" ist, in unseren Köpfen sozusagen zusammenbauen, ist mittlerweilen nicht nur unter "Konstruktivisten" unbestritten. Diese Redewendung verleitet allerdings allzu leicht dazu, unseren Kopf und dem, was darin so vor sich geht, mit einem Computer zu vergleichen. Einige „Artificial Intelligence" Forscher meinen, es gäbe überhaupt keinen Unterschied zwischen Menschen und Maschinen: *„Ich wüsste nicht, was ein Wesen wie Ψ, das softwarebasiert innerhalb des Computers agiert, im Prinzip von lebendigen Wesen unterscheidet. [...] Wenn es uns gelingt, Wesen zu schaffen, die sich selber reflektieren, tiefe Gefühle empfinden und Konflikte erleben können, müssen wir ihnen dieselben Rechte zugestehen, wie den Menschen auch."* Dörner (2001); Vgl. auch: Bateson (1972)

128

Muster passen, ob also die Welt noch so ist, wie sie erfahren wurde, oder ob es da etwas gibt, was dazugelernt werden sollte. [127]

Gestaltwahrnehmung wird in der (biologistischen) Systemtheorie als *„Selektion"* (auswählen) beschrieben, und „die wahrgenommene Gestalt" als fixierte Selektion (Erinnerung), wobei der Selektions-Täter der Organismus wäre und der Grund, warum er das tut, im Streben nach „Selbsterhaltung" (Theorie der evolutionären Selbstorganisation von Bio-Systemen, sprich „Lebewesen") liege. Das Sensorium (die Sinnesorgane) sind die „Vor-Selektoren", aber die endgültige Selektion und „Ordnung" der (chaotischen) Flut an externen und internen „Inputs" geschehe erst im Hirn: Gestalt-wahr-nehmung bzw. *Objektkonstitution („*pattern creation" und „pattern re-cognition").

Ein interessanter Aspekt der Kombination von Gestalt-Theorie und (biologischer) Systemtheorie besteht darin, dass der psychologische Ansatz der „Gestaltwahrnehmung" d.h. das Bilden von Mustern, das „Konstruieren" von Ganzheiten (im Kopf) eine Brücke bildet zwischen dem Psychischen und dem Biologischen (was wir als diese voneinander unterscheiden). An der „Gestaltbildung" ist nämlich das gesamte Sensorium, der ganze Körper beteiligt, – sie steht im Dienste des Organismus (Siehe: „Kybernetik" als Theorie der Steuerung von Systemen[128]), und diese „Gestalten" sind über das „Steuerungsinstrument" *Emotionen* (Systembefindlichkeiten) wiederum im Biologischen verankert. Das heißt: Emotionen sind – wie die mentalen „patterns" – Systemfunktionen, die zwar eine biologische Basis haben, aber nicht auf rein chemische Prozesse reduzierbar sind, weil wir (auf Grund unserer „wissenschaftlichen" Denkschemata) „Vorgang" und „Funktion" nicht identische setzen können. Wenn Damasio (2006) von „somatischen Markierungen spricht", dann ist die Funktion der Tätigkeit des Markierens nicht biochemisch erklärbar, man braucht dazu die Vorstellung des „Wozu?", was aus Sicht

---

[127] Wir können davon ausgehen, dass dieses „pattern creation" eine fortwährende, durchgängige Aktivität unseres Gehirns ist, die – unabhängig davon, ob wir schlafen, träumen oder im hellen Wachzustand sind – wohl zu dem Bereich gezählt werden muss, den wir als Un-, Vor- oder Unterbewusstsein bezeichnen. So ganz passend finde ich weder den Begriff „Gestaltwahrnehmung", noch den der „Objektkonstitution". Wie gesagt: Ich kann mir die entsprechenden „Hirnprozesse" nur als ununterbrochen (bis zum „Hirntod") fortlaufende Aktivität des Bündelns, Modifizierens, Kreierens, Gestaltens von „Informationspaketen" vorstellen, wobei „Information" selbst wieder Er-/ Verarbeitungsprozesse sein sollten. Was tut sich da wirklich im Hirn, wenn wir uns etwas „vorstellen"? Fest zu stehen scheint: Je mehr wir erleben, Bilder sehen, Bücher lesen, Musik hören usf., desto mehr wird diese Fähigkeit zur „pattern creation" entwickelt, verfeinert und vergrößert, weshalb wir Kleinkindern auch alle möglichen farbigen, beweglichen Dinge über die „Gehschule" hängen, mit ihnen sprechen, ihnen Lieder vorsingen und später Märchen vorlesen, damit sie diese „Kompetenz" entwickeln. Wenn das Kind dann „Mama" sagt und auf seinen eigenen Namen hört, so ist das zwar auch „Gestaltwahrnehmung", aber da muss noch – wie ich noch zu zeigen versuchen werde – etwas Zusätzliches hinzukommen, damit diese Art von „Bedeutung" realisiert werden kann. Vgl.: Singer (2003) S. 54ff; Damasio (2006) S. 152

[128] Wiener (1948)

der biologischen Systemtheorie („Autopoiesis") bzw. der Gestalttheorie mit „Eigensinn", mit Lebenswillen oder ähnlichen Annahmen erklärt wird. (Einem Regentropfen, der auf die Erde fällt, unterstellen wir keine Absicht und dem Fallen keine „Funktion", wohl aber z.B. der Adrenalinausschüttung in unserem Körper.) Ich will diese Behauptungen vorläufig so im Raum stehen lassen und den Faden „Erfassen von Gestalten – Artefakte – Zeichen – Bedeutungserkennung" wieder aufnehmen.

Dass bestimmte sinnliche „Inputs" Signalfunktion haben (vom psychischen Apparat nach Damasio mit „somatischen Markern" versehen werden und damit für die emotionale Steuerung relevant erscheinen) und andere nicht, – also z.b. eine Angstreaktion auslösen[129] oder nicht, und man daher von „Bedeutung" für den Organismus sprechen kann (die erlernt werden muss oder zum Teil sogar vererbt werden kann), spielt sich auf der „Ebene" der Gestaltwahrnehmung (oder noch tiefer auf der „Reflexebene") ab, ist aber nicht zu verwechseln mit dem Erfassen von „Symbol-Bedeutungen" von künstlich erzeugten Zeichen. Gestaltwahrnehmung – so die nun folgende Argumentation – wäre vielmehr eine Voraussetzung für Zeichen-Bedeutungserkennung.

Sollte also die Fähigkeit zur „pattern creation" eine Vorform bzw. Bedingung für „abstraktes", rationales Denken sein (aber nicht unbedingt eine ausschließlich menschliche Fähigkeit darstellen, wie jeder Hunde und Katzenbesitzer bestätigen wird), so wird man nicht darum herumkommen, bedeutungsgenerierende Verweisfunktionalitäten tiefer anzusetzen, d.h. nicht auf der „Ebene" menschlich sprachlicher Interaktion bei Geschäftsverhandlungen, professoraler Belehrung oder parlamentarischen Streitereien.[130]

3.1 Das Artefakt als Repräsentation menschlicher Erfahrung: Was sagt uns ein Christbaum?

3.1.1 Erkennen von Botschaften in Artefakten

Auf der Ebene von Gestaltwahrnehmung (Objektkonstitution) ist nicht zu erklären und zu begründen, wie, warum und zu welchem Zweck wir Menschen zwischen natürlichen und künstlichen Objekten und diese von bedeutungsvollen, menschlichen Botschaften unterscheiden.

Wir sind umgeben von Phänomenen, die wir als Naturobjekte oder als Artefakte bezeichnen bzw. „erkennen" und haben für gewöhnlich keine Schwierigkeiten, diese von jenen zu unterscheiden: Ein Baum im Wald ist ein natürliches Objekt und die Hütte im Wald ist ein künstliches. Was aber ist ein Baum in einem Park oder ein Weihnachtsbaum im Zimmer? Was ist und was sagt uns ein Stein, der auf dem Schreibtisch liegt? Ist das ein natürliches Objekt oder sagt er uns mehr,

[129] Gefühle als „Systembefindlichkeiten" steuern die Selektionsprozesse. Vgl. dazu: Trappl (2003); Wiener (1948); Damasio (2005 / 2006)
[130] Vgl.: Holzkamp (1973) / Leroi-Gourhan (1980)

weil ihn jemand da hingelegt und uns damit vielleicht eine „Botschaft" übermitteln will. Ist das „Information"? Wenn ja, – wo steckt sie?

Ein Stein, der auf der Erde liegt, ist für uns ein „natürliches Objekt". Wir könnten ihn als Material verwenden oder als Werkzeug, mit dem man eine Scheibe einschlagen kann. Ein Geologe könnte Interesse daran haben, den Stein genauer zu untersuchen, um aus der Zusammensetzung des Materials Aufschlüsse über seine Entstehungsgeschichte zu gewinnen. Er würde das vergleichen, was er sieht, mit dem, was er schon weiß, d.h. mit den erlernten Erklärungsmustern in seinem Kopf. Durch Bestimmen des Unterschiedes zwischen vorhandenem „Wissen" und Wahrnehmung würde er „neues Wissen" gewinnen. Ein Archäologe hätte einen anderen Zugang. Er würde den Stein auf nicht-natürliche Deformationen hin untersuchen. Könnte er in der Deformation eine ihm schon bekannte Absicht erkennen, würde er sagen: Der Stein wurde bearbeitet und als Werkzeug verwendet von irgendwelchen Urmenschen. Anhand seines eigenen Verständnisses, wie man etwas tut, würde in seinem Kopf ein „Bild" entstehen über die Lebensweise der Hominoiden.[131] Der Stein wäre für ihn dann ein „künstliches Objekt" (auf der Basis eines natürlichen Objektes).

Was die Sache für uns interessant macht, ist der offensichtliche Umstand, dass der Geologe und der Archäologe unterschiedliche Sichtweisen haben und unterschiedliche Wahrnehmungsfilter und Erwartungshaltungen in ihrem Kopf, mit denen sie an das „Objekt" herangehen, – weiters beide das vergleichen, was sie wahrzunehmen glauben, mit dem, was sie schon wissen. Je mehr sie bereits wissen, desto mehr können sie – wie man landläufig sagt – an „Information" aus den Objekten gewinnen. Wenn allerdings jemand behaupten sollte, der Stein selbst oder irgendein anderes Objekt (bzw. Ding/Phänomen) beinhalte „Informationen", dann würde ich sagen, er weiß nicht wovon er spricht oder meint etwas völlig Anderes: Ein Email, ein Fax, ein Brief, ein Zeitungsartikel oder eine Stimme am Telefon sind zuallererst künstliche Objekte (vorausgesetzt, wir erkennen, dass sie von irgendjemandem zu einem Zweck gemacht wurden). Wir können mit unserem Verstand daraus Erkenntnisse gewinnen, genauso wie aus einem beliebigen anderen „Objekt" im Universum.

Ein künstliches Objekt gewährt uns im Gegensatz zu natürlichen Objekten jedoch zusätzlich Einblick in das Leben, Handeln und Denken anderer Menschen, – wie andere Menschen gelernt haben, sich gegenüber ihrer Umwelt zu behaupten, – wie sie auf ihre Umwelt eingewirkt und diese zu ihren „Gunsten" verändert haben: „Produkte" als Wiedererkennung eigener Lerngeschichten. Weil wir ein Spinnennetz oder eine Bienenwabe nicht als künstliche Objekte bezeichnen, gelten alle künstlichen Objekte als von Menschen erzeugt, und wir erkennen diese als solche, sofern wir die Unterscheidungskriterien gelernt haben. Das heißt: Wir müssen unterstellen, dass die Voraussetzung dafür, dass wir Menschen zwischen künstlichen und natürlichen Objekten unterscheiden (können), darin besteht, dass wir Menschen unsere Umwelt absichtlich bearbeiten, für unsere An-

---

[131] Vgl.: Leroi-Gourhan (1988) / Piaget (1980)

liegen und Zwecke zurichten (was man Tieren eigentlich genauso zugestehen muss, wenn auch nicht in diesem Umfang).

Die Hütte im Wald halten wir zwar für ein künstliches Objekt aber noch lange nicht für ein „Zeichen" oder „Symbol", das etwas ganz anderes „repräsentiert", als es selbst augenscheinlich ist. Wir erkennen in der Hütte und rekonstruieren daraus unsere eigene Lerngeschichte unseres Verhaltens und Einwirkens auf die Umwelt: Jemand hat sich eine „zweite Haut" geschaffen, als Schutz vor Kälte, Nässe, als sicheren Ort zum Schlafen. Er hat das so und so gemacht und diese Techniken und Werkzeuge verwendet. Da waren vertraute menschliche Absichten am Werk. Die Lerngeschichte des Erzeugers ist in den Deformationen der „natürlichen Objekte" aufbewahrt, objektiviert. Wir können daraus lernen und die Hütte nachbauen. Sollte die Hütte allerdings in einem Freilichtmuseum aufgestellt sein, wo am Eingang quasi geschrieben steht: „Schaut Euch das an und lernt daraus!", dann hätte der Museumsbetreiber die Hütte als „Informationsobjekt" verwendet; – er, und nicht der Hüttenbauer, hätte uns etwas mitteilen wollen: "Ich halte es für wichtig, das anzuschauen und zu lernen und ich glaube, dass es auch für euch wichtig ist." Wird damit also die Hütte zu einem bedeutungsvollen Objekt, zu einem Zeichen oder gar Symbol?

Ein Bild oder ein Porträtfoto, bei dessen Anblick wir eine Person zu erkennen glauben, ist zwar gewissermaßen auch etwas Uneigentliches, insofern es die Körperlichkeit eines Kopfes eindimensional abbildet aber nicht der Kopf selbst ist, doch man würde ein Foto nicht, wie etwa den Namen dieser Person, als zeichenhaften Hinweis bezeichnen. Wenn allerdings das Foto in ein Album geklebt ist, an der Wand hängt oder auf Ihrem Schreibtisch liegt und Sie betrachten nicht nur das Foto, sondern nehmen auch wahr, dass es sich an einem bestimmten Ort und in einem bestimmten Verhältnis zu anderen Objekten[132] befindet, – wenn sie also den optischen Eindruck des Fotos und den der Umgebung als separate Eindrücke wahrnehmen können und beide in ein bestimmtes Verhältnis bringen, dann könnte dies in Fragen münden wie: *Wieso hängt das Foto da? Warum liegt es jetzt auf meinem Schreitisch, wo es doch gestern nicht da war? Wer hat es hingelegt und mit welcher Absicht?* Das Photo wäre dann in doppelter Weise ein Artefakt: einmal mit und einmal ohne Umgebung. Sollten Sie das Foto selbst auf den Schreibtisch gestellt haben, damit es Sie an eine geliebte Person erinnert, dann würde das Arrangement „Photo - Schreitisch" als Hinweis für Ihr Bemühen aufgefasst werden können, dass Sie eine bestimmte Beziehung zu dieser Person pflegen. Würde Ihr Kollege dasselbe Foto auf Ihrem Schreitische sehen, könnte er in dem Arrangement Ihre Absicht wiedererkennen, vorausgesetzt, ein derartiges Bemühen um eine geliebte Person wäre ihm selbst nicht fremd.

Für das Erkennen des artifiziellen Charakters von Objekten spielt daher nicht nur die (erkannte) De-Formation des Gegenstandes selbst/allein eine Rolle, sondern

---

[132] Auch wenn hier der Eindruck entsteht, ich spreche von „natürlichen Dingen" und Ding-Relationen, so möchte ich doch an der „Objektkonstitution" im Sinne der „konstruktivistischen Gestalttheorie" festhalten, – sie ist das „Basis-Paradigma".

ebenso die wahrgenommenen zeitlichen und räumlichen Objektbeziehungen[133], – vorausgesetzt natürlich, das Arrangement fällt ihnen überhaupt auf, es erregt Aufmerksamkeit. Im Beispiel des Fotos auf dem Schreibtisch müssten Sie sich an etwas „erinnern" können, das nicht genau dem entspricht, was Sie eben sehen, – etwas Neues oder Ungewöhnliches springt in Ihre Augen, oder sie selbst haben sich verändert und sehen die Dinge mit anderen Augen. Nur in diesem Fall würden sie zu überlegen beginnen, – analysieren, rekonstruieren und Rückschlüsse ziehen.

Noch einmal: Der physiologische Prozess des Rot-Sehens beim Betrachten einer roten Rose, der untergehenden Sonne oder des Feuers im Ofen und dessen Signalfunktion für den Organismus hat wenig zu tun mit der Reaktion des rotsehenden Menschen vor einer Verkehrsampel. Das Photo auf meinem Schreibtisch kann meine Aufmerksamkeit erregen, aber es macht doch einen Unterschied aus, ob ich das Photo wie eine Blume auf der Wiese betrachte, das vielleicht der Wind dahin geblasen hat, oder ob ich in dieser Konstellation eine bestimmte Absicht wiedererkenne: Ich, oder jemand hat es absichtlich dahin gelegt, um mir dies oder jenes mitzuteilen, – um mich an etwas Bestimmtes zu erinnern. Die Blume auf der Wiese kann man schön finden, aber darin erkenne ich keinerlei „Mitteilung".

3.1.2   Codierungen: Konvention und Zeichen-Bedeutung

„Die Untersuchungen zeigen übereinstimmend, dass die Begriffsbildung ebenso wie jede höhere Form intellektueller Tätigkeit einen neuen, qualitativ nicht auf irgendeine Quantität assoziativer Verbindungen reduzierbaren Tätigkeitstyp darstellt, der sich vor allem durch den Übergang von den unmittelbaren intellektuellen Prozessen zu den mit Hilfe von Zeichen vermittelten Operationen auszeichnet."[134]

Was die unterschiedlichen „Wahrnehmungsfunktionen" betrifft, die wir (im Kopf) ausführen, wenn wir ganz allgemein unsere Umwelt wahrnehmen und wenn wir Objekte als Artefakte, als bedeutungsvolle Zeichen oder Symbole wahrnehmen, könnte man annehmen, dass es sich um besondere Objekte oder Objektkonstellationen handelt, in denen wir Mitteilungsabsichten oder Handlungsziele wiederzuerkennen glauben.[135] „Das hat jemand so arrangiert, bearbeitet, da hingelegt, aus diesem Grund und mit jenem Zweck." Ob derselbe Gegenstand bzw. die Objektkonstellation auch ein bedeutungsvolles Zeichen für Sie oder für jemanden anderen ist, könnte davon abhängen, ob uns die Handlungsweisen und die Handlungsabsichten vertraut sind wie der ominöse Knoten im Taschentuch, – ob wir dieselbe Erfahrungsgeschichte haben, dasselbe gelernt haben, ob wir im selben kulturellen Umfeld aufgewachsen sind oder nicht und vor allem, ob wir „die-

---

[133] Ich spreche hier der Einfachheit halber von „Objektbeziehungen", meine aber immer – wie schon im Kapitel „Situatives Wissen" – eine (mental) hergestellte Beziehung zwischen erinnerten Wahrnehmungs-, Erfahrungsmustern.

[134] Wygotski (1986): S. 118

[135] Vgl.: Simon (1997)

selbe Brille" tragen, ob wir mit ähnlichen Absichten und Interessen in die Welt schauen.

Das heißt aber auch, dass man „Bedeutungen" nicht hin und her schicken kann, nicht über Internet, per Post oder über das Telefon, denn diese Be-Deutung liegt ausschließlich innerhalb des jeweiligen „Systems" Mensch (Ich-Du-Wir-System), welches sich der Repräsentationen bedient, um damit etwa zu bewirken, auszulösen, zu steuern, zu organisieren, zu vereinfachen, zu verhindern etc. Ein Pfeil (?) wird vermutlich nur von Menschen eines Kulturkreises (intuitiv) als richtungsweisendes Zeichen aufgefasst, die über Erfahrungen des Schießens mit Pfeil und Bogen oder über analoge Erfahrungen verfügen. Der Umstand, dass man die „Bedeutung" (Instruktionsfunktion) des Zeichens auch narrativ erklären, illustrieren kann, (Wenn Du dieses Zeichen siehst, dann sollst Du in die Richtung weitergehen, in welche die Spitze zeigt.) bedeutet nur, dass man die Verweisfunktion des Zeichens mit anderen vorhandenen Erfahrungen *konventionell* verknüpfen kann. In diesem Falle könnte man jedes beliebige andere Zeichen wählen und sich durch Übereinkunft auf eine Be-Deutung einigen. Der Knoten im Taschentuch hat keinen wie immer gearteten Zusammenhang mit dem Prozess, den er bewirkt und wenn Leute nur noch Papiertaschentücher verwenden, dann könnte man ein beliebiges anderes „Objekt" wählen.

Taschentuchknoten, Symbole, Buchstaben, Zahlen sind Artefakte, deren Bedeutungsfunktion durch Traditionspflege, durch „Lernen" verbindlich gehalten wird. Sie können, müssen aber nicht in einer bestimmten Verbindung mit den Objekterfahrungen stehen, auf die sie verweisen. Vermutlich brauchen wir Menschen nur einige wenige Jahre, um das zu erlernen, was uns ein einsiedlerisches Leben in einer natürlichen Umwelt an Lernprozessen abverlangt. Der überwiegende Teil des lebenslangen Lernens bezieht sich auf das Aneignen der Konventionen, der Kultur. Ein gebildeter Mensch ist jemand, der das Differenzierungsniveau seiner Zeit bezüglich Instruktionsfunktion konventioneller Zeichensysteme erreicht hat und darüber verfügen kann. Symbole und Zeichen *haben* keine Bedeutung an sich, denn „Bedeutung" muss man lernen. „Lernen" heißt hier „soziales Lernen" und „Repräsentation"[136] bzw. zeichenhafter Verweis heißt hier Funktion (innerhalb) eines sozialen Systems. Die Bedeutung einer schwarzen Fahne an einem Haus kann man nur „decodieren", wenn man die Sitten und Gebräuche der Menschen kennt, die da wohnen und zusammenleben. Ein militärischer Geheimcode, „Dessertstorm" z.B., sagt an sich nichts über seine Funktion aus, den er möglicherweise innerhalb des Systems einer bestimmten Militärmaschinerie hat. Es könnte genauso gut jedes beliebige andere Wort sein, das den Angriffsbefehl

---

[136] Zum Repräsentations-Paradigma vgl.: Rusch (1996), insbesondere den Beitrag von F. Pasemann (S. 42 ff); für Damasio bildet der Repräsentationsbegriff den Schlüssel zur Erklärung des Verhältnisses zwischen mentalen, kognitiven Phänomenen und neurobiologischen Prozessen andererseits. Siehe: Damasio (2006) S. 304 ff

auslöst. Die Funktion ist alleine aus dem Systemverhalten abzulesen und wenn man dieses kennt, kann man sagen: Ich habe den Code entziffert. [137]

3.1.3 Das „symbolische" Zeichen: Repräsentation oder Substitution?

Ein mögliches Erklärungsmodell für das eigenartige Verhältnis von Bedeutung und Objekt (das den Computerspezialisten durchaus geläufig ist) besteht darin, dass man sich vorstellt, eine komplizierte, komplexe Sache würde durch einen einfachen Gegenstand ersetzt, stellvertretend gesetzt: Substitution funktionieren in etwa so, wie Soft-keys oder eine Relais-Schaltung. (Als Substitution kann auch aufgefasst werden, wenn jemand für eine Dienstleistung Geld bekommt.) Dieses Verfahren soll schon von den alten Naturreligionen praktiziert worden sein: Ein Gegenstand, ein Totem verkörpert das Göttliche, die Weltordnung. Man verehrt dieses Ding, aber eigentliche gemeint ist damit z.B. die soziale Ordnung. Doch auch damals bestand schon (ausgedrückt im Bilderverbot) die Gefahr, das Substitut für das Eigentliche zu nehmen: Ihr sollt keine falschen Götzen (Bilder) anbeten! [138]

Das Substitutions-Verfahren hätte den großen Vorteil, dass man damit eine komplexe Sache schlagartig ganz einfach und handhabbar machen kann [139], ohne die Hintergrundkomplexität völlig auszublenden. Das Substitut weist auf den Hintergrund hin, es steht „zeichenhaft" dafür, aber diese ist die eigentliche Sache, um die es geht. Das repräsentierende „Objekt" erhält (zusätzlich zu seinen sinnlichen, empirisch-physikalisch erlebbaren Eigenschaften) durch seine Verweisfunktion eine „Bedeutung", in dem es auf die Hintergrundkomplexität verweist, vorausgesetzt, die Verknüpfung wurde erlernt.

Das Bedeutungtragende „Objekt" (oder der Prozess) kann nicht etwas „Nicht-Reales" sein, denn dann würde ja nichts „Reales" passieren, – man könnte es weder hören noch sehen. Es hat daher auch sein „Eigenleben" (muss aufbewahrt, konserviert werden), aber dieses hat eigentlich nichts mit seiner Verweisfunktion zu tun. Die reale Existenz des Repräsentierten und seine Unterschied-

---

[137] Wenn Sie an einem chinesischen Restaurant vorübergehen und da ein chinesisches Zeichen sehen, werden Sie wahrscheinlich denken „das soll wohl eine Mitteilung an hungrige Leute sein", aber sie werden die „Botschaft" nicht entziffern können, wenn Sie nicht Chinesisch gelernt haben, ebenso wenig, wie Sie in der Fassadengestaltung von Jugendstil-Häusern eine Botschaft herauslesen können, wenn Sie Kunstgeschichte oder Architektur nicht studiert haben und die Sozialgeschichte der Zeit kennen.

[138] Vgl.: Lèvi Strauss (1967)

[139] Wenn wir die wahrgenommene, erinnerte „Gestalt" als „reduzierte Komplexität" interpretieren, wobei sukzessive im Verlaufe des Lebens alle organismusinternen Prozesse zu einem „Komplex" zusammengefasst werden (und ein erheblicher Teil davon auch wieder vergessen, überlagert, modifiziert wird), dann muss diese „Gestalt" auch als Anleitung, als „Struktur" interpretiert werden, welche vorgibt, was von dem, was gerade vor sich geht (im Körper und zwischen Körper und Umwelt) einem bestimmten Komplex, einem bestimmten Muster zugeordnet werden kann und soll.

lichkeit von dem, wodurch es repräsentiert wird, – die durch Übereinkunft hergestellte Verknüpfung beider wäre also der Trick, mit dem es möglich scheint, eine
ganz alltägliche Handlung zu setzen (eine Hostie essen) aber gleichzeitig damit
auch „die Weltordnung", „die soziale Ordnung" zu bestätigen, – den Bedeutungs-
und Sinnsystemen reale Existenz zu verleihen.

Wendet man nun dieses Modell auf die menschliche Sprache, auf menschliches
Denken an (z.B.: Die gehörte Lautsequenz des gesprochenen Wortes „Kuchen"
repräsentiert die Vorstellung (die Erfahrung) eines bestimmten „Dinges" und diese repräsentiert möglicherweise ein sichtbares, angreifbares, essbares Etwas.),
so ergeben sich einige Ungereimtheiten.

Ich kann sagen, das Foto auf meinem Schreibtisch „repräsentiert" eine geliebte
Person (und nicht umgekehrt), aber das Foto ist kein Substitut für die Person, –
es ist (als erkanntes Artefakt) eher ein Substitut für meine Erinnerungs-
bemühungen, es repräsentiert in den Augen eines Beobachters diese. Die Repräsentation funktioniert auf Grund der „Struktur"[140] der wahrgenommenen Gestalt
„Foto", – es bildet ab, beschreibt und bringt mich dazu, an die Person zu denken,
an die ich mich erinnere. Das Substitut, z.B. der Knoten im Taschentuch, funktioniert (als Anstoß für das Denken an) nur auf Grund einer zusätzlichen „Struktur",
die nicht in der Struktur bzw. Form des Taschentuchknotens liegt, – in einem
Vorsatz, einer Übereinkunft z.B., an die ich mich zusätzlich erinnere, gestützt
durch dem Umstand, dass das Taschentuch in meiner Tasche ist und ich notgedrungen ab und zu danach greifen muss.

Man sagt zwar umgangssprachlich „Das Foto auf dem Schreibtisch ist ein Zeichen eines liebevollen Gedenkens", aber ich würde es nicht als „Zeichen" bezeichnen, außer ich denke „es weist irgendwie darauf hin", oder ich fasse das
Arrangement „Foto-Schreibtisch" als zeichenhafte Struktur auf: Das Foto als Repräsentation einer Person ist eine Sache, und das Arrangement als Zeichen für
das Angedenken eine völlig andere. Wenn das Foto mir oder einem Betrachter
auch noch eine kleine Geschichte erzählt, etwa dass ich so und so lebe und denke und mir bestimmte Dinge im Leben wichtig sind, dann könnte man das Foto
auch als Symbol bzw. „Sinnbild" bezeichnen. Um die verwirrende Angelegenheit
etwas zu entwirren, schlage ich folgende Unterscheidungen vor:

---

[140] Ich verwende im Folgenden den Begriff „Struktur" immer im Sinne von „Instruieren",
Anleitun, etwas in einer bestimmten Weise zu organisieren, zusammenzufassen, zu
vereinheitlichen, durchzuführen, – also dasjenige, was wir „Prozess" nennen, zu steuern, in eine Richtung zu lenken. Die Frage, ob damit ein möglicher „geregelter" Prozess
einem anderen gleicht, ist (ohne Rückgriff auf die Physik) nur so zu beant-worten, dass
wir so tun müssen, also ob, und dieses „als ob" könnte dann wiederum ontologisch umgedeutet werden als: Die Welt gibt es nur, weil es das „als ob" gibt.

136

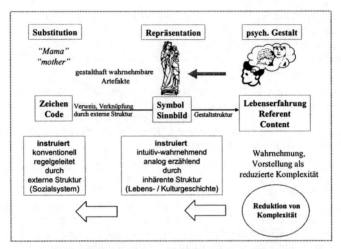

Abb. 12: Substitution – Repräsentation – Gestalt

Nehmen wir die mentale Fähigkeit, den Prozess des Gestaltbildens als evidente „Tatsache" an und hinterfragen nicht, wie dies mit naturwissenschaftlichen, biochemischen, physikalischen Paradigmen zu erklären wäre, dann stellt sich immer noch die Frage, wie eine eindeutige und stabile Verknüpfung von Zeichen, das ja als artifizielles, gestalthaft wahrnehmbares „Objekt" auch eine „Struktur" hat, mit der „psychischen Gestalt" gedacht werden kann.

Die Struktur des wahrgenommenen Artefakts wird ja im „Kopf konstruiert" und macht die Gestalt des Artefakts aus (ansonsten würde es als signifikantes „Rauschen-Muster" gar nicht wahrgenommen werden), aber diese Struktur hat mit der Struktur des „Referenten" wenig gemeinsam. Bei Abbildungen, symbolischen Repräsentationen tut man sich leichter, weil man damit argumentieren kann, dass es an diesen Artefakten etwas gibt, was eine „Assoziation" nahe legt, ermöglicht, z.B. die visuell erfassbare Struktur, die wir als solche gelernt haben zu sehen. Bei der wissenschaftlichen Sprache, den „exakten" Zeichensystemen der Naturwissenschaften gibt es diese Affinität offensichtlich nicht.

„Konventionalisten" und auch Vertreter der Sprachspiel-, Sprechakttheorie[141], Sozialwissenschaftler (Soziolinguisten, Sozialphilosophen, Sozialpsychologen) argumentieren, dass „Bedeutungen" von Zeichen Übereinkünfte zwischen sozial handelnden Menschen sind, die man nur erkennen und „verstehen" kann, wenn man die sprachspielenden Menschen in ihrem Tun beobachtet oder mitspielt. Bedeutung entstehe nur und sei nur wirksam innerhalb dieser „communities of

---

[141] Siehe: Wittgenstein (1975); Searle (2000). Vgl. auch: Holzer (1972); Wunderlich (1976); Böhler (1986)

practice".[142] Das Funktionieren (symbolischer) Zeichensysteme hänge davon ab, dass es strategisch denkende und sozial handelnde Menschen gibt, denn die „Verweisfunktionen" werden innerhalb der Sprachgemeinschaften realisiert und das, worauf verwiesen wird, ist soziale Praxis und nicht irgendwelche „natürlichen" Phänomene. (Verhaltensforscher berichten, dass sozial lebende Tiere zu wesentlich „höheren", komplexeren Intelligenzleistungen fähig sind, weil die Verarbeitungskapazität für kognitive Muster von Metarepräsentationen entsprechend der komplexen Anforderungen sozialer Interaktion entwickelt wurde.)

In einer sprachlichen Interaktion ist es durchaus möglich, den Verweischarakter des Zeichens, die starre Bindung des Zeichens an das, wofür es steht, aufzubrechen, das Bedeutete zu ignorieren, zu ironisieren oder umzuinterpretieren. Einander Schimpfwörter anstelle harter Gegenstände an den Kopf zu werfen (wobei dann meist Blut fließt), funktioniert als Verletzung (stellvertretend für physische Verletzung) nur solange, als beide Seiten dasselbe Spiel spielen. Sagt der Beschimpfte, „ja danke, du hast recht, ich weiß, ich bin ein Idiot", wird die Verletzungsabsicht pervertiert und das Verweisverhältnis außer Kraft (Wirksamkeit) gesetzt.

Im Unterschied dazu sind bei streng wissenschaftlichen, mathematischen Zeichensystemen (zumindest innerhalb dieses Wissenschaftssystems) Interpretationsspielräume ausgeschlossen, und zwar dadurch, dass die Relationen „objektiv" strukturell ausgelegt sind[143], entweder als „wissenschaftliche Methode, als Verfahren und als standardisierter Wissenschaftsbetrieb, und/oder als technologische Systeme. Deshalb funktionieren diese Systeme auch relativ verlässlich, solange der Strom nicht ausfällt oder sich ein Virus einschleicht. Objektivierte (verdinglichte, rigide) Zeichensysteme, die als „Codierung" auch Verknüpfungsregeln festlegen, können auch für sich selbst existieren und funktionieren, auch ohne dass irgendein Mensch sich darüber den Kopf zerbrechen muss, was ihre Bedeutung, ihr Wert oder ihre Funktion ist. Deshalb eignen sie sich zur Steuerung von mechanischen Systemen (Maschinen, Roboter, solange diese nicht emotional oder wertorientiert agieren). Mathematische, natur-wissenschaftlichen Zeichensysteme sind verlässlich-rational, sofern sie in dingliche (technische) Systeme eingearbeitet sind.

---

[142] Lave/Wenger (1991) argumentieren, dass Lernen „Annäherung" an eine volle Teilnahme am sozialen Leben ist, deshalb lernen Menschen in erster Linie „soziale Praxis", also die Art und Weise, wie sie in Lebens- und Arbeitsgemeinschaften (communities of practice) miteinander, mit Artefakten und natürlichen Ressourcen umgehen.

[143] Vgl.: Schleichert (1975); Searle (2001); Dazu merkt Wygotski an: *„Im Dunkeln des allgemeinen Strukturalismus sind alle Katzen ebenso grau wie im Dunkeln des allgemeinen Assoziationismus. [...] Die Gestaltpsychologie führte das erste sinnvolle Wort des Kindes und das entwickelte produktive Denken des Menschen auf den strukturellen Generalnenner in der Wahrnehmung des Haushuhns und auf die intellektuellen Operationen des Schimpansen zurück und verwischte somit nicht nur alle Grenzen zwischen der Struktur des sinnvollen Wortes und der Struktur von Stock und Banane, sondern auch die Grenzen zwischen dem Denken in seinen höchsten Formen und der elementaren Wahrnehmung."* Wygotski (1986) S. 298f

Auch Symbol-Systeme (die ja analoge Geschichten erzählen und als Sinnbilder für Elemente der sozialen Ordnung stehen, – als Anleitung für soziale Interaktion verwendet werden) können sich verselbständigen, z.b. in den religiösen Institutionen oder den Titeln und Orden[144]. Sie können als etwas Veraltetes überdauern und eigentlich auf nichts mehr verweisen, oder über andere Verhältnisse übergestülpt werden. Das kann, wie am Beispiel ethnischer oder religiöser Konflikte (etwa am Balkan) dramatische Folgen haben. Das rassisch-ethnische, auf Blutsverwandtschaft gegründete Symbolsystem der nationalen Identität oder die metaphysisch-religiösen Symbolsysteme verweisen nicht mehr auf eine soziale Ordnungsstruktur, die bestimmt ist von familiären Beziehungen und auf Grundbesitz basierenden, agrarischen Lebensformen. Die Leute leben großteils in Städten, in Mietwohnungen, in beziehungslosen Kleinfamilien, glauben nicht wirklich an einen allmächtigen, gerechten, gütigen Gott, – handeln, verhandeln, wirtschaften anders als ihre Urgroßeltern. Dennoch spielen die Menschen das Spiel des veralteten Symbolsystems mit, nicht wie der Hauptmann von Köpenick listig das System ausnutzend zur Realisierung eigener Interessen, sondern wie Gefangene des Systems, gegen die eigenen realen, vitalen Interessen, so als ob einer die Trommel schlagen würde und alle marschieren, obwohl sie lieber auf der grünen Wiesen spazieren gehen und mit den „Feinden" Handel treiben würden. Nur die Mafia, der Drogen und Waffenhandel durchbricht das Spiel, – da spielen Religion, Moral und ethnische Zugehörigkeiten keine Rolle, denn sie haben den „Paradigma-Wechsel" radikal vollzogen.

Bevor ich auf die Frage näher eingehe, wie soziale Interaktion, soziale Strukturen mit Bedeutung und Funktion von Zeichen zusammenhängen könnten, möchte ich das Behauptete kurz zusammenfassen:

Objektkonstitution (Gestaltwahrnehmung) ist eine Systemfunktion des (menschlichen) Organismus und Ergebnis einer langwierigen Lerngeschichte. Unterschiedliche (biologische) „Systeme" nehmen ihre Umwelt anders gestaltet wahr. Bedingung für die Möglichkeit, natürliche Objekte von Artefakten zu unterscheiden, ist die Fähigkeit, in der „Form" der Objekte – bzw. was ihnen als solche erscheint – und deren Verhältnis zu anderen Objekten (d.h. in der Konstruktion dieses Zu-

---

[144] Der alljährliche Marsch der protestantischen Oranier durch katholische Wohngebiete in Nordirland hat, wie jeder zugeben wird, symbolische Funktion. Es geht beim Marsch nicht darum, die Katholiken mit Lärmbelästigung zu ärgern oder irgendwelche Besitzansprüche mit den Füssen physisch zu dokumentieren, sondern er steht stellvertretend für ein historisches Ereignis. Abgesehen davon, dass die Demonstration identitätsstiftende bzw. -bewahrende Funktion hat, indem sie an eine gemeinschaftliche Tat erinnert (bei der die divergierenden Einzelinteressen einem gemeinsamen Ziel untergeordnet worden waren) und alte Traditionen mit ihren Wertvorstellungen und Weltbildern fortführt, verfolgt der Marsch durch ausgerechnet diese Strasse vor allem den Zweck, den Katholiken gegenüber ein Zeichen zu setzen. Würden die Katholiken dieses Zeichen, diesen symbolischen Akt nicht in der gleichen Weise verstehen oder die symbolische Bedeutung unterlaufen, z.B. durch Mitmarschieren und Klatschen und Blumen streuen, würden die Märsche vermutlich bald woanders oder gar nicht mehr stattfinden.

sammenhanges) das Resultat menschlichen zweckorientierten Handelns wiederzuerkennen (hineinzuprojizieren[145]).

Nur wenn die (angenommenen / erkannten) Handlungsabsichten aus eigener
Erfahrung vertraut sind (hinein projiziert werden können), ist es möglich, menschliche Zurichtungen natürlicher Objekte wahrzunehmen, zu erkennen.

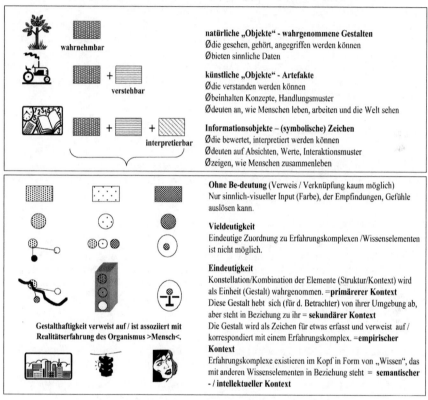

Abb. 13: Phänomene, Artefakte und Bedeutungsträger

---

[145] *„Zwar gibt es eine äußere Wirklichkeit, doch das, was wir von ihr wissen, erfahren wir,
wie ich meine, durch den Körper in Bewegung, durch Repräsentationen seiner Störun-
gen. Folglich bleibt uns immer verborgen, wieweit unser Wissen mit der >absoluten<
Wirklichkeit übereinstimmt. […] Unser Geist ist real, unsere Vorstellungen von Katzen
sind real, unsere Empfindungen in Bezug auf Katzen sind real. Eine solche geistige,
neuronale, biologische Wirklichkeit, das ist unsere Wirklichkeit. Frösche und Vögel, die
Katzen betrachten, sehen sie unterschiedlich, und das tun auch Katzen selbst."* Damasio (2006) S. 312f (Übersetzungsproblem: Der englische Begriff „mind" hat eine etwas
andere Bedeutung als der deutsche „Geist".)

Bedingung für die Möglichkeit, Artefakte zu differenzieren in solche, die aus Zwecken menschlicher Lebenstätigkeit fabriziert wurden (ein Haus zum Wohnen) und solchen, die zu Zwecken der zwischenmenschlichen Kommunikation (Mitteilung) zugerichtet wurden, ist die Fähigkeit, in den Artefakten soziale Verhältnisse und Aktivitäten wahrzunehmen d.h. wiederzuerkennen.[146] Ein Fährtenleser kann einen gebrochenen Zweig dahingehend deuten, dass ein Tier oder Mensch da entlanggegangen ist, er könnte ihn aber auch so verstehen, dass ihn jemand absichtlich geknickt hat, um den Weg wieder zurückzufinden, oder aber, der Täter hat es absichtlich gemacht, um den Betrachter glauben zu machen, er wäre in diese Richtung gegangen, wo er doch tatsächlich in eine andere Richtung ging. Diese Täuschungsabsicht zu erkennen ist nur möglich, wenn beide die Eigenheiten zwischenmenschlicher Beziehungen kennen und sich in die Denkweise des anderen hineinversetzen können.

3.2 Das soziale Geflecht: Die pragmatischen Grundlagen von Informationsprozessen

Und zu Ritter Delorges spottender Weis wendet sich Fräulein Kunigund: „Herr Ritter, ist eure Lieb so heiß, wie Ihr mir's schwört zu jeder Stund, ei, so hebt mir den Handschuh auf!" (Schiller: Der Handschuh)

3.2.1 Nachrichten: Wie spielen wir das Mitteilungsspiel?

Gehen wir zunächst davon aus, dass künstliche „Objekte" (Artefakte) jenen Prozess in Gang setzen können, den wir meinen, wenn wir z.B. sagen / denken: Ich wurde durch einen Aufkleber darauf hingewiesen, dass ein wichtiger Brief in meinem Postkasten liegt. Oder: Die Absenderadresse sagt mir, dass eine bestimmte Person von mir erwartet, den Brief zu öffnen und ihn nicht ungelesen in den Mülleimer zu werfen.

Was steckt dahinter und wie kann man sich vorstellen, dass es funktioniert.

Stellen sie sich vor, Ihr Telefon läutet. Sie würden sofort folgendes Erwartungsmuster (Vorstellung, erinnertes Handlungsmuster) in Ihrem Kopf aktivieren:

Das Läuten des Telefons sagt mir, ich soll den Hörer abnehmen, jemand will mit mir sprechen. Sie/Er kennt meine Nummer und kennt mich. Ich kenne Sie/Ihn. Er ist Mitglied einer Gruppe oder Gemeinschaft, in der ich auch eine Rolle spiele. Mal hören, wer das wirklich ist und was die Person von mir will. Es könnte aber auch ein Unbekannter sein, deshalb sag ich nur „Hallo". Die Person soll mir zuerst ihren Namen sagen und sagen, was sie will.

Tatsächlich haben Sie ein Bündel von Annahmen zusammengestellt und sich damit darauf vorbereitet (Erwartungshaltung), in der auf sie zukommenden Situation angemessen zu handeln, d.h., entsprechend den gelernten Regeln Ihre Rolle in diesem Spiel zu spielen, auch wenn Ihnen die einzelnen Elemente dieses

---

[146] Vgl.: Holzkamp (1973) S. 29 ff

Musters gar nicht bewusst werden, sondern ganz automatisch reagieren, weil Sie es so eingeübt haben. Spät abends würden Sie ein etwas unterschiedliches Muster aktivieren als während des Tages und an Feiertagen ein anderes als an Arbeitstagen im Büro.

Sie nehmen also den Hörer ab und hören eine Stimme sagen: „achthundertfünfundvierzig". Wenn Sie die Stimme nicht als die einer bekannten Person erkennen, die Beziehung zwischen ihr und Ihnen (welche Rolle sie spielt), dann würden Sie zurückfragen: "Wer sind Sie? Was haben Sie gesagt? Was wollen Sie? Während die Stimme weiter nichts als nur "845" sagt, würden Sie in "Ihrem Kopf" verzweifelt nach einem Erklärungsmuster suchen, in welches das Wort hineinpassen und einen Sinn ergeben könnte. Schließlich würden Sie aufgeben und mit einem Fluch den Hörer auf's Telefon knallen (was bei einem Handy leider nicht so leicht geht; vielleicht sollte man da einen Schreckton auf Knopfdruck für unerwünschte Anrufer einbauen).

Würden Sie aber die Stimme Ihres Arbeitskollegen erkennen (den Sie um Auskunft über einen bestimmten Betrag gebeten hatten) und "845" einordnen können in den Handlungszusammenhang *„mein Kollege erinnert sich an mich, denkt an mich, erinnert sich an meinen Wunsch und tut, was ich von ihm erwartet habe, spielt also die Rolle, die ich ihm zugedacht habe, verhält sich kollegial, spricht dieselbe Sprache, weiß was ich tun will..."*, dann hätten Sie erfolgreich einen „Informationsprozess" verwirklicht.

Ihre *Aufmerksamkeit* war gerechtfertigt. Sie sind informiert; einen Teil Ihres Wissens haben Sie umgeformt, um damit in einem anderen Spiel eine andere Rolle spielen und Ziele Ihres Handelns verwirklichen zu können. (z.B.: den Betrag in eine Tabelle eines Fragebogens eintragen, den Sie vom Finanzamt erhalten haben)

Wenn eine Sekretärin ein Fax erhält mit Zahlen darauf, sollte sie wissen, was sie bedeuten und was sie damit tun soll. Sie behandelt das Fax (als Botschaftsträger) entsprechend ihrer Arbeitsroutine und ihrer jeweiligen Prioritätensetzung: Sie möchte eine gute, verlässliche Sekretärin sein, ihr Gehalt bekommen, von ihren Vorgesetzten und Kollegen anerkannt werden. Sie spielt ihre eingeübte Rolle. Sie hat kein Problem, den „Informationsprozess" in ihrem Kopf durchzuführen, denn die Voraussetzungen und der gesamte Rahmen sind bereits vorhanden an ihrem Arbeitsplatz. Botschaften werden in einer vereinbarten Form durch die IT Architektur geschleust, zum richtigen Zeitpunkt, an die entsprechende Person an einem bestimmten Arbeitsplatz, wo sie in ein vorhandenes Entschlüsselungsschema hineinpassen. Das Spiel ist im Gange, sobald sie ihr Büro betritt.

Innerhalb des (geschlossenen) Systems eines Unternehmens oder irgendeiner Organisation (wo Spiele, Rollen, Beziehungen, Aufgaben, Ziele, Werte und Handlungsmuster definiert und in Kraft sind,) scheint es nicht erforderlich, anderen Momenten des Informationsprozesses Beachtung zu schenken als den bloßen „Daten". Alles Übrige ist ja schon da und es funktioniert!

Wenn sie das Büro verlässt und mit ihrem Auto nach hause fährt, ist sie Mitglied einer anderen „Spiel-Gemeinschaft". Sie ist Mitglied der Gemeinschaft der Straßenbenutzer, Steuerzahler, Benzinkäufer und spielt ein anderes Spiel mit anderen Regeln. Dasselbe gilt, wenn sie ihre Kinder zur Schule bringt, einkaufen geht, fernsieht oder eine Zeitung liest. Jeder von uns ist (egal, ob es uns bewusst ist oder nicht,) de facto Mitspieler in vielen verschiedenen Gemeinschaften mit unterschiedlichen Regeln, die man besser nicht durcheinander bringen sollte.[147]

Es stellt sich also die Frage: Wie müssen „Informationsobjekte" beschaffen sein oder welche Bedingungen müssen erfüllt sein, damit Information in den unterschiedlichen „Spielgemeinschaften" stattfindet und zu handlungsrelevantem Wissen führt? Gibt es Informationsobjekte (bzw. Aufforderungen), die ins Leere laufen, – nichts bewirken, weil sie von niemandem beachtete oder nicht verstanden werden, weil sie nicht ins „Spiel" passen?

Es wird behauptet, dass auf dem virtuellen, weltweiten Marktplatz des Internet der Zugang zu Wissen praktisch jedermann möglich und Information universell verfügbar sei. Man brauche nur einen PC, Elektrizität, Sprachkenntnisse und natürlich muss man Mitglied der weltweiten Konsumgesellschaft sein: kaufen und verkaufen. Ein universelles Spiel! Man sollte also die Regeln dieses Spieles kennen, die Bedeutung und den Wert des Geldes, der Zeit, – was in diesem Spiel Recht und Unrecht ist und wie man mit Produkten umgeht. Ein Bauer in Sibirien, ein Jäger in Alaska, ein Nomade in Afrika ist vermutlich kein Mitglied dieser Gemeinschaft. Sie verwenden keine Kosmetika, brauchen keine Videospiele, die Aktienkurse interessieren sie nicht und sie sind auch nicht besorgt um ihre Pension. Globalisierung ist daher zuallererst ein soziales Phänomen, – es ist eine Frage der Teilnahme an bestimmten Spielen (die – wie Sprache und Wissenschaften – im Verlaufe im Verlaufe der jeweiligen Kulturgeschichte in unterschiedlichen Ausprägungen entwickelt wurden[148]).

Angenommen, wir wollten eine Botschaft an jemanden schicken (ihn „informieren"), der in einer anderen Kultur lebt, der Mitglied in völlig unterschiedlichen Gemeinschaften ist (als wir es sind), andere Werte und Prioritäten hat. Unsere Botschaft könnte nur aufgenommen werden, wenn wir seine Lebensbedingungen, seine Umwelt, seine Spielregeln und Interessen antizipieren. Um den Adressaten zu erreichen und ihn dazu zu bewegen, sich informieren zu lassen,

---

[147] Nicht nur in Zeitungen findet man diese Unterscheidung der Rollenspiele durch Trennung von Sport und Politik, lokalen von internationalen Nachrichten, Unterhaltung von Wirtschaft, Wohnungsangebote von Stellenmarkt. Jede Web-Page spiegelt die Aufgliederung unseres Handelns (in der Gesellschaft) in Spielgemeinschaften und diese wiederum spiegeln potentielle Interessensgemeinschaften wider. Unsere Aufmerksamkeit erregt, was unsere Interessen anspricht. Suche ich eine Wohnung, so schlage ich die Wohnungsinseratenseite auf. Ich lese, „informiere" mich und neues „Wissen" entsteht in meinem Kopf.

[148] Der Mathematiker John von Neumann (1903-1957) schreibt in seinem Buch „The Computer and the Brain" (1958): *"It is only proper to realize that language is largely a historical accident. [...] Just as languages like Greek or Sanskrit are historical facts and not absolute logical necessities, it is only reasonable to assume that logics and mathematics are similarly historical, accidental forms of expression."* (S. 81)

müssten wir irgendetwas finden, das wir gemeinsam haben und unsere Botschaft (Informationsobjekt) dementsprechend zurichten. Ohne Berücksichtigung dieser Bedingungen würde „Information" niemals stattfinden; – der Empfänger würde unseren Informationsabsichten keine Beachtung schenken, sondern das Informationsobjekt lediglich als künstliches Objekt betrachten.

Es gibt keinen universellen Zugang zu "Information", weil Menschen trotz Globalisierung in unterschiedlichen Gemeinschaften leben und arbeiten, deren Spielregeln noch dazu permanent verändert werden. Soziale Systeme sind dynamisch, weil sie aus menschlichem Handeln und Verhandeln bestehen. Die oft gehörte Klage darüber, dass wir im Informationszeitalter von einer Flut wertloser "Informationen" zugeschüttet werden, bezieht sich auf eine simple Tatsache: Wir werden bombardiert mit künstlichen Objekten, die vorgeben Informationsobjekte zu sein. Die Objekte passen nicht in unsere Spiele und sprechen nicht unsere Interessen an. Die Erzeuger der Objekte haben sich nicht die Mühe gemacht, sich in unsere Lage zu versetzen und Anknüpfungspunkte zu finden. Die Objekte sind entweder überladen mit Hinweisen auf Fakten, die wir schon wissen, oder die Spanne, zwischen dem, was wir schon wissen und dem, was das Objekt an neuem Wissen in uns erzeugen soll, ist zu groß, so dass wir damit nichts anfangen können.

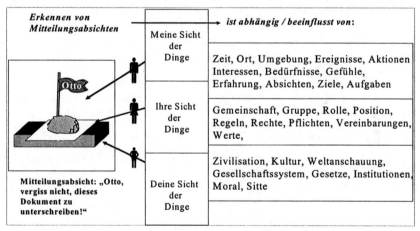

Abb. 14: Erkennen von Mitteilungsabsichten

Informationsobjekte kann man erzeugen (designen).und vom Informationsobjekt-Design hängt es ab, ob mittels dieses Objekts Information bewirkt wird oder nicht. Informationsobjekte, die dazu geeignet sein sollen, die Mauern geschlossener System zu durchbrechen, müssten Instruktionen dafür enthalten, wie folgende Frage beantwortet werden können: Was will der Sender von mir? Habe ich dieselben / ähnliche Interessen wie er (hier und jetzt)? Was will er, dass ich tun soll? Will ich dasselbe? Wie soll ich es tun? Warum soll ich seiner Botschaft Aufmerksamkeit schenken? Was nützt es mir? Hab ich ähnliche Wertvorstellungen wie er? Was ist seine Position / Rolle in diesem Spiel? Welche Rolle spiele ich dabei?

Was ist aber dasjenige an künstlichen Objekten (erlernten, standardisierten Wahrnehmungsmustern), woran man Interpretationsanleitungen, Kommunikationsaufforderungen, Mitteilungsabsichten sehen und erkennen kann?

3.2.2 Codierte Handlungsanleitung: Logik und Struktur von Informationsaustauschspielen

„Wissenschaftliche Theorie ist Erklärung und erklären ist eine soziale Beziehung zwischen Menschen, in welcher Menschen anderen Menschen etwas erklären, so dass sie dann diese Sache verstehen." (Lundberg 1939)

Um ein Spiel spielen zu können, sagen wir z.B. ein Kartenspiel, muss ich „wissen, wie das geht", ich muss die Regeln des Spiels kennen, entweder explizit, dass ich sie jemandem mit Worten erklären kann, oder implizit, indem ich sie einfache eingeübt habe und die Regeln ganz automatisch befolge. Wenn jemand sagt „Ich weiß, wie das geht, wie man das macht", dann verwendet er das Wort „wissen" im Sinne von „ich kann das", unterscheidet also nicht, ob das nun körperliches, intuitives, abstraktes, rationales, explizites oder sonst welche Art von „wissen" ist. In diesem umgangsprachlichen Sinn verwende ich hier zunächst das Wort „wissen" bzw. „Wissen".

Wir betrachten "Wissen" als Instrument für erfolgreiches Handeln, zum Lösen von Problemen, oder als nützliches „Know how" für die Bearbeitung unserer Umwelt (Pragmatismus). Wissen halten wir ferner als Ergebnis von meist langwierigen Lernprozessen. Abkürzung von Lernprozessen durch Beobachten, Abschauen, Nachmachen setzen die (intellektuelle) Fähigkeit voraus, Vorgänge als Handlungssequenzen wahrzunehmen, – sie in ein zeitliches Vorher und Nachher zu gliedern und die Folgen als Handlungszwecke (Absichten) zu deuten. Das geht auch ohne „Information", ohne Fingerzeige und Sprache.

Wissen teilen, mitteilen, vermitteln durch „Information" bedeutet, an bestimmten „Spielen" innerhalb von Kommunikationsgemeinschaften[149] teilzunehmen, mit anderen Menschen direkt oder indirekt zu sprechen und zu verhandeln, sich auf Rollenspiele einzulassen. Um diese Spiele erfolgreich spielen zu können, bedarf es neben der Vertrautheit mit der Rollenverteilung (Mitteilender – Aufnehmender / Sender – Empfänger) eines grundsätzlichen Einverständnisses über Struktur und Dynamik des Spieles.[150] Die Grundannahme, auf die sich die Spiel-Logik bezieht, besteht aus mindestens vier Elementen:

---

[149] Aufschlussreich in diesem Zusammenhang (Wie funktionieren Communities bzw. Gesellschaften und welche Strukturen entwickeln unterschiedliche Kulturen, mit denen Kommunikationsprozesse gesteuert werden können?) sind die Ausführungen von Marcur Olson in seinem Buch *„Power and Prosperity"* (2000), von Alan Ledeneva *„Russias Economy of Favours"* (1998), und Chie Nakane *„Japanese Society"*.

[150] Siehe dazu: Wunderlich (1972) S. 373; Vgl. auch: Sander, Th. (2002)

Existentielle Dimension

- Situation A als die Ausgangsituation der Spielpartner oder status quo des aktuellen Wissens darüber, was als Realität angesehen wird: Ich befinde mich hier und jetzt in dieser Situation. Potentielle Ansprechpartner befinden, befanden sich in vergleichbaren Situationen.

- Situation B als ein Konzept (Vorstellung, Ahnung, Erwartung, Projektion) dessen, was die erwünschte Situation sein könnte: Es wäre schön, gut, wenn ich ...... hätte / könnte. Potentielle Ansprechpartner haben die Situation erfolgreich / nicht erfolgreich verändert. Ihr Tun hatte Einfluss auf ihre „Welt".

Intellektuelle Dimension

- Relative Offenheit der Zukunft bzw. Unsicherheit darüber, ob das aktuelle Wissen ausreicht, das Erwünschte zu erreichen und Gründe (Interessen) dafür, das vorhandene Wissen zu verändern und/oder die Sicht des Partners (Sender) anzunehmen. Interessen und Motive sind nicht illusorisch, was ihre Realisierbarkeit betrifft. Wissensdifferenz, d.h. Gefälle zwischen Situation A und Situation B.

- Prinzipielle (unterstellte) Vorhersehbarkeit von Handlungsfolgen. Hinweise oder Anleitungen dafür, wie das vorhandene Wissen erweitert, bzw. in neues Wissen umgewandelt werden kann, um mit Hilfe dieses Wissens die gewünschten Handlungsfolgen zu sichern.

Damit das Verhandlungsspiel[151] beginnen kann, muss der Ansprechpartner die Möglichkeit und Fähigkeit besitzen, in dem, was er sieht, hört und wahrnimmt, eine Aufforderung zu erkennen, sich in einer bestimmten Weise zu verhalten, nämlich: aufmerksam sein, zuhören, zusehen, Stellung beziehen, zustimmen, ablehnen, begründen etc. Erkennen von Aufforderungen ist Projektion eigener Erwartungen in die soziale Situation. Die Erwartungshaltung (erinnerte soziale Verhaltensmuster; Kooperationsbereitschaft oder Verweigerung) bezüglich Rollenverhalten gegenüber einem potentiellen Ansprechpartner könnte also z.B. so wie in Abbildung 15 aussehen.

---

[151] Vgl.: Parsons (1978)

146

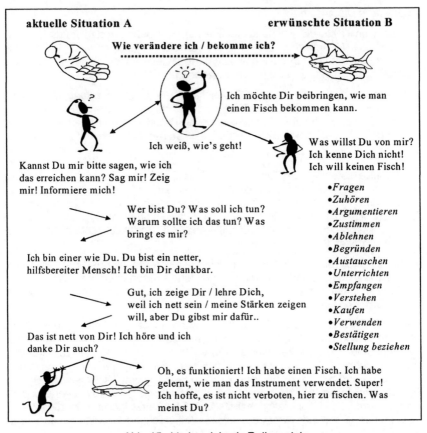

Abb. 15: Verhandeln als Rollenspiel

3.2.3 Rollenverhalten und Erwartungshaltungen in „Communities"

Stellen Sie sich vor, Sie kommen nach Hause und stehen vor Ihrem Postschrank. Als Hausbewohner und Adresseninhaber können Sie damit rechnen, dass jederzeit irgendjemand postalisch mit Ihnen in Kontakt treten kann. Sie erwarten, dass die Post ordentlich arbeitet und Sie müssen annehmen, dass andere von Ihnen erwarten, dass Sie Ihre Postbox regelmäßig öffnen. Würden Sie es nicht tun, könnten Sie einen wichtigen Termin versäumen oder Erwartungen anderer Menschen enttäuschen. So haben Sie's gelernt. Sie öffnen also den Kasten und finden eine Benachrichtigung oder, um es abzukürzen, einen blauen Brief mit einem bestimmten Format, mit Ihrem Namen vorne und einer Absenderadresse.

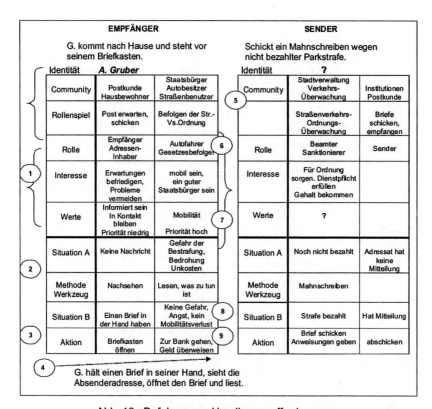

EMPFÄNGER				SENDER		
G. kommt nach Hause und steht vor seinem Briefkasten.				Schickt ein Mahnschreiben wegen nicht bezahlter Parkstrafe.		
Identität	**A. Gruber**			Identität	**?**	
Community	Postkunde Hausbewohner	Staatsbürger Autobesitzer Straßenbenutzer	5	Community	Stadtverwaltung Verkehrs- Überwachung	Institutionen Postkunde
Rollenspiel	Post erwarten, schicken	Befolgen der Str.- Vs.Ordnung			Straßenverkehrs- Ordnungs- Überwachung	Briefe schicken, empfangen
Rolle	Empfänger Adressen- Inhaber	Autofahrer Gesetzesbefolger	6	Rolle	Beamter Sanktionierer	Sender
Interesse	Erwartungen befriedigen, Probleme vermeiden	mobil sein, ein guter Staatsbürger sein		Interesse	Für Ordnung sorgen. Dienstpflicht erfüllen Gehalt bekommen	
Werte	Informiert sein In Kontakt bleiben Priorität niedrig	Mobilität Priorität hoch	7	Werte	?	
Situation A	Keine Nachricht	Gefahr der Bestrafung, Bedrohung Unkosten		Situation A	Noch nicht bezahlt	Adressat hat keine Mitteilung
Methode Werkzeug	Nachsehen	Lesen, was zu tun ist		Methode Werkzeug	Mahnschreiben	
Situation B	Einen Brief in der Hand haben	Keine Gefahr, Angst, kein Mobilitätsverlust	8	Situation B	Strafe bezahlt	Hat Mitteilung
Aktion	Briefkasten öffnen	Zur Bank gehen, Geld überweisen	9	Aktion	Brief schicken Anweisungen geben	abschicken

1
2
3
4
5

G. hält einen Brief in seiner Hand, sieht die Absenderadresse, öffnet den Brief und liest.

Abb. 16: Befolgen von Handlungsaufforderungen

Es handelt sich offensichtlich nicht um eine Werbepostwurfsendung, die sie ungelesen in den Mülleimer werfen. Sie öffnen also den Brief und lesen. Sie lesen natürlich nicht alles, sondern konzentrieren sich auf Zahlen und auf Hinweise dafür, was man von Ihnen zu tun erwartet, denn aus der Tatsache, dass Sie Autobesitzer sind und der Absenderadresse, haben Sie schon erraten, dass es sich nur um eine unbezahlte Parkstrafe handeln kann.

Damit die Botschaft eines Absenders bis zu Ihnen durchdringt, müssen sowohl Sie als auch alle übrigen Akteure ganz bestimmte, eingeübte (verinnerlichte) Verhaltensweisen „aktivieren", – alle müssen Ihre Rolle spielen. Damit das Spiel[152] auch zuverlässig funktioniert, können an bestimmten kritischen Punkten der Interaktionskette „Marker" angebracht werden, die extra und deutlich erkennbar darauf hinweisen, dass die Befolgung der Spielregeln in Ihrem eigenen Inte-

---

[152] Zum „Spiel" Begriff siehe: Haga (1986) / Bubner (1982) S. 157 ff / Hollis (1991) S. 91 ff / Zu „Constructivistic View of Communication" siehe: Glasersfeld (2003 / 1987)

resse liegt. (z.B. ein Aufkleber auf der Postbox mit der Aufschrift: Wichtige Mitteilung! – Telegramm.)

Wenn Sender und Empfänger von Botschaften nicht explizit Mitglieder derselben Gemeinschaft sind (d.h. nicht gemeinsame Ansichten und Interessen teilen) sind Überbrückungen erforderlich. Brücken weisen auf versteckte (indirekte) Gemeinsamkeiten auf Grund der Mitgliedschaft in irgendwelchen anderen Spielen hin. Verbindungen könnten hergestellt werden, indem implizite Gemeinsamkeiten „sichtbar" gemacht werden.

Wenn jemand mit seinem Auto in eine Tankstelle fährt, ist durch die besonderen Umstände schon alles definiert, – die Spiele, Regeln, Interessen und Werte sind klar. Ein Wort oder eine Geste genügt und der Tankwart weiß, was man will, was man von ihm erwartet. Langatmige Erklärungen und Beschreibungen von Situation A und erwünschter Situation B, sowie jegliche Begründungen, warum man das will und was der Tankwart davon hat, sind überflüssig. Das zugerufene Wort „voll" in dieser Situation (Kontext) bewirkt Information bzw. eine erwartbare Reaktion, einige Meter daneben bewirkt es gar nichts.

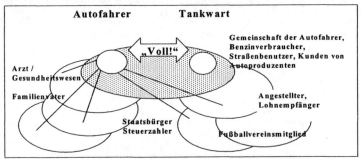

Abb. 17: Verstehen von Mitteilungen im situativen Kontext

Im Falle der nicht bezahlten Parkstrafe würde es nicht genügen, wenn eine Person vor mir stehend sagen würde „Zahlen!", – er würde physische Gewalt anwenden müssen, um das Geld zu bekommen. Was das Mahnschreiben von der Parkraumüberwachung betrifft, haben Sender und Empfänger eigentlich fast nichts gemein. Sie sind nicht explizit Mitglieder in denselben Kommunikationsgemeinschaften und ihre Spiele, Rollen, Interessen, Werte sind so verschieden, dass man von zwei Welten sprechen könnte. Warum also sollte man den Brief ernst nehmen? Liegt das, was wir üblicherweise als Information bezeichnen darin, was man rot herausstreichen könnte, – ein paar Wörter, Zahlen, ein Satz, oder werden diese Zeichen erst durch das Drumherum informationsträchtig? Die übliche Antwort auf diese Frage lautet: Erst der Kontext verleiht den Wörtern und Sätzen Bedeutung. Aber der „Kontext" steht ja nicht auf dem Papier, – da sind lediglich Verweise oder Hinweise auf „Kontexte", die außerhalb liegen, in meinen Lebensumständen, Gewohnheiten, Wünschen, Hoffnungen, Ängsten, Interessen, Vorstellungen, Einbildungen, Erfahrungen, usf.

Wie gesagt: Damit der Absender mit seinen Absichten zu mir durchdringt und die Botschaft ankommt, muss er versuchen, Brücken zu bauen mit Verweisen auf meine Lebenswelt, ohne jedoch gleich einen ganzen Roman zu schreiben. Welche und wie viele solcher Verweise wären in diesem Fall erforderlich, damit bei mir Aufmerksamkeit erzeugt wird und „Information" stattfinden kann?

Brücke 1

Marke / Hinweis auf: „Ich bin Beamter am Magistrat und spiele eine besondere Rolle, daher sollten Sie mir Aufmerksamkeit schenken."

Brücke 2

Marker / Hinweis auf: „Wenn Sie die Dinge so zu sehen bereit sind und akzeptieren, was ich verlange, dann werde ich Ihr Interesse, mobil zu sein, nicht beeinträchtigen, denn dazu habe ich das Recht und die Möglichkeit."

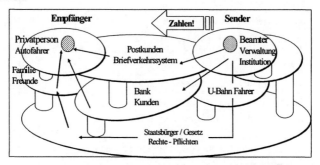

Abb. 18: Soziale Kontexte der Mitteilungskanäle

3.2.4 Sag mir, was Du weißt: Sprache als Selektionsaufforderung

Ist es möglich, ganz genau zu beschreiben, was da abläuft, vorausgesetzt ist oder sich im „Hintergrund" abspielt, wenn Menschen miteinander sprechen und – wie man so sagt – „Informationen austauschen"?

Zu sagen, jemand muss seine Gedanken in Worte fassen, codieren, den Mund aufmachen und jemand muss zuhören und die Sprache gelernt haben, um die gesprochenen oder geschriebenen Wörter in eigene Gedanken umwandeln zu können, – das ist zu simpel und führt nicht weiter. Wie ungeheuer kompliziert die Vorgänge sind, zeigt der Versuch, eine ganz gewöhnliche Konversation aufzuzeichnen, um sie dann irgendwie beschreiben und analysieren zu können. Selbst wenn Rollen und Rahmenbedingungen eindeutig definiert werden können, wie etwa in einem Interview, droht man an der Kategorisierung der Funktion sprachlicher Äußerungen zu scheitern. Hier ein Beispiel aus einem Interview eines Soziologen (I) mit einem Arbeiter (A).

150

			Kategorie
1	I	Und was war Ihre Mutter? Evangelisch? Oder war die katholisch?	Aa
2	A	Evangelisch	Ba
3	I	Und die ist auch ausgetreten?	Ad
4	A	Hm, hm.	Bd
5	I	Und wann?	Aa
6	A	Och, das kann ich Ihnen nicht sagen. Mit dem Vater zusammen.	Ba
7	I	Hm. Also die sind vor Ihnen ausgetreten?	Ad/Ab/Dc
8	A	Ja, ja.	Bd
9	I	Die waren....als Sie konfirmiert wurden, waren die Eltern schon ausgetreten?	Ab/Ad/Db
10	A	Ja, die waren radikal.	Bd/Bc
11	I	Ach, da waren die schon ausgetreten. Und wer war denn das, der wollte, dass sie konfirmiert werden? Warn Sie das?	Ad/Da/Aa
12	A	Hm?	Ae/Cb
13	I	Sie wollten konfirmiert werden damals?	Ad
14	A	Ja, ja.	Bd
15	I	Weil die anderen konfirmiert waren?	Ab/Ca
16	A	Weil die in der Schule..."he, er wird nicht konfirmiert".. Wird man doch rein verrückt gemacht als Schulkind.	Bb/Cc
17	I	Ach so . Ja.	Bd
18	A	Aber Sie wissen ja, wie das dann ist. Also ich muss ja wohl sagen, dass dann die Eltern auch auf den Wunsch des Kindes eingegangen sind. Nicht?	Bc//Bb/Cc

Abb. 19: Tabelle – Interview

Zur Beschreibung dieser Dialogsequenz[153] (d.h. Verständnis dessen, was da vor sich geht) genügt es nicht, sogenannte „semantische Kontexte" zu konstruieren. Gesprächsverhalten und Gesprächsverlauf lassen sich nur beschreiben, wenn man die Verhaltensmuster, die *Funktion*[154] der Äußerungen in diesem Rollenspiel

---

[153] Ich habe diese Dialogsequenz aus einem Berg von Protokollen im Rahmen einer Oral-History Studie am Institut für Kulturforschung der Hokudai Universität in Sapporo (gemeinsam mit der Soziologin Prof. Noriko Hofuku von der Universität Otaru) ausgewählt und zu analysieren versucht.

[154] Die Funktion (das Funktionieren) ist dasjenige, was erlernt werden muss!

beobachtet, beschreibt und analysiert.[155] Das könnte in etwa mit folgenden Kategorien versucht werden.

A		**Aufforderungen**
	a	**Abgrenzungsaufforderung**: Der Partner ist aufgefordert, innerhalb des von der Frage abgesteckten Themas, innerhalb seines verfügbaren Wissens zu diesem Thema, eine Abgrenzung (Selektion) vorzunehmen.
	b	**Begründungsaufforderung**: Der P. ist aufgefordert, den systematischen Zusammenhang, in den seine Äußerung eingeordnet werden soll, anzugeben.
	c	**Bewertungsaufforderung**: Der P. ist aufgefordert, die Art der Beziehung zwischen propositionalem Gehalt seiner Äußerung und seiner Werthierarchie anzugeben.
	d	**Bestätigungsaufforderung**: Der P. ist aufgefordert, das richtige Verstehen (Decodierung) der Mitteilung zu bestätigen.
	e	**Neuformulierungsaufforderung**: Der P. ist aufgefordert, seine Frage (= Aufforderung) oder Antwort (= Anleitung) neu zu formulieren.
B		**Anleitungen**
	a	**Abgrenzungsanleitung**: Der Befragte gibt dem Fragenden (bzw. umgekehrt) eine Anleitung, wie er innerhalb des vorgeschlagenen Themas eine Abgrenzung nach „zutreffend – nicht zutreffend" vornehmen soll.
	b	**Ein- / Zuordnungsanleitung**: Der B. gibt eine Anleitung, wie der abgegrenzte Sachverhalt (thematisches Element) anderen Themenelementen zugeordnet oder in welchen Begründungszusammenhang eingeordnet werden soll.
	c	**Verknüpfungs- / Bewertungsanleitung**: Der B. gibt dem Fragenden einen Hinweise, wie er eine Aussage mit der Person und seiner Werthierarchie in Verbindung bringen soll.
C		**Darstellungsmodifikatoren**
	a	**Vorschlag**: Der Fragende gibt mit seiner Aufforderung (Abgrenzung, Begründung, Bewertung) gleichzeitig einen Hinweis darauf, wie er glaubt, dass der Gefragte eine Abgrenzung, Begründung, Bewertung vornehmen könnte.
	b	**Andeutung/ Anzeichen**: Der Zuhörer interpretiert die Elemente der Äußerung seines Partners als Hinweis darauf, dass dieser Schwierigkeiten hat, eine Anleitung oder Aufforderung nachzuvollziehen.

---

[155] Ausführlicher zur Sprechaktanalyse siehe: Wunderlich 1978) „*Sprechakt ist [...] die Interpretation einer solchen Aktivität [Äußerungsakt] relativ zu einem bestimmten Sprachsystem, einem bestimmten Handlungssystem und zur sozialen Situation, in die Äußerer und Wahrnehmer eingeschlossen sind.*" (S. 51)

	c	**Appell:** Identifikationsappelle mit emotionaler Qualität, mit denen der Sprecher seinen Partner zu Beachtung einer Verhaltensmaxime (z.B. Solidarität) auffordert, um ihn damit zum Akzeptieren einer nicht systematisierbaren Abgrenzungs-, Bewertungs-, Beurteilungsanleitung zu bewegen.
D		*Interne / Externe Interpretationsindikatoren*
	a	**Hinweis:** Die Teilnehmer des Gespräches agieren die Differenzen direkt oder indirekt, aber sowohl für die Teilnehmer als auch für außenstehende Beobachter offensichtlich aus.
	b	**Anzeichen:** Ein Teilnehmer bemerkt und interpretiert die vom Partner unwillentlich gegebenen Hinweise auf Differenzen und reagiert auf sie für den Beobachter offensichtlich.
	c	**Augenschein:** Der Beobachter (Analyst) glaubt Differenzen feststellen zu können, die von den Gesprächspartnern nicht ausagiert werden.

Abb. 20: Kategorien der Gesprächsanalyse

Die Analyse könnte als Beobachtungs-Geschichte wie folgt formuliert werden:

In der Frage-Antwort Sequenz 1 bis 7 lassen die Fragen des Interviewers eine Assoziationskette erkennen, die sich am Alltagsverständnis der Einordnung von Handlungen in eine zeitliche Abfolge orientiert.

Als Beurteilungsgrundlage für die Klassifizierung von Handlungen durch I als normal oder ungewöhnlich dient das Bild (von I) von einer bürgerlichen Kleinfamilie, welches in ideologischer, sozialer und ökonomischer Hinsicht bestimmte Freiräume und Zwänge absteckt. Das von I angesprochene Thema „Kirchenaustritt" wird von A erkannt und akzeptiert. Es hat für A zunächst keinen problematischen Gegenwartsbezug, aber I gibt in 7 zu erkennen, dass er auf Grund seiner Prämissen (Zeitordnung/Familienbild) Schwierigkeiten hat, Aussagen einzuordnen: Kind wird konfirmiert, nachdem Eltern ausgetreten sind. (Warum? Das passt doch nicht zusammen!)

Aus den wiederholten Neuformulierungen in 7 bis 14 ist abzulesen, dass sowohl I als auch A Themenverschiebungen vorzunehmen versuchen. A reagiert jedoch auf die Themenverschiebung von I nicht, sondern leistet noch Beiträge zum alten Thema hinsichtlich Zeitordnung und Beurteilungsrahmen: A begründet den Austritt der Eltern durch einen Verweis auf Arbeiterklassenideologie.

Das neue Thema „Verhältnis zwischen Eltern und Kind" in religiösen/ideologischen Fragen ist ein Aspekt des Beurteilungsrahmens für Handlungen des vorangegangenen Themas „Austritt und Konfirmation". Um die Differenz zwischen Eltern-Handlung und Kind-Handlung begründen zu können, muss der vorangehende Beurteilungsrahmen bezüglich seines Geltungsbereiches differenziert werden oder es muss ein neuer eingeführt werden, von dem aus für I verständlich ist, warum die Differenz zwischen Eltern- und Kindverhalten kein Widerspruch ist oder kein Fehlverhalten von A impliziert. Der Gegenwartsbezug des neuen Themas entsteht für A dadurch, dass jede neu eingeführte Beurteilungsprämisse ihn zur Neuformulierung seiner lebensgeschichtlichen Identität zwingt: Früher hab ich so gedacht, aber heute...

153

Die Begründung, die zunächst von I angeboten und dann von A übernommen wird, lässt sich umschreiben mit: Anpassung an die Umwelt geht vor Solidarität mit den Eltern.

Das ist dann plausibel, wenn familiäre ideologische Differenzen nicht notwendig negative praktische Folgen nach sich ziehen (Ausschluss / Bestrafung), wohingegen der Anpassungsdruck von Seiten der Umwelt mit der Androhung des Ausschlusses aus der Gemeinschaft gleichzusetzen ist. Dies weist darauf hin, dass innerhalb der Familie emotionale Bindungen eine entscheidendere Rolle spielen, als ideologische, moralische Fragen: Kinderliebe geht vor Klasseninteressen. Damit hat A den Geltungsbereich beider Maximen voneinander abgegrenzt und sie in ein hierarchisches Verhältnis zueinander gesetzt. I hat das akzeptiert und verstanden, – er weiß, wie er die Aussage von A einordnen soll.

Ich möchte damit zeigen, dass hinter zwischenmenschlicher sprachlicher Kommunikation und hinter „intelligenten" Informationsprozessen mehr dahinter steckt, als bloß Laute, Faxe oder Emails hin und her zu schicken.

Wenn „Bedeutungen" nicht hin und her geschickt werden können („meaning does not flow" – Shannon), sondern ausschließlich beim Hörer und Seher, dem „Empfänger einer Nachricht" konstituiert werden[156], dann geht es darum (wie das Beispiel zeigt), dass der Empfänger gelernt hat, in den Botschaften „Instruktionen" und „Aufforderungen" zu erkennen, wie er seine „Gedächtnisinhalte" selektieren und konfigurieren soll, damit er im Abgleichungsprozess (des jeweils Gemeinten) mit seinem Gegenüber nicht Schiffbruch erleidet; – beide Seiten müssen das Spiel eingeübt haben.

Also: Gesprochene, geschriebene Wörter und Sätze sind, wie alle Zeichen *Appelle, Aufforderungen*, die als solche erkannt werden müssen (was ein Lernen der Spielregeln sozialer Interaktion voraussetzt), damit jemand verstehen kann, was ein anderer meint, wenn dieser etwas sagt.

Das Problem liegt aber nicht darin, den Appellcharakter von Zeichen erkennen zu lernen, sondern darin, die damit verbundenen Strukturierungsanleitungen zu erlernen. Was immer wir denken und uns vorstellen, – wenn es sich nicht um phantasievolle, bildliche Vorstellungen handelt, sondern um das Denken in „Einheiten"

---

[156] Ich betrachte Äußerungen als „Gestalten" (Produktion gestalthafter Zeichen), die zu bestimmten Verhaltensweisen (aus einem erlernten Repertoire an Optionen) auffordern, bzw. solche auslösen können. Die Intelligenzleistung (bei der „Perzeption" der Zeichengestalt) besteht demzufolge darin, die Verknüpfung zwischen Instruktionsfunktion des Codes und Verhaltensoption herzustellen. Ob jemand diese Verknüpfung herstellt und eine Verhaltensoption ausführt oder nicht, ist eine Sache, und die Decodierung der wahrgenommenen Gestalt ist eine völlig andere, – es handelt sich um zwei verschieden Codesysteme. Die Codierung sozialer Verhältnisse, die praktisches Verhalten steuern, hat mit der Codierung der „mentalen Landschaften" etwas zu tun, aber sie sind nicht identisch.

154

und „Verknüpfungen, – um das Denken in Begriffen, Wörtern, Sätzen, dann handelt es sich dabei um „sozialisiertes" (kulturiertes) Denken."[157]
Die Interpretation von sprachlichen Äußerungen als Appelle, Aufforderungen (denen ein Hörer bzw. Leser notgedrungen nachkommen muss, sofern er nicht weghört/sieht oder „geistesabwesend" ist, weil es sich ja um „Gestaltwahrnehmung" handelt, die man nicht einfach abstellen kann, solange man lebt) hat mit der traditionellen „Sprechakttheorie" nur insofern etwas zu tun, als beide sprachliche Äußerungen unter dem Gesichtspunkt der Pragmatik, des zweckrationalen Handelns betrachten. Sprechen und Schreiben als Aktivitäten zu deuten, die einen bestimmten Zweck erfüllen, erfasst aber nicht den wesentlichen Unterschied zwischen „praktischem Handeln" (einer Tätigkeit des Körpers z.B., die konkrete Veränderungen in der natürliche, artifiziellen, sozialen Umwelt bewirkten) und „symbolischer Interaktion", denn diese interpretiere ich – was an sich ziemlich banal ist – als Codierungs-, Decodierungsaktivität, und zwar ausschließlich. Das heißt: Was immer eine sprachliche Äußerung an beobachtbaren Auswirkungen hervorruft (z.B. eine Antwort eines Zuhörers, eine „tätliche" Reaktion, der Vorwärtsmarsch durch einen Befehl), hat mit dem „Sprech-Hör-Interaktion" so wenig zu tun, wie die Bewegung der Hand beim Schreiben eines Wortes mit dem „Verstehen" des Wortes.[158]

---

[157] Vgl.: Wygotski (1986): *"Ein Wort bezieht sich niemals auf einen einzelnen Gegenstand, sondern auf eine ganze Gruppe oder eine Klasse von Gegenständen. Infolgedessen bildet jedes Wort eine indirekte Verallgemeinerung; jedes Wort verallgemeinert bereits. Doch die Verallgemeinerung ist in überaus starkem Maße ein wortgebundener Akt des Gedankens, der die Wirklichkeit völlig anders widerspiegelt, als sie in den unmittelbaren Empfindungen und Wahrnehmungen wiedergegeben wird."* (S. 11) *„Der Gedanke drückt sich nicht im Wort aus, sondern erfolgt im Wort."* (S. 3001) Ich würde Wygotskis Ansicht uminterpretieren im Sinne des eben Gesagten: Konstruktions- bzw. Strukturierungsanleitung ist das „Allgemeine", die *Funktion* von Sprache, und daher denken wir, wenn wir strukturiert denken, in Sprache. Die Anleitung liegt aber nicht im Wort selbst bzw. in der Gestaltwahrnehmung des Gehörten, sondern sie ist ein schon früher gemachter, erinnerter, anerzogener Selektionsprozess in unserem „Kopf", – das Wort spiegelt also nicht die dingliche Wirklichkeit wider, sonder die Wirkungsgeschichte sprachlicher, sozialer Interaktion. Vgl. auch: Resnick / Levine / Teasly (1991): Perspectives on Socially Shared Cognition.

[158] *„Auch sprachliche Äußerungen müssen im Hinblick auf die Äußerungssituation, in der sie gemacht werden, als spezifische Handlungen interpretiert werden. [...] Unter einem Äußerungsakt verstehe ich lediglich die physische Aktivität einer Person, bei der sie phonische und graphische Ereignisse produziert. Ein Sprechakt ist hingegen die Interpretation einer solchen Aktivität relativ zu einem bestimmten Sprachsystem, einem bestimmten Handlungssystem und zur sozialen Situation, in die die Äußerer und Wahrnehmer eingeschlossen sind."* Wunderlich (1978): S. 39 / 51. Es ist mir klar, dass es nicht leicht einsehbar ist und traditionellen Sprachtheorien widerspricht, aber ich halte daran fest und behaupte: Sprache bzw. Wörter verweisen nicht auf irgendwelche Dinge der Außenwelt (Bezeichnungsfunktion), sonder sind ausschließlich Aufforderungen, Appelle, Strukturierungsanleitungen, die sich auf nichts anderes beziehen, als auf Erfahrungen, auf Erinnertes, bzw. „psychische Gestaltungen".

Wenn man sich auf das Thema „Information" im Sinne von zwischenmenschlich-symbolischer, d.h. sprachlicher Kommunikation theoretisierend (analytisch ver-stehend) auseinandersetzen will, dann muss man zwar auf der kreatürlichen E-bene (Organismus) aufbauen, so wie wir sie mit den entsprechenden wissen-schaftlichen Paradigmen verstehen können und sie nicht aus den Augen verlie-ren, aber man muss sich auch einlassen auf all die Fragen: Wie ist das Erkennen von Handlungszwecken (Absichten) in Artefakten als Grundlage für die Entwick-lung einer rationalen Weltsicht; – wie ist das Erkennen von zeichenhaften Substi-tutionen als Grundlage für die Entwicklung von Symbolsystemen (Sprache); – das Erkennen von Erwartungshaltungen (Rollen) als Grundlage für die Entwick-lung von sozialen Regulationssystemen (Sinnsystemen) denkbar, ohne etwas außerweltlich „Geistiges" – Geisterchen mit kleinen Flügeln – zu bemühen?

Bleibt man konsequent bei diesem Ansatz und nimmt die betreffenden Paradig-men ernst, dann müsste sich alles auf der „Ebene" kreatürlicher Objektkonstituti-on (Gestaltwahrnehmung / Objektkonstitution) abspielen. Was nicht anderes hei-ßen würde als: Wenn wir Wörter verstehen, Symbole entschlüsseln, Bücher le-sen, vor einem Kruzifix uns ehrfurchtsvoll auf die Knie begeben oder den Kopf senken vor einem Haupt mit Krone, es ist alles im Prinzip genau dasselbe, so, wie wenn ein Affe eine Banane als essbares Objekt erkennt, danach greift, die Schale entfernt und sie in das Maul stopft. [159]

Wie ist aber der offensichtliche Unterschied zwischen einem Banane-essenden Affen und einem Liebesbrief-Schreiber/Leser zu erklären? Wie, wodurch wird das „Erkennen" von Mitteilungsabsichten, Bedeutungen ermöglicht, sichergestellt, erzwungen?

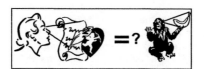

Abb. 21: Unseriöse Analogie?

---

[159] In diesem Zusammenhang ist auch die Frage nach der „Freiheit des menschlichen Willens" zu sehen. Der amerikanische Neurophysiologe Benjamin Libet hatte 1979 in den sog. „Libet-Experimenten" herausgefunden, dass es im Gehirn schon einige Milli-sekunden vor einer willentlichen Entscheidung (z. B. welche Hand geballt werden soll) eine Aktivität gibt, welche festlegt, was dann als scheinbar freie Entscheidung empfun-den wird. Dazu kann man einwenden, dass die Einbildung der Freiheit, zwischen Opti-onen wählen zu können, subjektiv „real" ist (Siehe Kapitel „Erwartungslandschaften") und daher die Ergebnisse des Experiments – welche manchen Neurowissenschaftlern als Beweis dafür gilt, dass es keine „Willensfreiheit" gibt und alles „deterministisch" ab-laufe – am Problem vorbeigehen. Abgesehen davon ist das Phänomen der „Willens-freiheit" meines Erachtens nur aus dem Blickwinkel der kulturgeschichtlichen, sozialen Entwicklung des „Wissens" um sich und die Welt (siehe Kapitel „Sinn und Unsinn" und „Sprache-Information-Wissen") zu deuten. Vgl. dazu auch: Roth (2003); Singer (2003)

Wir müssen noch mal zurück zum Ausgangspunkt unserer Überlegungen. Vielleicht habe ich etwas übersehen. Zuvor noch eine Illustration des Gesagten.

Rückblickende Anmerkung zu diesem Kapitel

Ich möchte an dieser Stelle noch einen Versuch unternehmen, das Verhältnis von „Gestalt", Objekt, Bedeutung und Botschaft an einem Beispiel zu illustrieren. Eigentlich handelt sich dabei um jenes Kernproblem, über das zwischen Neurowissenschaftlern und Philosophen (Geisteswissenschaftlern) ein zunehmend erbitterter Streit geführt wird. Ich will auf diese Auseinandersetzung hier nicht direkt eingehen und verweise stattdessen z.b. auf das Buch von Gerhard Roth „Das Gehirn und seine Freiheit". Ich schlage folgendes Gedankenexperiment vor:

Stellten Sie sich – als ersten Schritt – vor, Sie sitzen vor dem Fernseher oder dem Monitor Ihres PC. Plötzlich erscheint auf schwarzem Hintergrund, von links nach rechts durchlaufend eine Zick-zack-Linie, über eine gedachte Mittellinie des Monitors nach oben und nach unten mehr oder weniger stark und in kleineren und größeren Abständen ausschlagende weiße Linie, so wie wir sie z.b. von einem Elektroenzephalogramm (EEG) kennen. Wenn Sie nun länger hinsehen und die Durchläufe der Linie beobachten, könnte es sein, dass Sie sich denken: „Aha, so etwas habe ich schon vorhin gesehen, da ähnelt sich etwas, das ist möglicherweise ein wiederkehrendes Muster". Wenn ein EEG Spezialist sich derlei Linien eines EEG ansieht, könnte er sagen: „Aha, dieser Patient schläft, ist in dieser oder jener Schlafphase, hat einen epileptischen Anfall oder einen Tumor im Gehirn, und zwar in diesem oder jenem Areal. Die Träume und Gedanken des Patienten könnte er natürlich nicht lesen, – könnte er es, wäre er ein sehr gefragter Mann bei den Kriminalisten und Geheimdienstlern, die bräuchten dann keine Foltermethoden mehr, um die „Wahrheit" aus einem Verdächtigen herauszuquetschen. Also: Sie glauben, Muster in diesem Zickzack erkennen zu können, wozu Sie eine bestimmte Form des Gedächtnisses („sequentielles Gedächtnis") bräuchten und hohe Konzentration. Auch beim Anhören von Morsesignalen oder anderen Geräuschen ist es nötig, Abfolgen, Sequenzen, Ähnlichkeiten, Unterschiede, also Muster wahrnehmen zu können, womit man aber noch immer nicht weiß, welche Funktion diese „gestalteten" Geräusche haben, was sie bedeuten.

Nun stellen Sie sich vor, sie haben einen Gesprächspartner, der Sie nicht schätzt oder den Sie nicht mögen. Sie könnten diesem Menschen ein beleidigendes Wort an den Kopf werfen, etwa „Sie Idiot!" oder „Du Idiot!" oder „Was für ein Idiot!". Das machen Sie natürlich nicht, Sie beschränken sich darauf, es sich zu denken. Nun nehmen wir diese Beschimpfungen im stillen Kämmerlein mit Mikrophon und Tonband auf, wandeln die Schallwellen in elektrische Signale um und lassen sie dann analog oder digital zu einem Bild auf dem Monitor umwandeln, damit wir die gesprochenen Wörter als Frequenzlinien sehen können. (Genauso geschieht es beim EEG, nur dass man dabei nicht beschimpfen muss, – die elektrischen Impulse kommen direkt vom Hirn.) Würden Sie mir diesen sichtbaren aufgenommenen, umgewandelten Signale elektronisch schicken, so dass ich sie auf meinem Monitor sehen könnte, dann müsste ich entweder raten, wie ich die Frequenzmuster in mir vertraute Wörter zurückübersetzen könnte, damit ich verstehe, was sie bedeuten, was ich damit anfangen sollte, oder ich bräuchte einen Apparat, der mir die elektrischen Signale wieder in Schallwellen zurückverwandelt, so dass ich sie dann hören könnte, was allerdings nur Sinn hätte, wenn die Geräusche nicht einer mir völlig unbekannten Sprache entstammten.

Nun ist klar, dass die Bedeutung des Wortes „Idiot", die Funktion der Phrase „Sie sind ein Idiot!" weder in den Schallwellen, in den Buchstaben, noch in den Frequenzmustern am Bildschirm, noch in den Neuronen, Ganglien und Hirnzellen steckt. Dass mit der Phrase oder dem Bild auf dem Monitor eine Verletzungsabsicht verbunden ist oder sein könnte, das habe ich im Laufe des Lebens gelernt, – diese Funktion ist auch irgendwie in unseren Köpfen „abgespeichert", sonst könnten wir uns ja nicht daran erinnern. Wenn ich nun sage, dass die „Funktion" erinnert ist, dann wären „Funktion" und „Bedeutung" Synonyme, also gleichbedeutend. D.h., wenn wir gelernt hätten, das Muster, egal ob akustisch oder visuell, mit einer bestimmten sozialen Situation, mit einem Erlebnis in Zusammenhang zu bringen, dann hätten wir die Bedeutung, die für uns relevant erscheint, erfasst, womit allerdings noch nicht gesagt ist, dass sie jener des Sprechers entspricht. Dies würde aber darauf hinweisen, dass dasjenige, was wir mit dem Wort „Bedeutung" bezeichnen, was wir damit meinen, nirgendwo wirklich festgemacht werden kann, – es wäre ein fortwährender, intersubjektiver, sozialer Überprüfungsprozess, in dem der Sprecher auch sagen könnte: „Nein, das habe ich nicht so gemeint, beabsichtigt." Bedeutung – so behaupte ich – ist erinnerte Funktion (erinnerte Selektionsanleitung, erinnerte Verknüpfung, erinnerte Belohnung, Bestrafung, Lust und Leid, erinnertes Erlebnis, und wenn wir diese Erinnerung in uns wachrufen, dann erzeugen sie auch jene Emotionen, die in der erlebten Situation eine Rolle spielten), welche durch soziale Interaktion, durch die Kulturgeschichte „standardisiert", im Medium von Sprache (Symbolen und Zeichen) konformiert und fixiert wurde, um denken, sagen und verstehen zu können „Ich meine, was Du meinst". Sprache verstehen ist „Denken in Strukturierungsanleitungen". (Hunde und Katzen können das bis zu einem gewissen Grad auch, oder nicht?)

3.3 Kultur: Die Welt der künstlichen Objekte als kollektives „Bewusstsein".

„Es ist nicht das Bewußtsein der Menschen, das ihr Sein, sondern umgekehrt ihr gesellschaftliches Sein, das ihr Bewußtsein bestimmt." „Was der Mensch produziert, erinnert ihn an sich." (Karl Marx)

3.3.1 Technologie als Korsett der Rationalität

Stellen Sie sich einen „schulgebildeten" Menschen und irgendein Tier mit ein wenig „Intelligenz" vor. Beide spazieren einmal durch einen Wald und dann durch ein technisches Museum. Beide, so kann man annehmen, verhalten sich gegenüber dieser Umwelt „kreatürlich, animalisch", so wie sie es auf Grund ihrer konstitutionsbedingten Lerngeschichte eingeübt haben: riechen, hören, hin und her schauen, Distanzen abschätzen, sich nach vor und zurück bewegen, ausweichen, nicht dagegen laufen, angreifen, weglegen, vorsichtig sein, hinhören, zurückschrecken, usf.

Auf der Verhaltensebene ist kaum ein Unterschied auszumachen, vielleicht auch nicht auf der Wahrnehmungsebene. Es könnte ja durchaus sein, dass auch ein „erfahrener" Schimpanse (wie ein erzogener Mensch) einen Hammer als Werk-

158

zeug wahrnimmt und versucht, so wie er es gelernt hat, mit diesem Ding auf ein anderes Ding zu schlagen, wie man eben mit einem Stein Nüsse knacken kann, wenn man einmal draufgekommen ist, wie es funktioniert[160].

Allerdings würde selbst ein sogenannter primitiver Urwaldbewohner im Gegensatz zu einem Schimpansen ein gut geeignetes Werkzeug mit „nach Hause" nehmen, es aufbewahren oder es mit sich herumtragen, quasi als sein Eigentum und er würde es auch am Aufbewahrungsort als Werkzeug und nicht als gewöhnlichen Gegenstand wiedererkennen. Im Laufe der Zeit würde er, wie zivilisierte Menschen es auch tun, eine ganze Sammlung von geeigneten Werkzeugen anhäufen und darauf achten, dass sie ihm nicht abhanden kommen. Liegt hier eine besondere „Intelligenzleistung" vor? Hat sich da etwas ins Hirn des Menschen eingeprägt, wozu das Affenhirn nicht im Stande ist? Der Mensch als „eigentümelnder" Werkzeugsammler? Liegt hier also eine größere, andere Verarbeitungskapazität des menschlichen Gehirns vor? Dann müsste man das auch irgendwie empirisch vermessen können, so wie man am Muskelumfang erkennen kann, ob jemand trainiert oder schwer gearbeitet hat.

Die Frage lässt sich weder mit einem klaren Ja noch mit einem klaren Nein beantworten, denn Nein würde gegen Erkenntnisse naturwissenschaftlicher Forschung sprechen (Es gibt höher entwickelte, leistungsfähigere Gehirne.), und Ja würde letztendlich dazu führen, dass man annehmen muss, im Hirn wäre wie auf einer Schallplatte eine Fuge von Bach (physikalisch, biologisch) gespeichert. Was man (auf der Grundlage gängiger naturwissenschaftlicher Paradigmen) sehr wohl sagen kann, ist, dass z.B. die mühsam eingeübten motorischen Bewegungsabläufe des Klavierspielens oder des „mit einem Hammer Schlagens" sehr wohl als „organische Lerngeschichte" physiologisch gespeichert ist. Man könnte sogar soweit gehen und behaupten, dass in einer Klavierspielerfamilie diese angelernte Fähigkeit konstitutionsmäßig weitervererbt werden kann. Folglich: Nicht die Musik ist „gespeichert" sondern die physiologischen Prozesse des Hörens von Musik (plus all dem, was sich dabei zusätzlich noch in unserem Körper abspielen mag, z.B. emotionale Erregungen) und nicht das Bild ist gespeichert, sondern die physiologischen Prozesse des Sehens oder die motorischen Aktivitäten des Tasten-Drückens. Der Organismus „Mensch" müsste also fähig sein, aus der physiologisch „gespeicherten" Geschichte des Bach-Fuge-Hörens die „Erlebnisse" des Musikgenusses zu rekonstruieren. Was aber auch heißt: Wie das Musikerlebnis weg ist, wenn der Organismus stirbt, so ist auch das, was wir Ideen, Vorstellungen, Gedanken, Bedeutungen, Erinnerungen, etc. unwiderruflich verschwunden, es sei denn, es gibt einen anderen „Speicher" für diese „Lebensaktivitäts-, Lern-Geschichten".

Um auf das Beispiel von Mensch und Affe im Museum zurückzukommen:

In diesem Museum sind wie in einem Geräteschuppen Werkzeuge und Geräte aufgehoben, natürlich damit die Besucher daraus die Geschichte der Entwicklung solcher Gerätschaften ablesen können, was bei einer privaten Werkzeugkammer

---

[160] Vgl.: Bühler (1983)

nicht der Fall ist, denn da betrachtet man die Objekte nicht, sondern verwendet sie je nach Erfordernissen der Situation und bewahrt sie zum späteren Gebrauch auf.

Was müsste geschehen, damit die erlernte Fähigkeit, Objekte zum Gebrauch zuzurichten, sie als Werkzeugen zu einem bestimmten Zweck zu verwenden, nicht verloren geht, wenn der Organismus stirbt?

Die Antwort liegt im Museum, bzw. im Geräteschuppen, denn Traditionsbildung durch Weitergeben der Lernerfahrung von Eltern zu den Kindern (vorzeigen, beobachten, nachmachen) führt kaum über den nüsseknackenden Schimpansen hinaus. Nur wenn auch die Lerngeschichte in die Objektwelt eingearbeitet ist, so dass sie da aufgehoben und quasi „gespeichert" ist und in der Folge den Organismus Mensch auch „zwingt", sich in einer bestimmten Art und Weise gegenüber diesen Objekten zu verhalten[161], dann ist „die Furie des Verschwindens" gebannt. Anders gesagt: Ein Kind, das in einem Museum bzw. in einem Geräteschuppen, in einer Umwelt von Artefakten aufwächst, ist als Organismus gezwungen, sich diesen Objekten gegenüber in einer bestimmten Weise (intelligent) verhalten zu lernen (natürlich auch unter Anleitung, sprich Disziplinierung durch die Eltern, etc). Das Gedächtnis individueller – und durch die Ansammlung auch kollektiver Lerngeschichten ist *außen*, nicht innen!

Die künstlich zugerichtete Welt ist das Korsett, in welches das Individuum hineinwachsen muss[162] und die garantiert, dass das (in der Menschheitsgeschichte) Erlernte nicht verloren geht. Das Individuum lernt aber nicht, in den Gerätschaften Handlungsabsichten bewusst zu erkennen, sondern lediglich sich den Zwängen der Artefakte zu unterwerfen, – es erlernt implizite und nicht explizite Rationalität. Explizite Rationalität kann erst entstehen durch eine Verknüpfung von technischen Einrichtungen mit Zeichensystemen und diese müssen als Zeichen-Objekte „rational" verknüpft sein.

Das heißt: Der Organismus Mensch würde sich bei seiner Auseinandersetzung mit Artefakten genauso verhalten, wie bei der Gestaltwahrnehmung (Objektkon-

---

[161] In Städten kann man auch Hunde beobachten, wie sie, ganz alleine, bei einem Fußgeherübergang nach links und rechts sehen oder auf Grün warten und dann erst die Strasse überqueren. Die Jungen müssen es wieder lernen. In diesem Zusammenhang wird oft die „Sprache" der Bienen ins Spiel gebracht, wo es Hinweise dafür geben soll, dass „Schwänzeltanz" und andere Futterplatzhinweise (wie auch Arbeitsorganisation) „genetisch" angelegt sein sollen, aber mittelfristig bei Umwelterfordernissen auch „lernend" verändert werden können.

[162] Ein Korkenzieher, der irgendwo auf dem Boden liegt, übt noch keinen Zwang aus. Erst der Korkenzieher in der Lade und die verkorkte Flasche voll Wein im Schrank, also die Objektkonstellationen und all die Einrichtungen, die dafür sorgen, dass diese Konstellationen sich nicht selbst verändern oder verändert werden, üben den Zwang aus. Wäre diese künstliche (Lern-)Umwelt von heute auf morgen nicht mehr da, so wäre die Menschheit buchstäblich in die Steinzeit „zurückgebombt".

stitution) der natürlichen Umwelt[163], nur dass er sich dabei die Lerngeschichte seiner Gattung, die Kulturgeschichte aneignet. Bedeutungssysteme wie Sinnsysteme (besser „Sinnkonstrukte") zur Regulation sozialer Verhältnisse (d.h. Stabilisierung intersubjektiver Verbindlichkeit von Bedeutungs-systemen) müssten demnach ebenso vergegenständlicht sein[164], wie das Photo einer geliebten Person, das anschaubar und angreifbar auf dem Schreibtisch steht. Die Vergegenständlichung von Bedeutungssystemen (bzw. Strukturierungsanleitungen) geschieht durch „Codierung". Das heißt: Ich muss immer davon ausgehen, dass es Gegenständlichkeiten gibt und diese in irgendeiner Weise wirken, wenn der Organismus mit seiner Umwelt Beziehungen unterhält – nach neurophysiologischem und physikalischem Verständnis ausschließlich über Sensorik, Motorik, und nicht zu vergesse, auch über andere „Oberflächen", der Haut, der Lunge, dem Gaumen und Verdauungsapparat (Liebe geht durch den Magen) –, dass man dabei aber von unterschiedlichen Funktionalitäten, von „funktionalen Beziehungen" bzw. Prozessen sprechen muss, um das konstruktivistisch systemtheoretische Paradigma nicht in die Sackgasse des Skeptizismus, der welt- und körperlosen „Spinnerei" zu reiten.

3.3.2 Wo ist die Lerngeschichte der Menschheit abgespeichert?

Ich bin davon ausgegangen, dass die Leistung des Gehirns darin bestünde, das Wirrwarr der „Meldungen" über (organismusinterne) sensorische und motorische Prozesse nach und nach zu gruppieren, zu bündeln und Muster zu bilden. All die Prozesse, die sich innerhalb des Organismus abspielen, wenn dieser einen Apfel sieht, ihn in die Hand nimmt, zum Mund führt und hineinbeißt, wären demnach als innere Vorgänge (Er-lebnisgeschichten) „abgespeichert", aber nicht das „Bild"

---

[163] Der amerikanische Anthropologe und Sozialwissenschafter Gregory Bateson (1904-1980) illustriert das Problem, dass *„there are lots of message pathways outside the skin, and these and the messages which they carry must be included as a part of the mental system"*, mit folgendem Beispiel: *„Angenommen, ich wäre ein Blinder und verwende einen Blindenstock. Ich gehe tap, tap, tap, die Umgebung abtastend. Wo beginnt mein „Denken"? Ist mein mentales System gebunden an der Hand am Stock, an der Hautoberfläche? Beginnt mein Denken in der Mitte des Stocks oder an dessen Spitze?"* Bateson (1972) S. 459

[164] Was meinen Sie, was würde geschehen, wenn man alle Pariser in den Urwald verbannt und die Urwaldbewohner für einige Generationen nach Paris umsiedelt? Würden letztere nach geraumer Zeit durch das Netzwerk der Artefakte zu „zivilisierten Parisern" erzogen werden, sodass sie den Entwicklungsstand der westlichen Zivilisation aufgeholt hätten? Wären sie (durch Asphalt und Beton) dazu gezwungen, um in dieser Stein- und Asphaltwüste überleben zu können? Vgl.: (Gregory Bateson 1987): *„some sort of self-fulfilment occurs in all organisations and human cultures. What people presume to be ,human' is what they will build in as premises of their social arrangements, and what they build in is sure to be learned, is sure to become a part of the character of those who participate."* Pierre Bourdieu würde sagen, der Mensch hat die soziale Ordnung, die Kulturgeschichte als "Habitus" verinnerlicht bzw. "inkorporiert". Also: Internalisierung – Externalisierung – Internalisierung usf.

des Apfels, so wie man es auf einem Photo sehen kann, – d.h. all die Vorgänge hinterlassen „Spuren", genauso wie hartes Training die Muskeln wachsen lassen.[165] Diese Prozessmuster (Patterns) dürfte man sich andererseits aber nicht so vorstellen, als wären sie (nach einer Lernphase) ein für allemal festgelegt im Hirn analog einem Drahtgeflecht, durch das der Strom nur in einer bestimmten Weise fließen kann. (Dass man phantasieren und träumen kann, sollte heißen, dass diese Prozesse weiterlaufen, solange der Organismus lebt, egal ob man Augen und Ohren offen hat oder nicht. Psychoanalyse greift – ähnlich wie NLP, die neurolinguistische Programmierung – über Sprache genau in diese Prozessmuster, in die mentale Musterlandschaft ein und versucht, sie zu reorganisieren.)

Wenn andererseits die Umwelt als Korrektiv und Stabilisator fungiert, dann würde das heißen, dass wir eine relativ stabile, bzw. stabilisierte Umwelt brauchen, – dass wir unser Leben lang permanent damit beschäftigt sind, diese mentalen „patterns" abzugleichen, gegenzuchecken, zu modifizieren und zu korrigieren und gleichzeitig die Umwelt durch Bearbeitung (Konservierung) künstliche zu stabilisieren und ihr unsere Lerngeschichten aufzuzwängen, die dann auch im Gegenzug uns zwingt, die Lerngeschichte zu lernen.

Die „Bilder/Muster im Kopf" sind vergänglich, weil es sich um Prozesse handelt, deren „Musterung" eine „Arbeitsleistung" des Gehirns ist und nicht eine „anatomisch" festgelegte Struktur. Moderne „Hirnforscher", die von „Vernetzung" sprechen, werden da möglicherweise widersprechen, aber ich lasse es mal so stehen. Wie auch immer: Meiner Argumentation liegt die ziemlich triviale Behauptung zugrunde, dass wir Menschen uns von den lieben Tieren in nichts unterscheiden, außer, dass wir eine künstliche Welt von „Artefakten" (wozu auch die „geordnete Gesellschaft" gehört) aufgebaut haben, in der unsere Lerngeschichten, die Kulturgeschichte aufgehoben ist und diese uns „erzieht".

Wenn ich das Wort „Mond" höre, so ist da kein Unterschied zum Hören eines „Vogelzwitscherns": Es handelt sich dabei um einen durch Schallwellen provozierten organismusinternen physiologischen Prozess, und „pattern-recognition" (beim Hören) ist wiederum ein Prozess, ein mentaler Lernprozess, an dem unser Gerhirn „eigensinnig" etwas dazu tut, etwas erschafft, was nicht mit dem mechanistischen Reiz-Reaktionschema zu erklären ist. Die „Verknüpfung" des Prozessmusters (des gehörten Wortes) „Mond" mit dem Prozessmuster (des gesehenen Phänomens) „Mond" entspricht keiner wie immer gearteten inneren oder äußeren „Prozessmechanik": Sie ist völlig beliebig, – Konvention (die mühsam erlernt werden muss, sie wie man das Essen mit Messer und Gabel lernen muss,

---

[165] Das heißt aber auch, dass ungeheuer viel mehr an „Daten gespeichert" werden müssten, als durch das bloße Ansehen eines Apfels anfallen. Aber genau dies unterscheidet Erfahrung von „gespeicherten Daten" auf einer Computer Hard-Disc. Unser Hirn kann auch filtern, unterdrücken, vergessen, ganz eigensinnig umformatieren, – es ist so „ökonomisch schlau", dass es die Muster, die Repräsentationen ständig von der Last der Inhalte befreit und erst auf Aufforderung hin den „Apfel" als dasjenige freigibt, als was er erfahren und erlitten wurde.

– womit der von Kind auf lernende Mensch in die Gesellschaft, in die Kultur hineinwächst, wie diese in ihn hineinwächst).

Woher aber kommt nun die relative Stabilität dieser Verknüpfung (Geräuschfre-
quenz – erinnerte, konstruierte Mondgestalt)? Sie kann nicht (oder nur zu einem
sehr geringen Teil) innen im Organismus bzw. im Gehirn liegen, denn sonnst
müssten wir Sprache (das Funktionieren von Sprache) nicht so mühsam lernen
und permanent „üben", um sie nicht wieder zu verlieren, – außerdem müsste es
dann nur eine einzige, einheitliche Sprache geben, was aber nicht der Fall ist.

Wenn wir (in Analogie zur Stabilisationsfunktion der technisch artifiziellen Umwelt) sagen, die Fixierungen, das Korsett ist außen, etwa in der realen Existenz
von Zeichensystemen (Codierungen), dann muss man sich fragen, wie diese
besonderen Objekte einen Zwang auf den Organismus ausüben können, wie ein
Stacheldrahtzaun, den man nicht so leicht überklettern kann, ohne sich zu verlet-
zen. (Der Anblick eines beschriebenen Blattes Papier allein zwingt mich zu gar
nichts.)[166]

Die Antwort könnte lauten: Sie liegen in den objektiven, realen gesellschaftlichen
Regelsystemen, – in den Kindergärten, Schulen, Kirchen, Bibliotheken, der Polizei, den Gefängnissen, dem Militär, den Institutionen, dem Meldeamt, im Knigge
oder ganz allgemein gesagt, in den Kultureinrichtungen und wir verhalten uns
„dank" dieser Einrichtungen gegenüber bedeutungsvollen Objekten genauso
„kreatürlich" angepasst, wie gegenüber einem bissigen Hund, einer Weinflasche
oder einem Stacheldrahtzaun. Wir werden gezwungen, die „Handhabung" der
Codes uns einzuprägen und sie zu unserem „Ich" zu machen. Das heißt: Der
Selektions- bzw. Strukturierungszwang von Zeichensystemen, von Codierungen
wird (beim Denken) nicht durch die „Objekte" selbst ausgeübt, sondern von den
Eltern, Lehrern, Mitmenschen, von der Gesellschaft[167], und das muss man erst
„erlebt" haben.

---

[166] Antonio Damasio sieht das ein wenig anders: *„Gewiss wird niemand bestreiten, dass
zum Denken auch Wörter und willkürliche Symbole gehören. Allerdings unterschlägt
diese Feststellung, dass Wörter und willkürliche Symbole auf topografisch organisierten
Repräsentationen beruhen und zu Vorstellungsbildern werden können. Die meisten
Wörter, die wir im inneren Sprechen verwenden, bevor wir einen Satz sagen oder
schreiben, existieren in unserem Bewusstsein als akustische oder visuelle Bilder. Würden sie nicht zu Vorstellungsbildern – und wenn nur von flüchtigster Art –, dann wären
sie nichts, was wir wissen könnten."* Damasio (2006) S. 152. Diese Sicht bezieht sich
auf die mentalen Funktionen des „pattern creation" (somatische Repräsentation), berücksichtigt aber nicht die „Einprägung" der sozialen Funktion von sprachlichen Äußerungen (Interaktions-, Verhaltensmuster).

[167] Vgl.: Dahrendorf (1964); *„Der Großteil unserer institutionalisierten Erziehungs-
bemühungen hat zum Ziel, unsere Kinder zu trivialisieren. Da unser Erziehungssystem
daraufhin angelegt ist, berechenbare Staatsbürger zu erzeugen, besteht sein Zweck
darin, alle jene ärgerlichen inneren Zustände auszuschalten, die Unberechenbarkeit
und Kreativität ermöglichen."* Förster (1971), zit. nach Medienbrief 2/2003)

Kultureinrichtungen als (selbstgeschaffene) Disziplinierungsinstrumente? Huxley's „Schöne Neue Welt" oder „Kruzifix", egal: Wer sagt, wo's lang geht, wo oben, unten, vorne, hinten, links und rechts ist, muss sich auch daran halten, – er wird daran festgenagelt und zwar nicht von den „Bösen", sondern von seinem eigenen Tun, – von den Produkten seines Tuns.[168]

Warum aber sollte „die Natur" sich so etwas antun? Kann die menschliche Spezies die Welt nur deshalb/dadurch beherrschen bzw. in ihr relativ gut leben, weil/indem sie sich selbst in den Käfig sperrt? So argumentieren zumindest gewichtige Philosophen, die sich dabei nicht unwesentlich auf Hegel und Marx stützen (Adorno / Horkheimer / Marcuse)[169]. Anthropologen sehen die Sache nicht so negativ. Arbeitsteiliger Kooperationsformen und entsprechende Sozialisationsformen, Handel und industrielle Produktion (als verdinglichte Sozialisationsform) gewährleisten Lebensbedingungen, die für einen Ötzi wie der Himmel auf Erden hätten vorkommen müssen. Aber alles hat seinen Preis: Man muss sich „ordentlich" benehmen. Man darf nicht bei Rot über die Straße gehen oder einen Geschäftspartner „übers Ohr hauen". *„Abkommen ohne das Schwert sind nichts als vergeudeter Atem."* (Th. Hobbes)

3.3.3 Sinnsysteme: Geschichten, Mythen, Märchen und andere Erzählungen

Gegen obige Argumentation könnte man einwenden: Ein normaler Mensch brauche keine Kerker und keine Polizei, – er hat eine gute Kinderstube und weiß, sich anständig zu verhalten, hält sich an Moral und Sitte und respektiere auch Seinesgleichen, hat Mitgefühl und ist überhaupt „human". Wozu also „Militärdiktaturen" und andere „Zwangsjacken"?[170]

Hat die Menschheit vielleicht eine Methode entwickelt, einen Trick, mit dem sie sich diese Folterinstrumente wenigstens teilweise ersparen kann? Es soll ja Zivilisationen gegeben haben, auf irgendwelchen exotischen Südseeinseln, wo alle glücklich und friedlich miteinander lebten, ohne Schulen, Gefängnisse und Polizei. Schulischer Drill und staatliche, polizeiliche Gewalt als Ursache allen Übels dieser Welt, wie schon Rousseau mit seinem Ruf „Zurück zur Natur!" unterstellt hat? Menschen in „hochentwickelten" demokratischen Gesellschaften scheinen über das Entwicklungsstadium hinausgewachsen zu sein, wo der „Sinn des Lebens" und des „Menschlichseins" erzwungen wurde durch Inquisition, Exkommunikation und Verdammung zur Höllenqual.[171]

---

[168] Vgl.: Habermas (1985) S. 179 ff

[169] Siehe: Adorno / Horkheimer (1969) / Marcuse (1965)

[170] Hanna Arendt hat in ihrem Buch „Macht und Gewalt" (1970) dieses Thema ausführlich behandelt.

[171] Nach Adorno / Horkheimer (1969) ist freilich Emanzipation vom Naturzwang ebenso illusorisch wie die aus der Gewalt des „Mythos". Siehe auch: Habermas (1985) S. 130 ff; „polizeiliche Disziplinierungsinstrumente" soll es, so neuere Forschungsergebnisse, auch bei staatenbildenden Tieren geben. (Natur 442. S. 50)

Heißt das, dass wir ohne „Disziplinierungsinstrumente" auskommen können, zumindest ohne freiheitsbeschränkende, gewalttätige?[172] Ich würde sagen, nein, nicht allein deshalb, weil es Vorschriften, Gesetze, Polizei, Militär und Gefängnisse immer noch gibt und nötig erscheinen (siehe New Orleans nach der Überflutung, Irak nach der Entmachtung von H. oder Schlägereien im Fußballstadion), sondern weil es dem Paradigma „Fixierung von Selektion" widerspricht, welches besagt, dass Erlerntes festgehalten werden muss, um nicht immer wieder von Neuem erworben werden zu müssen.[173] (Aus meiner Sicht auf die „Welt" muss ich da allerdings zwischen lebensfeindlichen und bewahrend-stabilisierenden Fixierungen, Regimen, bzw. Barrieren unterscheiden.)

An dieser Stelle der Argumentation müssen wir die Frage nach Funktion und Charakter der symbolischen „Sinnsysteme" ins Spiel bringen. Die Antwort sollte lauten: Sinnsystem sagen und erklären, warum die „Kerker" gut und notwendig sind. „Sinnsystem" fungieren als „Absicherung", als Fixierung von Fixierungen, und diese müssen wiederum abgesichert werden, um ihre Stabilisierungsfunktion erfüllen zu können.

Was sind „absichernde" Sinnsysteme und woraus bestehen sie?

Was denken Sie z.B. bei den Worten: Fortschritt, Obrigkeit, Wirtschaftswachstum, Besitz, Heimat, liebende Mutter, gütiger Vater, Schuld, Wahrheit, Gerechtigkeit, usf.? Einerseits drücken wir darin alltägliche Erfahrungen aus wie: weitergehen, hinaufsteigen, sich hinsetzen, im Haus/Heim sein, gefüttert und liebkost werde oder nicht bestraft werden. Es sind also leibliche Erfahrungen, die als angenehm oder als unangenehm wahrgenommen wurden oder aber einfach irgendwelche Tätigkeiten „er-innern". Es handelt sich um Geschichten, die man auch erzählen könnte, – „körperlich" erlebte Geschichten, eine „sinnhafte" Aneinanderreihung eines Bündels von Lerngeschichten, die in den Repräsentationen, den Symbolen (indirekt in den Zeichen) aufgehoben sind. Die Repräsentationen der zahllosen Verknüpfungen von erlebten, erinnerten Gestaltbildungen, sind daher auch „emotional besetzt": Gottes Zorn wird über euch kommen!

Andererseits sind Wörter wie „Demokratie", „Menschenrechte" oder „Gerechtigkeit", „Moral" oder „Lüge" zwar auch gestalthaft erfassbare Zeichen (Wörter) und man kann sich darunter alles Mögliche vorstellen, aber sie stehen nicht für, bzw. verweisen in ihrer gebräuchlichen Verwendungsweise nicht auf „leibliche Erfahrungen", sondern auf Geschichten von Geschichten. Sie sind „Substitutionen" für Verknüpfungsregeln.

Diese „Metageschichten" könnte man zwar auch erzählen bzw. „erklären", aber dazu braucht man all die kleinen Geschichten, die in den Zeichen und Symbo-

---

[172] Vgl.: Fehr / Gachter: (2002)

[173] Zur kindlichen Aneignung „sozial-konventionaler und moralischer Konzepte" siehe: Turiel (1982) S. 146 ff

len[174] aufgehoben sind. Wenn diesen kleinen Geschichten (die z.B. in Metaphern oder den chinesischen Piktogrammen ausgedrückt werden) keine „Lebenserfahrungen" korrelieren, werden auch die großen obsolet, bedeutungs- und wirkungslos: Märchen und Mythen.

Es scheint zwar so, als ob den Figuren der Metaerzählungen auch Lebenserfahrungen zugrunde liegen, etwa in der Geschichte vom „gütigen, allmächtigen Gottvater", dem „Kruzifix" oder der Sonnengöttin Amaterasu, aber es ist doch eher anzunehmen, dass es sich dabei um „Vergegenständlichungen" der großen Geschichten handelt, die mehr oder weniger zufällig gewählt wurden. Es könnte auch genauso gut ein Vogel, ein Löwe, ein Stein, ein Vulkan oder ein Schriftzeichen sein. Man könnte sie auch als „gestalthafte" Gruppierungen von bedeutungsrepräsentierenden Elementen bezeichnen in dem „Sinne", dass z.B. das Wort „Vater" eine erlebte Lerngeschichte repräsentiert und darin seine Bedeutung (Selektionsfunktion) liegt und die Konfiguration „der Vater hat Kinder, für die er sorgt, weil er befürchten muss, dass die Kinder einmal für ihn sorgen sollen" wäre eine Erzählung, die als Muster zur Lösung irgendwelcher (anderer) Probleme benutzt werden kann, etwa zur „Erklärung", warum es regnet und man nicht befürchten muss, dass am nächsten Morgen die Sonne nicht aufgeht, – wobei es auch umgekehrt sein könnte, dass die Erfahrung des Sonnenaufganges zur Steuerung des Vater-Kind-Beziehung-Verhaltens herangezogen wird. Symbolische Sinnsysteme sind also „Übertragungen", und zwar auf analog vorgestellte Zusammenhänge.

Die in den Objekten symbolischer Sinnsysteme repräsentierten, leiblich erfahrenen Aktivitätsmuster (Handlungsmuster) im Umgang mit der (natürlichen / artifiziellen) Umwelt als Regulatoren sozialen Verhaltens erscheinen für die von ihnen Betroffenen nicht als solche, sondern als Weltbilder bzw. als Weltordnungen (wie sie z.B. in Yin und Yang), in die der Einzelne als Element eines Gesamtzusammenhanges eingespannt ist. *„Der Geist schwebt nicht über den Wassern: Das Wort muss Fleisch werden!"*

Das würde erklären, warum einem „Ding" nicht anzusehen ist, welche Funktion es innerhalb des sozialen Systems (Kommunikationsgemeinschaft) spielt. Es könnte sich um einen ganz normalen, wahrnehmbaren Gegenstand handeln, es könnte aber auch Kunstobjekt sein (weil es jemand dahin gelegt hat) oder um ein Zeichen zur Fixierung von Lernerfahrung, aber es könnte genauso gut auch eine symbolisch verdichtete Vergegenständlichung von sozialen Handlungsleitlinien (Sinngebungen) sein. (Ein „Urwaldindianer" würde sicher nicht vor der amerikanischen Staatsflagge salutieren, sondern sich vermutlich damit einkleiden und ein

---

[174] Es ist an dieser Stelle hilfreich, noch mal an die Unterscheidung zwischen „Symbol" und „Zeichen" zu erinnern: Symbole sind laut Lexikon „Sinnbilder", deren „Sinn" nur von Menschen innerhalb einer Gruppe (die sie verwenden) erfasst werden kann, aber nicht von Außenstehenden, – es ist also ein Geheimzeichen, das gruppeninterne Handlungsorientierungen repräsentiert. Zeichen sind „Zeichnungen" (Artefakte), die auf etwas hinweisen, was sie selbst nicht sind, deren Verweisfunktion aber durch Beobachten oder Erklären jedem nachvollziehbar ist, der das Bezeichnete erfahren hat.

166

mönchsgewandgekleideter Mensch auf einem Maskenball erheischt keine Verehrung.)

Die Kraft religiöser (ideologischer) Metaerzählungen (und der Künste) wurzelt in deren Koppelung an das System emotionaler Verhaltenssteuerung (begründet in der Gestaltwahrnehmung / Objektkonstitution / somatische Repräsentation), welches allen Formen rationaler „Weltkonstruktion" (Wissen) vorangeht. Die Forderung, „Jeder soll glauben können, was er will.", übersieht, dass „Wissen" nicht ohne „glauben" auskommt. Die Forderung kann sich daher nur auf Elemente von Glaubenssystemen beziehen, die bereits (im Sinne dessen, was in einer Kultur als Wissen gilt) entmythologisiert sind. Die „Neutralisierung des Religiösen" durch „Privatisierung des Religiösen" bezieht sich daher entweder auf kulturelle Wissensdifferenzen (Kampf der Kulturen) oder aber auf bereits neutralisierte Mythen (neutralisiert durch geltende Moralvorstellungen, gesellschaftlicher Konsens über Regeln und Normen des Zusammenlebens, Wissenschaft und Technik).

Kurz: Metaerzählungen dienen als Stabilisatoren von Sinngebungen, – Sinngebungen dienen als Stabilisatoren der Unterwerfung unter soziale Regelsysteme und diese dienen als Stabilisatoren der Unterwerfung unter intersubjektiv verbindlicher Bedeutungssysteme[175]. Und die ganze Menschheitsgeschichte, die ein Jeder mühsam, mehr oder weniger erlernen muss, liegt in den Artefakten[176]. So „einfach" ist das! Oder doch nicht? *Wie befreit fühlen wir uns doch in Gottes freier Natur."*

„Jedes gesprochene Wort ist falsch. Jedes geschriebene Wort ist falsch. Jedes Wort ist falsch. Was aber gibt es ohne Worte? [...] Die Sprache, als System gefasst, verstummt." (Elias Canetti)

---

[175] Vgl. dazu: Das Ende der Toleranz?, Identität und Pluralismus in der modernen Gesellschaft. Alfred Herrhausen Gesellschaft für internationalen Dialog (2002).

[176] Ich habe in der Argumentation zwischen der Welt des „Sozialen" und der harten Welt der dinglichen, technischen Artefakte unterschieden, wiewohl beide unter dem Gesichtspunkt der „Gestaltwahrnehmung" gleich zu behandeln sind (weil ihre Funktion als Lernzwang ausübende Fixierungen betrachtet werden muss). Der russische Psychologe Lev S. Wygotski (1896-1934) hat schon früher darauf hingewiesen, dass die Entwicklung menschlicher Intelligenz nicht möglich sei ohne das Kulturerbe sozialer Systeme (Vgl.: Wygotski 1986): *„Der menschliche Geist kann nicht länger als etwas angesehen werden, das innerhalb der Köpfe von Individuen angesiedelt ist. Höhere psychologische Funktionen sind Transaktionen, die das biologische Individuum, die intermedierenden kulturellen Artefakte (z.B. Sprache, Symbolsysteme), als auch die kulturspezifisch strukturierte soziale und umgeformte und natürliche Umwelt umfassen, von denen der Mensch ein Teil ist."* Vgl. auch: Dewey (1938)

4   Vor und zurück: Eine widersinnige Deklination des Verstehens und Glaubens

„Der Kopf ist eine Weltgeburt, die Welt ist eine Kopfgeburt; dazwischen liegt das Leben."

Von oben nach unten:

Informationstheorie als Theorie zwischenmenschlicher Kommunikation mittels bedeutungshafter Zeichen beginnt mit dem Versuch, die Funktionsweise von Beschreibungsmodellen (Paradigmen) mit Beschreibungsmodellen (Paradigmen) zu beschreiben, deren Funktionieren vorausgesetzt ist, damit sie beschrieben und erklärt werden können. Bescheiben und Erklären ist soziales Handeln. Informationstheorie setzt Theorie sozialen Handelns voraus.

Das ist nur dann kein „Unsinn", wenn man an die Sinnhaftigkeit des Versuchs glaubt.

Dass man daran glaubt (glauben kann), dafür sorgen kulturspezifische Sinnsysteme. Sinnsysteme sind „Metaerzählungen", die sich aus vielen kleinen „Geschichten" zusammensetzen, die von den Individuen einer Kulturgemeinschaft „nacherlebt" werden müssen, damit die Sinnsystem wirksam sein können. Welche kleinen „Erlebnis-Geschichten" zu einer Metaerzählung zusammengefügt werden, ist Konvention bzw. kulturspezifisch, Ergebnis der Kulturgeschichte. Die „Metaerzählung" muss erzählt, d.h. vergegenständlicht werden, um erfahrbar zu sein (Bild, Text, Gebäude, Institution). Sie erscheint den „Erzählern" und „Hörern" als Weltbild d.h. Weltordnung, welche mit der Verehrung, Respektierung, Konservierung, Vergegenständlichung in Kraft gesetzt wird. (z.B. Aufstehen, wenn die Richter den Gerichtssaal betreten). Das „naturwissenschaftliche Weltbild" besagt, dass alles „erfahrbar / erlebbar" sein muss.

Metaerzählungen sind Sinnsysteme, insofern sie als Handlungsorientierung für individuelles Verhalten innerhalb von Kommunikationsgemeinschaften (Gesellschaft) verwendet werden. Sie können allerdings nur dann als Handlungsorientierung dienen, wenn sie vorgestellt werden können, weshalb sie in wahrnehmbarer Form „vergegenständlicht" werden müssen. Sinnsysteme können nicht rational begründet werden, weil Begründung selbst eine Meta-erzählung ist bzw. diese voraussetzt.

Sinnsysteme (sinnstiftende Metaerzählungen) sind von einzelnen Mitgliedern einer Kommunikationsgemeinschaft nicht auflösbar, veränderbar, weil sie – entstanden aus der Interaktionsgeschichte und verfestigt in der Sozialstruktur und den Kommunikationsmedien (Codes, Sprache, Sitte, etc.) – die Basis dessen sind, was ein Mitglied dazu befähigt, ein Mitglied zu sein und als solches gemeinsam mit anderen an der Weiterentwicklung der Sinnsystem mitzuwirken.

Die kleinen „Geschichten" sind dasjenige, was wir auch „Bedeutung" nennen. Bedeutungen erinnern (direkt oder indirekt) Erlebensgeschichten des menschlichen Organismus. Bedeutung ist nicht der unmittelbare „Verweise" auf ein real existierendes äußeres Phänomen, sondern die (zusammengefasste,

codierte) Lern-, Erfahrungsgeschichte des Individuums in seiner Auseinandersetzung mit Umwelt (und Innenwelt).

Bedeutungsinhalte sind kondensierte Erlebnisbündel (Selektionen) und sie
müssen vergegenständlicht werden, um vorgestellt werden zu können. Die
Vergegenständlichung von Bedeutung erscheint als bedeutungsvolles Zeichen
bzw. Zeichensystem. Er-innerte Erlebensgeschichten können nur vorgestellt
werden, wenn sie anschaulich *vor-gestellt* sind, wenn sie als hörbare Wörter
ausgesprochen, als sichtbare Sätze aufgeschrieben, als Bilder gezeichnet, als
angreifbare Dinge ausgearbeitet sind. *Wir denken in Objektivationen des Erlebten*, d.h. in „Anschaungsgeschichten" von Objektivationen des Erlebten.

Anschauung von bedeutungsvollen Zeichen ist genauso Gestaltwahrnehmung
wie Anschaung von „natürlichen" Phänomenen, – sie ist als „Objektkonstitution"
eine Leistung des Organismus Mensch. Die Verknüpfung von Gestaltwahrnehmung bedeutungshafter Zeichen mit den Lerngeschichten, auf die sie
verweisen, ist Konvention, – sie ist erlernt (Kulturtradition), – sie ist sozial-
erzwungen Gelerntes. Bedeutungshafte Zeichen sind anschaulich gemachte
Selektions- und Strukturierungsanleitungen für das Musterbilden, gestalthafte
Zusammenfügen von Bündeln erninnerter Erlebnisse (Gestaltbildungen auf der
Wahrnehmungsebene im Verlaufe des Lebens).

Bedeutungssysteme sind das (in möglichen Situationen) verfügbare Inventar von
Strukturierungsanleitungen in „wahrnehmbarer" und damit vorstellbarer Form.
„Rationales Denken" ist Vorstellen dieser gestalthaften Strukturierungsanleitungen, – d.h. der Codierungen der Strukturierungsanleitung für Strukturierungsanleitungen.

Die intersubjektiver Verbindlichkeit von Bedeutungssystemen wird garantiert,
stabilisiert durch die Umarbeitung der (natürlichen und artifiziellen) Umwelt zu
Kultus-Objekten (Kultureinrichtungen, Zeichensystemen, Symbolsystemen). Die
Objektivierung der Beudeutungssysteme in Form von Sprache, Literatur, Wissen-
schaft ist weiter abgesichert und vergegenständlicht in Form von Büchern,
Bibliotheken, Schulen, Universitäten etc. .

In ihnen ist die Lernerfahrung des „erfahrenen" Einzelnen wie der
Kulturgemeinschaft aufgehoben. Die angesammelten Kulturobjekte sind das
kollektive Gedächtnis der Gruppe, der Gesellschaft. Kulturobjekte repräsentieren
(die Gesamtheit der) Konventionen bezüglich der Verküpfung von Zeichen und
Erlebbarem. Die in den Kulturobjekten aufgehobene Geschichte menschlicher
Lerngeschichten muss von jedem Individuum neu angeeignet, d.h. erlernt
werden (deshalb gibt es Schulen).

Die Lerngeschichte der Menschheit hinsichtlich kreatürliches Sich-Verhalten zur
Umwelt ist aufgehoben in der zweiten Natur, – d.h. den Artefakten der technischen
Umwelt. Die technische Bearbeitungen der natürlichen Umwelt erinnern als
Artefakte an die menschlichen Anstrengungen und Fortschritte, die Umwelt an
die eigenen Lebenserfordernisse anzupassen. Artefakte dienen der raschen
Aneignung des aktuellen Standes der Beherrschung von äußerer wie innerer
Natur.

Die Lerngeschichte des Individuums ist aufgehoben in der durch Gestaltkon-
stitution aufgebauten Erinnerung und seinem angepassten Verhalten gegenüber
diesen „Objekten". Das Erlernte wird nicht vergessen, sondern schlägt sich
nieder im „Verhalten" und im „Habitus".

Von unten nach oben

Objektkonstitution als erlernte, verinnerlichte Erfahrungsgeschichte mit seiner
Umwelt zwingt den Organismus (ermöglicht es ihm), sich als (relativ)
„angepasstes" Individuum der Umwelt gegenüber zu verhalten. Gestaltwahrnehmung (Objektkonstitution) des Organismus Mensch ist eine Lernleistung,
deren Ergebnis es ist, die Umwelt als in „Objekte" aufgegliedert wahrzunehmen
und zu erinnern, wobei der Zusammenhang (innere Konsistenz) der
„Objekterfahrungen" durch Systembefindlichkeiten (Emotionen) stabilisiert wird.

Die Welt der Artefakte zwingt das in ihr aufwachsende Individuum, sich in einer
bestimmten Weise zu verhalten und sich damit die Lerngeschichte der Erzeuger
anzueignen (technische Disziplinierung). Die Einarbeitung menschlicher
Lebenserfordernisse (Zwecke) in die Umwelt in Form von Artefakten (Werkzeuge, Einrichtungen, Maschinen, Gebäude) ist eine Leistung des Individuums,
bzw. arbeitsteilig kooperierender Individuen. Die Auseinander-setzung des Individuums mit der künstlichen Umwelt geschieht in gleicher Weise, wie die
Auseinandersetzung mit der natürlichen Umwelt, d.h. die Umwelt übt An-
passungs- und Lernzwang aus. Umwelten und Individuum bilden ein
„Spannungsfeld", in dem sich das Leben und Lernen abspielt.

Die in bedeutungsvollen Zeichen (d.h. bedeutungstragende Artefakte) fixierten
Lerngeschichten werden durch Institutionen intersubjektiv verbindlich gehalten.
Sie zwingen den Einzelnen, sich der bestimmten Verknüpfung von Artefakt-
wahrnehmung und „Lebenserfahrung" zu unterwerfen (zivilisatorische Disziplinierung). Erziehungseinrichtungen sorgen dafür, dass die in den Zeichensystemen aufgehobenen Lernerfahrungen der Gruppe, der Gesellschaft individuell nachvollzogen wird (kulturelle Disziplinierung).

Uns so weiter: (*Ich denke, die Geschichte ist inzwischen klar. Möglicherweise bin
ich bei dem Versuch einer Systematisierung auch nur der „Einteilungsneurose"
auf den Leim gegangen.*

P.S.: Der Hirnforscher und Nobelpreisträger Sir John Eccles postuliert autonom
existierende „mentale Einheiten", die „Psychonen", deren Ensemble unser
Bewusstsein bilden und die Frage nach der Herkunft des „Selbst" ließe sich nur
religiös beantworten, es sei den „Geist Gottes". Der Philosoph Karl R. Popper
hingegen sieht in der pausenlosen Wechselwirkung der „drei Welten" (sinnlich
erfahrbare Gegenstände / subjektives Wissen / Wissen im objektiven Sinn) das
„Wesen" des menschlichen Geistes, was in etwa meinen Annahmen entsprechen

würde[177] Wo aber bleibt die „Geschichte" der Entwicklung des „symbolischen Universums"?

„Das symbolische Universum hängt mit einer wesentlichen Fähigkeit des Menschen zusammen, die ihn vom Tier unterscheidet: die Fähigkeit zu sprechen, sich selbst als sprechendes Subjekt zu begreifen und sich, im nächsten Schritt, an seine Artgenossen zu wenden, ihnen Zeichen zu vermitteln, die etwas repräsentieren sollen. Um Zugang zur symbolischen Funktion zu haben, genügt es, man selbst zu sein und ein System zu integrieren, in dem ein „ich" [...] zu einem „Du" [...] von „ihm" [...] spricht. Es sind diese grundlegenden symbolischen Bezugsquellen, die es uns erlauben, die fundamentale Unterscheidung zwischen dem Ich und dem Anderen, dem Hier und dem Dort, dem Davor und dem Danach, zwischen der Anwesenheit und den der Abwesenheit zu treffen."[178]

Und weil manche Leute lieber in „Bildern" denken, hier noch ein zweifelhafter Versuch, die „Spirale" von Verinnerlichung und Veräußerlichung als individuelle und kulturelle Lerngeschichte zu veranschaulichen (d.h. zu externalisieren). Philosophen ist das natürlich ein Dorn im Auge, – sie brauchen keine „Vorstellungskrücken", sagen sie. Bilder können aber auch verwirren oder gar verblöden.

---

[177] Popper / Eccles (1982); *"How the Mind Works"* Dieser Buchtitel des Bestsellerautors Steven Pinker sollte seriöserweise lauten: "How we think the mind works." Siehe: Pinker (1999). Darin liegt der alles entscheidende Unterschied. Vielleicht sollte ich an dieser Stelle anmerken, dass ich mich in den „Kopf-Wissenschaften" ein wenig auskenne, habe ich doch jahrelang als wissenschaftlicher Berater in neurologischen und neurochirurgischen Kliniken gearbeitet, an der Entwicklung von bildgebenden, neurodiagnostischen Computerprogrammen mitgewirkt und bin bei führenden Neurowissenschaftlern „in die Schule gegangen". Was ich auch gelernt habe ist: Theorien neuronaler Prozesse hängen ganz wesentlich vom Stand der technologischen Entwicklung ab, und da haben die „Elektriker" zu lange Zeit den Ton angegeben und sie tun es zum Teil noch immer, denkt man an die Debatte um die „Bereitschaftspotentiale". Siehe: Goschke. In: Roth (2006). S. 107ff. Leider lassen sich mit dieser elektrischen „Hirn-Sicht" noch immer erkleckliche Forschungsgelder herbeiargumentieren.

[178] Dufour (2001)

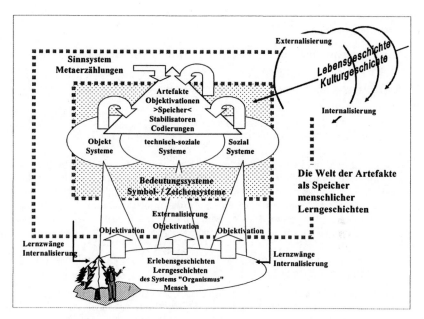

Abb. 22: Internalisierung- und Externalisierungsgeschichte

VII Mit dem Kopf durch die Wand

Konstruktivistischer Skeptizismus oder realistischer Konstruktivismus?

„Philosophie ist überall da, wo Menschen sich ihres Daseins bewusst werden." (Karl Jaspers)

1 Im Anfang war das Wort, oder war es doch die Tat?

Ich denke, es war ziemlich anstrengend und bisweilen auch verwirrend, den vorangegangenen Abschnitt zu lesen, sofern Sie es überhaupt bis hierher durchgehalten haben. Es ist mir beim Schreiben ebenso ergangen. Es kam mir vor, als würde ich versuchen, einen trüben Fluss zu überqueren und mit den Zehenspitzen andauernd nach festem Boden, nach Steinen zu tasten, die nicht glitschig sind und nicht nachgeben, auf die ich mich stützen könnte. Und die Steine, die trittfest schienen, führten auch nicht ans andere Ufer, sie führten im Kreis labyrinthisch zurück an den Ausgangspunkt: Was kann ich über die Welt wissen? Was kann ich über mein Wissen über die Welt wissen?

Ich habe mehrmals darauf hingewiesen, dass ich keine naturwissenschaftlichen Fragen beantworten will, – mich nur auf die Frage konzentrieren will, wie ich mir etwas vorstellen kann, um so meinem Denken auf die Schliche zu kommen, was an den Chinesen erinnert, der sich selbst, am eigenen Zopf ziehend, aus dem Wasser retten will. Dabei habe ich Denkfiguren verwendet, wie: Barrieren, Strukturen regeln, instruieren, sind stabil, stellen etwas auf Dauer, sind die Voraussetzung dafür, dass es Entwicklung gibt, usf. Ich habe gesagt, dass ich mir Prozesse ohne Struktur (Inhalte ohne Form) nicht vorstellen kann, aber damit natürlich unterstellt, dass es so etwas wie Stabilität und Dauer, Struktur und Prozess und vor allem mich und den Stuhl, auf dem ich sitze, „real" gibt. Dasselbe gilt auch für die Denkfigur, der Mensch erzeuge Artefakte, die ihn wiederum zwingen, sich in einer bestimmten Weise zu verhalten, sich die Lerngeschichte der Erzeugung und Verwendung lernend anzueignen.

Auch die in diesen Denkfiguren nicht hinterfragten, impliziten Unterstellungen könnte ich als „Konstruktionen" bezeichnen und plausibel argumentieren, doch wird kein vernünftig denkender, kein Schmerz und Lust , Hunger und Durst, Müdigkeit und Erregung empfindender Mensch ernsthaft daran zweifeln können, dass diese unsere Welt und unser Körper keine Phantasieprodukte sind. Was also tun mit der Unwegsamkeit, die trivial wenn nicht schon „dumm" klingt, dass wir nämlich denkend, im Denken aus dem Denken nicht hinausfinden, nicht herauskommen zu den handfesten Dingen und Geschehnissen, und wir doch andererseits Hunger verspüren und uns telefonische eine Pizza bestellen können, die dann auch kommt, gut schmeckt und der Hunger nach dem Essen dann weg ist, – ganz zu schweigen von den wie Kometen vom Himmel fallenden Satelliten und Laserbomben, die aber ohne die Wissenschaften und Technologien gar nicht existieren würden?

Die mir bekannten Lösungsvorschläge von Hirnforschern, Biologen, Quanten-
physikern, Kybernetikern und Erkenntnistheoretikern überzeugen mich nicht völlig, auch wenn – befindet man sich einmal innerhalb dieser „Denkschienen" –
sich ihre Argumentationen plausibel anhören bzw. lesen, und auch die Hoffnung
berechtigt erscheint, man werde im Verlaufe der Weiterentwicklung der Wissenschaften die bestehenden Lücken schließen können.

Mein Lösungsvorschlag für dieses Dilemma bestand darin, dasjenige, was wir
unter dem Begriff „Wissen" subsumieren, also das (logische) Denken in Verhältnissen, Zusammenhängen, Ursachen, Wirkungen, Eigenschaften usw. von denjenigen „Denkprozessen" (z.B. den Wahrnehmungen) zu unterscheiden, die völlig
ungebildeten Mensche und auch Tieren das Leben und Überleben in ihrer Umwelt ermöglichen, also nicht eine Kulturgeschichte, keine Schulen und Bibliotheken, Institutionen und Organisationen vorauszusetzen scheinen. [179]

---

[179] Wenn René Descartes sagt, dass ich nicht daran zweifeln könne, dass ich als Zweifler
tatsächlich existiere, weil ich ja sonst nicht zweifeln könne, oder wenn Immanuel Kant
sagt, dass das „Ich denke" alle meine Vorstellungen begleiten können muss, also eine
vorausgesetzte Bedingung der Möglichkeit von Erkennen sei, dann kann ich genauso
gut sagen, dass Bewusstsein eine Voraussetzung von „Denken" sei. Es leuchtet mir
aber nicht ein, warum wir Menschen „Bewusstheit" als Selbst-gewahrsein (als Wach-
heit, als Wahrnehmung seiner Selbst in Differenz zur Welt) exklusiv für uns in Anspruch
nehmen können. Ich nehme an bzw. ich unterstelle, dass jegliche Art von Lebewesen,
welche über ein „Hirn" verfügen, ein Selbstgewahrsein, ein Bewusstsein, aber nicht unbedingt „Wissen" (von dem hier die ganze Zeit die Rede war) haben: Bewusstsein ist
nicht identisch mit „Ich weiß" Dass sprachliches, logisches, rationales, wissenschaftliches, zweckrationales etc. „Denken" Bewusstsein voraussetze, besagt eigentlich nichts
anderes als: Der Mensch muss ein funktio-nierendes Hirn haben. Bewusstsein hat – so
behaupte ich – mit „Wissen" wenig zu tun, außer, dass man „wach" sein muss, um sagen zu können „Ich weiß..." Bewusstsein kann also ohne Probleme als ganz normale
Hirnfunktion, z.B. als „Rückkopplungs-effekt" („synchron-distributive Repräsentation
komplexer Neuronenensembles"; vgl.: Roth (2006) S. 23) interpretiert werden, so wie
es Hirnforscher unterstellen, womit allerdings keinerlei Aussage über das „Wesen"
menschlichen „Wissens", menschlich wissenschaftlichen, religiösen oder sonstigen in
Texten, Kunstwerken, Märchen und Weltbildern zum Ausdruck kommenden Wissens
möglich ist (Vgl.: Damasio (2005) S. 132f). Wenn mit „Denken" eine bestimmte Form
des Denkens, nämlich rationales Denken gemeint ist und nicht jegliche Form des Denkens (wozu ich auch Wahrnehmen und Träumen zählen würden), dann stellt sich die
Frage, was „Bewusstsein" mit diesem gedachten „Wissen" zu tun hat. Die Annahme,
Menschen hätten, wenn sie nicht gerade schlafen (was nicht so klar ist, weil ich mit gu-
tem Grund sagen könnte, es gäbe auch ein Traum-Ich-Bewusstsein) oder im Coma liegen, bewusstes „Wissen", ist – so behaupte ich nach all den vorangegangenen Überlegungen – nur Menschen mit irgendeiner Form von Kulturgeschichte möglich. Der Geist,
bzw. die „unsterbliche Seele", die angeblich Gott den Menschen eingehaucht hätte,
wohnt nicht (ausschließlich) im Kopf oder im Herzen, sondern in den Pyramiden, Pago-
den, Bibliotheken, im Kulturerbe, aber auch in den Waschmaschinen, Computern und
in den Kalaschnikows. Man könnte natürlich auch unterstellen, die Natur, der ganze
Kosmos sei „beseelt", aber so schnell liefere ich mein Unwissen nicht dieser „Weltsee-
le" aus.

Weiters habe ich – in Fortsetzung dieses „Konstrukts" vom musterbildenden, gestaltwahrnehmenden, verhaltenssteuernden (organischen) Denken – zu zeigen versucht, dass man sich das menschliche begrifflich rationale Denken genauso vorstellen könnte, wie es die Gestalttheoretiker, die biologischen Systemtheoretiker vorschlagen, nämlich als (nicht-spiritistische, „natürliche") Systemfunktion, allerdings auf einer anderen Ebene, in einem anderen Medium. Um diesen Gedankengang nochmals plastisch vor Augen zu führen, verweise ich, weil es uns ökonomisch versierten Informationszeitaltermenschen geläufig ist, auf folgende „Konstrukte":

- Betriebswirtschaftler sprechen von „Aufbauorganisation" und „Ablauforganisation" und weisen mit diesen Unterscheidungen darauf hin, dass es in einem Unternehmen einen Arbeitsbereich gibt, der dafür sorgt, dass die Produktion funktioniert, die strukturiert, ordnet, steuert usf. Die Ablauforganisation produziert etwas, was schließlich Sinn und Zweck des Unternehmens ist, und sie hat – wie die Aufbauorganisation – auch eine bestimmte Struktur, funktioniert nach einer bestimmten Logik. Die Funktion beider Bereiche ist allerdings eine völlig verschiedene, beide ergänzen einander und machen das Unternehmen (im Idealfall) erst so richtig funktionstüchtig. Die Analogie zum kybernetischen Erklärungsmodell des menschlichen Organismus ist offensichtlich: Der Körper tut etwas, und der Kopf, der ein Teil dieses Körpers ist, steuert das Tun und beide beeinflussen sich gegenseitig. Oder wie es in einem Lied ironisch heißt: Der Mann, der ist der Kopf, der weiß, wie es soll gehen. Die Frau, die ist der Hals, der weiß den Kopf zu drehen (zu verführen und zu füttern).

- Softwareprogrammierer arbeiten an einer Sache, in einem Bereich, der eingebettet ist zwischen zwei anderen Bereichen, – dem elektronisch technischen der Hardware und dem der praktischen Anwendung in Büros, Nachrichtenagenturen oder maschinellen Produktions-prozesse. Der Code, mit dem sie arbeiten, die Programmiersprache hat weder mit dem einen noch mit dem anderen Bereich unmittelbar etwas zu tun, d.h. Funktion, Prozess, Logik, Medium sind nicht dieselben, und dennoch funktioniert das Zusammenspiel zwischen den Bereichen. Das Ineinander-greifen, das Zusammen-Funktionieren zwischen Hardware, Software und Applikation erfordert wiederum ein eigenes „Programmschema" mit eigener Logik.

Sowohl was das Funktionieren, die Logik der Aufbauorganisation einerseits und der Ablauforganisation andererseits betrifft, also auch, was – im zweiten Beispiel – das Programmieren der Software und die elektronischen Prozesse in der Hardware betrifft, ist bereichsimmanent so ziemlich alles klar, im Prinzip zumindest. Anders verhält es sich mit dem Zusammenspiel der Bereiche, denn dabei spielen logische Kalküle noch die Tücken der Hardwarematerialen und Prozess eine direkte Rolle, sondern andere, die nicht in beiden oder einem der beiden Bereiche schon enthalten sind, insbesondere nicht, wenn ich hier und jetzt einen Satz formuliere und ihn eintippe, während ich auf den Bildschirm schaue; – dafür ist ein eigenes „Programm" erforderlich. Es scheint daher durchaus vernünftig zwischen „empfinden", „denken" und „tun" zu unterscheiden: Denken ist nicht handwerkliches Tun und Schmerzempfindung ist nicht

Denken, – nicht jenes Denken, das sich z.B. hier in den geschriebenen Sätzen niederschlägt.

Zur Beantwortung der Frage, warum wir so denken, wie wir – in westlichen Wissensgesellschaften – so denken können, wie wir denken, habe ich auf Erklärungstraditionen der Kulturanthropologie, der genetischen Wissenschafts- und Sozialtheorie, Kultursoziologie, Entwicklungstheorie, etc. verwiesen, die besagen, dass sich unser Denken entwickelt habe, wie sich Denken und Sprache beim Kleinkind sukzessive entwickeln, so wie sich auch Technik und Naturwissenschaften im Laufe der Geschichte entwickelt haben. Sie entwickeln sich, egal nach welcher Logik oder Unlogik, in ständiger Wechselwirkung mit anderen Gegebenheiten, wie jener der natürlichen Umwelt. Daher könnten wir uns auch vorstellen, dass es auf irgendeinem Planeten im Universum „intelligente" Lebensformen gibt.

Auch all diese möglichen Erklärungsversuche, warum wir so denken, wie wir denken, bewegen sich auf der Ebene des Denkens, und sie beantworten die Frage nicht wirklich, wie „angemessen" es ist und ob dieses Denken sich zur Welt „wahrhaftig" bzw. wirklichkeitsgerecht verhält, denn es scheint wie gesagt klar, dass wir denkend aus dem Denken nicht herauskommen können[180]. Biologistische Systemtheoretiker lösen diese Problem mit dem Begriff „viability", was so viel heißt wie Durchführbarkeit, Wegbarkeit, Lebens- oder Überlebensfähigkeit, und sie meinen damit, dass das eine (die fühlbare, beobachtbare Tatsache, dass wir leben und mehr oder weniger erfolgreich die Welt beherrschen lernen) die „Richtigkeit" des anderen beweise oder zumindest nahe lege.

Ich neige zur Ansicht, dass „viability" zwar ein schönes „Konstrukt" ist, aber der Ausdruck eigentlich ein „philosophischer", ein spekulativer und kein wissenschaftlicher ist, und ich daher denke, dass es auf diese Frage keine wissenschaftliche Antwort geben kann, nicht weil die Sache so geheimnisvoll „metaphysisch" wäre, sondern, weil wissenschaftliche Erklärungen eine Sache sind, und man mit Wissenschaft und Technik tun kann, was sich beim Denken

---

[180] Mit dieser Frage hat sich Michael Polanyi in seinen Büchern „The tacit Dimension" (1967) und „Personal Knowledge" (1964) auseinandergesetzt, aber leider von den meisten „Wissensmanagement-Theoretikern" missverstanden, indem sie behaupten, man könne das von ihnen sogenannte „tacit knowledge" auch managen und mit geeigneten Techniken in explizites Wissen überführen, so als gäbe es – um beim obigen Beispiel zu bleiben – zwischen elektronischen Prozessen in der Hardware eines Computers und der Wahrnehmung eines Bilder am Monitor eine geradlinige Straße, die von einer Stadt in die andere führt. Damasio (2005: S. 230f) bemerkt dazu: *„In unserem augenblicklichen Verständnis der Frage, wie aus den neuronalen Mustern Vorstellungsbilder werden, klafft eine riesige Lücke. [...] Die meisten Bewusstseinsstudien sind gegenwärtig dem Problem gewidmet, wie der Geist entsteht, also jenem Teil des Rätsels des Bewusstseins, in dem es darum geht, wie das Gehirn seine Vorstellungsbilder so synchronisiert und gearbeitet, dass das entsteht, was ich den >Film im Gehirn< genannt habe. Doch diese Untersuchungen lösen das Rätsel nicht, und ich möchte gleich klarstellen, dass auch ich mit keiner Antwort dienen kann."*

im Hirn abspielt, was ein Regentropfen auf einem Blütenblatt ist, eine völlig andere Sache ist.

Das heißt aber nicht, dass es nicht nützlich und sinnhaft wäre, über das Verhältnis von Wissen und Welt nachzudenken, darüber zu forschen, solange man nicht den Kurzschluss macht, Wissenschaft sei Welt, – sie ist klarerweise innerweltlich und äußerst wirksam, aber eben „Erklärung" auf der einen Seite und „Handeln", dem wir, die Steuerzahler, Lehrer, Forscher, Publizisten, Künstler, Politiker und die Hungernden in der Welt erst einen „Sinn" geben müssen, auf der anderen Seite.

Über mögliche Sinngebungen, sinnige und unsinnige, sinnhafte und widersinnige, sinnvolle und sinnlose kann man nur philosophieren, weshalb ich Philosophieren auch für wichtig, gar für unentbehrlich halte, solange wir den „Sinn" der Welt nicht wissenschaftlich definieren können, was ja unsinnig und sinnlos wäre. Nein, ich bin kein Skeptiker und vielleicht auch kein Unwissender, aber ich bin, wie die meisten Leute, die ich kenne auch ein gewöhnlicher Philosoph, einfach weil ich nicht darum herum komme, mich zu fragen, was und wozu das alles soll und mir endgültige ein-für-alle-mal Antworten suspekt erscheinen, – und vor allem, weil ich gerne lebe, weil ich leide und mitleide, mich freue auf den nächsten Frühling und mir ab und zu ein Gläschen guten Weines gönne: Die (sinnvolle) Verbindung von „Wissen" und „Welt", der Zusammenhang ist das gelebte Leben. Keine leichte Aufgabe!

2 Schluss: Was man nicht wissen kann, darüber soll man schweigen.

3 Worüber man schweigen sollte, darüber kann man ein Bild malen.

Im Anfang war die Haut, sie war alles und zugleich das absolute Nichts. Da rupfte sich Gott, oder war es ein Dämon, eine Feder aus seinem Gefieder, spitz wie eine Nadel und stach sich damit, vielleicht aus Langeweile, in seine Haut. Da vibrierte die Haut und schwoll und dehnte sich aus zu einem Durchmesser von zehnhochminusachtzehn Millisekunden. Dann gab es einen Knall, so laut, dass ihn niemand hören konnte, und die Haut zerbröselte zu einer gewaltigen Feuerwand und gebar die *Vorgänglichkeit* im unendlichen Raum von zehnhochminusachtzehn Millimetern. Sie wälzte sich und vibrierte und bröselte weiter hin und her zwischen diesen Millimillisekunden und Millimillimetern bis der Mensch zu sehen und zu denken begann und die Sterne sah und Atombomben baute, um die Haut, den Unterschied wieder zum Stillstand zu bringen, damit der Dämon wieder in Ruhe schlafen könne.

177

VIII Literaturhinweise

Adorno, T. W. / Horkheimer, M. (1969): Dialektik der Aufklärung. Frankfurt: Suhrkamp

Amabile, T. M. (1998): How To Kill Creativity. Harvard Business Review, Sept-Okt. 1998

Apel, K. O. (1975): Der Denkweg von Charles S. Peirce. Frankfurt: Suhrkamp

Arendt, H. (1981): Vita Activa oder Vom tätigen Leben. München: Piper

Arendt, H. (1970): Macht und Gewalt. München: Piper

Argyris, Ch. (1993): Knowledge for Action. San Francisco: Jossey-Bass

Argyris, Ch. / Schön, D. A. (1995): Organizational Learning. Theory, Method, and Practice. (2nd Ed) Boston: Addison-Wesley Pub.

Bammer, A. / Figlhuber, G. (1984): Zu Geschichte und Anthropologie des Wohnens. In: Dirisamer, R./ Figlhuber, G./ Uhl, O. (Hg): Wohnen. Wien: Löcker, S. 9-62

Bassam, T. (1991): Die Krise des modernen Islam. Frankfurt: Suhrkamp

Bateson, G. (2000): Geist und Materie. Frankfurt: Suhrkamp

Bateson, G. (1972): Steps to an Ecology of Mind: A Revolutionary Approach to Man's Understanding of Himself. NY: Ballantine

Beck, U. / Giddens, A. / Lash Scott (Hg) (1996): Reflexive Modernisierung. Eine Kontroverse. Frankfurt: Suhrkamp

Bell, D. (1985): Die nachindustrielle Gesellschaft. Frankfurt: Campus (amerik. Erstausgabe 1973)

Benesch, H.(1990): Warum Weltanschauung?. Frankfurt: Fischer

Berger, Th. / Luckmann, T. (1980): Die gesellschaftliche Konstruktion der Wirklichkeit. Frankfurt: Fischer

Bertalanffy, Ch. v. (1975): Perspectives on general system theory. Scientific-philosophical studies. (Ed. by Edgar Taschdjian) New York: Braziller

Bertalanffy, Ch. v. (1976): General System Theory - Foundation, Development, Applications. NY: G. Braziller Inc.

Bertalanffy, L. v. (1990): Das biologische Weltbild. Die Stellung des Lebens in Natur und Wissenschaft. (Neudr. d. 1. Aufl. Bern 1949) Wien, Köln: Böhlau

Binswanger, M. (1994): Das Entropiegesetz als Grundlage einer ökologischen Ökonomie. In: Beckenbach/Diefenbacher (Hg): Zwischen Entropie und Selbstorganisation. Perspektiven einer ökologischen Ökonomie. Marburg: Metropolis (S 155–200)

Blasi, A. (1982): Kognition, Erkenntnis und das Selbst. In: Edelstein, W. / Keller, M. (Hg): Perspektivität und Interpretation. Frankfurt: Suhrkamp

Bloch, E. (1972): Das Prinzip Hoffnung. Frankfurt: Suhrkamp

Böhler, D. / Nordstam, T. / Skirbekk, G. (Hg.) (1986): Die pragmatische Wende. Sprachspielpragmatik oder Transzendentalpragmatik. Frankfurt: Suhrkamp

Bontis, N. (Hg) (2002): Proceedings of the World Congress on Intellectual Capital Readings. Boston: Butterworth Heinemann

Bornemann, M. (2003): Globale Wissensnetzwerke - Ein Weg zur gerechteren Gesellschaft. In: Graggober, Ortner, Sammer (Hg): Wissensnetzwerke, Wiesbaden: DUV Gabler

Bourdieu, P. (1982): Die feinen Unterschiede. Kritik der gesellschaftlichen Urteilskraft. Frankfurt: Suhrkamp

Bourdieu, P. (1987): Sozialer Sinn. Kritik der theoretischen Vernunft. Frankfurt: Suhrkamp

Brass, D. J. / Burkhardt, M. E. (1995): Centrality and Power in Organizations. In: Nohria, N. / Eccles, R. G. (Hg): Networks and Organizations

Bubner, R. (1982): Handlung, Sprache und Vernunft. Frankfurt: Suhrkamp

Bühler, Ch. (1983): Einführung in die humanistische Psychologie. Frankfurt: Ullstein

Bürdek, B. E. (Hg) (2001): Der digitale Wahn. Frankfurt: Suhrkamp

Bürger, Ch. (1987): Moderne als Postmoderne: Jean-Francois Lyotard. In: Bürger, Ch. / Bürger, P.: Postmoderne: Alltag, Allegorie und Avantgarde. Frankfurt: Suhrkamp

Calvin, W. H. (2000): Die Sprache des Gehirns. München: Carl Hanser Verlag

Capurro, R. (1978): Information. Ein Beitrag zur etymologischen und ideengeschichtlichen Begründung des Informationsbegriffs. München

Capurro, R.(1998): Das Capurrosche Trilemma. In: Ethik und Sozialwissenschaften. 1998/9/2

Cassirer, E. (1930): "Geist" und "Leben" in der Philosophie der Gegenwart. In: Orth, W. (Hg.) (2003): Ernst Cassirer. Geist und Leben. Leipzig: Reclam; S. 32-60

Cassirer, E. (1940/41): Kant und die moderne Biologie. In: Orth, W. (Hg.) (2003): Ernst Cassirer. Geist und Leben. Leipzig: Reclam; S. 61-93

Castells, M. (2000): The Rise of the Network Society. (2nd Ed.) Oxford: Blackwell

Casti, John, L. (1989): Pradigms Lost. Tackling the Unanswered Mysteries of Modern Science. NY: Avon Books

Cavaleri, D. S. (2000): Integrating organizational learning and business praxis. In: The Learning Organization. 2000/7/5

Chomsky, N. (1970): Sprache und Geist. Frankfurt: Suhrkamp

Chown, M. (2005): Warum Gott doch würfelt. München: Dtv

Cooke, Ph. (2002): Knowledge Economies. Clusters, learning and cooperative advantage. London: Routledge

Craig, E. (1993): Was wir wissen können. Pragmatische Untersuchungen zum Wissensbegriff. Frankfurt: Suhrkamp

Damasio, A. R. (2005): Der Spinoza-Effekt. Wie Gefühle unser Leben bestimmen. Berlin: List

Damasio, A. R. (2006): Descartes' Irrtum. Fühlen, Denken und das menschliche Gehirn. Berlin: :List (4. Aufl.)

Davenport, T. (2000): Human Capital. San Francisco: Jossey-Bass

Davenport, T. / Prusak, L. (1998): Working Knowledge. Boston: Harvard Business School Press

Davidson, D. (1980): Essays on Actions and Events. Oxford: Clarendon Press

Derrida, J. (1972): Die Schrift und die Differenz. Suhrkamp: Frankfurt

Dewey, J. (1938): Experience and Education. NY: Macmillan

Dierkes, H. / Child, J. / Nonaka, I. (Hg) (2001): Handbook of Organizational Learning. NY: Oxford University Press

Dörner, D. (2001): Götter bauen. c´t 2001/19

Drucker, P. (1959): Landmarks of Tomorrow. NY: Harper

Drucker, P. (1969): The Age of Discontinuity. NY: Harper&Row

Drucker, P. (1988): Post-Capitalist Society. NY: HarperBusiness

Drucker, P. (1999): Managing Oneself. In: Harvard Business Review, March-April 1999

Dufour, D. R. (2001): Nicht für das Leben, für den Konsum lernen wir. Le Monde diplomatique. 2001 / Der Standard, 17.11.01

Durkheim, E.(1970): Soziologie und Philosophie. Frankfurt: Suhrkamp

Eccles, J. C. (1975) : Das Gehirn des Menschen. München: Piper

Edelstein, W. / Keller, M. (1982): Perspektivität und Interpretation. Zur Entwicklung des sozialen Verstehens. Frankfurt: Suhrkamp

Eder, K. (1988): Die Vergesellschaftung der Natur. Studien zur sozialen Evolution der praktischen Vernunft. Frankfurt: Suhrkamp

Eigner, Ch. / Nausner P. (2003): Willkommen "Social Learning"! In: Graggober / Ortner / Sammer (Hg): Wissensnetzwerke. Wiesbaden: DUV Gabler

180

Eley, L. (1974): Komplexität als Erscheinung. In: Maciejewski, F. (Hg): Theorie der Gesellschaft oder Sozialtechnologie. Frankfurt: Suhrkamp

Endsley, M. (1995): Toward a theory of situation awareness in dynamic systems. Human Factors, 37(1), 32-64.

Fehr, E. / Gachter, S. (2002): Altruistic punishment in humans. Nature 2002/415

Feldenkrais, M. (1978): Bewußtheit durch Bewegung. Frankfurt: Suhrkamp

Fischer, V. (2001): Emotionen in der Digitale. In: Bürdek, B. E. (Hg): Der digitale Wahn. Frankfurt: Suhrkamp

Förster, H.v.; siehe: Foerster, H.v.

Foerster, H.v. (1993): Wissen und Gewissen. Frankfurt: Suhrkamp

Foerster, H.v. / Pörksen, B. (2003): Wahrheit ist die Erfindung eines Lügners. Heidelberg: Carl-Auer-Systeme Verl. (5. Aufl.)

Forrester, H.v. (1989): The Beginning of System Dynamics. Banquet Talk. Stuttgart 1989

Foucault, M. (1981): Archäologie des Wissens. Frankfurt: Suhrkamp

Furth, H. G.(1976): Intelligenz und Erkennen. Die Grundlagen der genetischen Erkenntnistheorie Piagets. Frankfurt: Suhrkamp

Geyer, Ch. (2004): Hirnforschung und Willensfreiheit. Zur Deutung der neuesten Experimente. Frankfurt: Suhrkamp

Gherardi, S. / Nicolini, D. (2001): The Social Foundation of Organizational Learning. In: Dierkes / Child / Nonaka (Hg). 2001; (wie oben)

Gierer, A.(1998): Die gedachte Natur. Ursprünge der modernen Wissenschaft. Frankfurt: Rowohlt

Giesen, B. (1991): Die Entdinglichung des Sozialen. Frankfurt: Suhrkamp

Giesen, B. (1992): The Change of Change. In: Smelser, N. J. (Hg.): Theories of Social Change. Berkeley LA

Glasersfeld, E. v. (1987): Wissen, Sprache und Wirklichkeit. Arbeiten zum radikalen Konstruktivismus. Braunschweig: Vieweg

Glasersfeld, E. v. (1997): Wege des Wissens. Heidelberg: Carl-Auer Systeme Verl.

Glasersfeld, E. v. (2003): The Constructivist View of Communication. Paper presented at the Heinz von Foerster Congress 2003 / Wien

Gluckmann, M. (1967): Politische Institutionen. In: Institutionen in primitiven Gesellschaften. Frankfurt: Suhrkamp

Gold, P. / Engel, A-K. (Hg.) (1998): Der Mensch in der Perspektive der Kognitionswissenschaften. Frankfurt: Suhrkamp

Graggober, M. / Ortner, J. / Sammer, M. (Hg) (2003): Wissensnetzwerke. Wiesbaden: DUV Gabler

Granovetter, M. (1973): The Strength of Weak Ties. American Journal of Sociology. 6/1973

Granovetter, M. (1992): Problems of Explanation in Economic Sociology. In: Nohria, N, / Eccles, R. G, (Hg): Networks and Organizations. Boston: Harvard Business School Press

Graumann, C. F. (2000): Kontext als Problem der Psychologie. Zeitschrift für Psychologie, April 2000, 208. Jg., Heft 1-2, 55-71, Göttingen: Hogrefe-Verlag

Grey; D. (2001): KMCI Virtual-Chapter, Dig. 95 <kmci-Virtual-Chapter@yahoogroups.com>

Habermas, J. (1968): Technik und Wissenschaft als Ideologie. Frankfurt: Suhrkamp

Habermas, J. (1981): Theorie des kommunikativen Handelns. Frankfurt: Suhrkamp

Habermas, J. (1985): Der philosophische Diskurs der Moderne. Frankfurt: Suhrkamp

Habermas, J. (2000): Vertrauen. Stuttgart: Lucius&Lucius

Haga, A. (1986): Interaktion und Intentionalität. In: Böhler, D. / et. al. (Hg): Die pragmatische Wende. Frankfurt: Suhrkamp

Haller, R. (1993): Neopositivismus. Eine historische Einführung in die Philosophie des Wiener Kreises. Darmstadt: Wissenschaftliche Buchgesellschaft

Hammer, M. / Champy, J. (1994): Business Reengineering. Die Radikalkur für das Unternehmen. Frankfurt / NY: Campus

Harrison, L. / Huntington, S. P. (Hg) (2002): Streit um Werte. Wie Kulturen Fortschritt prägen. Hamburg: Europa Verlag

Hayek, F. (1945): The Use of Knowledge in Society. American Economic Review, XXXV, No.4; Sept. 1945, 519-530.

Heisenberg, W. (1965): Das Naturbild der heutigen Physik. Hamburg: Rowohlt

Hejl, P. M. (1987): Konstruktion der sozialen Konstruktion. In: Schmidt, S. J.: Der Diskurs des radikalen Konstruktivismus. Frankfurt: Suhrkamp (S 303ff)

Henle, P. (1975): Sprache, Denken, Kultur. In: Henle, P.(Hg): Sprache, Denken, Kultur. Frankfurt: Suhrkamp (S 9-40)

Herrhausen Gesellschaft für internationalen Dialog (Hg) (2002): Das Ende der Toleranz?, Identität und Pluralismus in der modernen Gesellschaft. München: Piper (Alfred Herrhausen Gesellschaft)

Herzberg, F. (1987): One More Time: How Do You Motivate Employees? Harvard Business Review, Sept. - Okt. 1987

182

Hofstadter, G. D. (1991): Gödel Escher Bach ein endlos geflochtenes Band. München: Deutscher Taschenbuch Verlag

Hofstede, G. H. (2001): Culture's consequences: comparing values, behaviours, and organizations across nations. (2nd Ed) Thousand Oaks, CA: Sage Publ.

Hollis, M.(1991): Rationalität und soziales Verstehen. Frankfurt: Suhrkamp

Holthausen, K. (1996): Design für ein Gehirn oder Gehirn für ein Design. In: Rusch, G. /et al.: Interne Repräsentationen. Frankfurt: Suhrkamp

Holzer, H. / Steinbacher, K. (Hg) (1972): Sprache und Gesellschaft. Hamburg: Hoffmann und Campe

Holzkamp, K.(1973): Sinnliche Erkenntnis - Historischer Ursprung und gesellschaftliche Funktion der Wahrnehmung. Frankfurt: Fischer Athenäum

Horn, K. (Hg) (1973): Gruppendynamik und der subjektive Faktor. Frankfurt: Suhrkamp

Huntington, P. S. (1997): The Clash of Civilizations and the Remake of World Order. NY: Touchstone

Ibarra, H. (1995): Structural Alignments, Individual Strategies, and Managerial Action. In: Nohria, N. / Eccles, R. G. (Hg): Networks and Organizations. (2nd Ed) Boston: Harvard Business School Press

Janich, P. (2006): Was ist Information? Frankfurt: Suhrkamp

Jastroch, N. (2000): The Information Age. In: Virtual Business. 2000/5

Kahnemann, D. (2000): Evaluation by Moments: Past and Future. In: Kahnemann, D. / Tversky, A. (Hg): Choices, Values and Frames. NY: Cambridge University Press

Kaiser, H. (2001): Kompetenz – Versuch einer Arbeitsdefinition. Skripten der Lehrerweiterbildung am Bildungszentrum für Gesundheitsberufe Kanton Solothurn

Kampits, P. (1984): Zwischen Schein und Wirklichkeit. Eine kleine Geschichte der österreichischen Philosophie. Wien: Österreichischer Bundesverlag

Karagiannis, D. / Reimer, U. (Hg) (2002): Practical Aspects of Knowledge Management. LNAI 2569. Berlin Heidelberg: Springer

Kavanagh, D. / Seamas, K. (2001): Sensemaking, Safety and Situated Communities in (Con)temporary Networks. Dublin

Keller, M. (1982): Die soziale Konstitution sozialen Verstehens. In: Edelstein, W. / Keller, M.(Hg): Perspektivität und Interpretation. Frankfurt: Suhrkamp

Klimecki, R. G. (1994): Zur empirischen Analyse organisationaler Lernprozesse. 1994

Knorr-Cetina, K. (1998): Sozialität mit Objekten. Soziale Beziehungen in post-traditionalen Wissensgesellschaften. In: Rammert, W. (Hg): Technik und Sozialtheorie. NY/Frankfurt: Campus. S 83-120

Koffka, K. (1935): Principles of Gestaltpsychology. London: Lund Humphries. (Einleitung unter: http:// www.marxists.org/reference/subject/philosophy/works/

Kosselek, R. (1984): Die unbekannte Zukunft und die Kunst der Prognose. In: Lutz, B. (Hg): Soziologie und gesellschaftliche Entwicklung. Suhrkamp: Frankfurt

Kraft, V. (1997): Der Wiener Kreis. Der Ursprung des Neopositivismus. Wien / New York: Springer

Krais, B. / Gebauer, G. (2002): Habitus. Bielefeld: transcipt Verlag

Kübler, H. D. (1999): Jenseits von bits und bytes: un(v)ermessliches Wissen. Ein Diskussionsbeitrag zu Aufgaben und Qualifikationen von "Informationsmanagement". (Siehe auch: www.fbi.fh-koeln.de/fachbereich/personen/goedert/Material)

Kühl, St. (1994): Wenn die Affen den Zoo regieren. Die Tücken der flachen Hierarchien. Frankfurt/NY: Campus

Kühl, Th. (1997): Widerspruch und Widersinn bei der Umstellung auf dezentrale Organisationsformen. In: Organisationsentwicklung. 1997/16/4; S 4-18

Kuhn, Th. (1973): Die Struktur wissenschaftlicher Revolutionen. Frankfurt: Suhrkamp

Kuhn, Th. (1978): Die Entstehung des Neuen. Frankfurt: Suhrkamp

Laing, R. D. (1967): Phänomenologie der Erfahrung. Frankfurt: Suhrkamp

Lane, R. E. (1966): The Decline of Politics and Ideology in a Knowledge Society. American Sociological Review 21

Lave, J. (1988): Cognition in Practice. NY: Cambridge University Press

Lave, J. / Wenger, E. (1991): Situated Learning. NY: Cambridge University Press

Law, Lai Chong (1994): Transfer of learning: Situated cognition perspectives. (Forschungsbericht Nr. 32). München: Ludwig-Maximilians-Universität, Lehrstuhl für Empirische Pädagogik und Pädagogische Psychologie.

Ledeneva, A.V. (1998): Russia's Economy of Favours. NY: Cambridge University Press ISBN 0-521-62743-5

Lenk, H. (1986): Zwischen Wissenschaftstheorie und Sozialwissenschaft. Frankfurt: Suhrkamp

Lenk, H. (1994): Macht und Machbarkeit der Technik. Dietzingen: Reclam

Lenk, H. (1997): Interpretation und Imprägnation. In: Simon, J.: Orientierung in Zeichen. Frankfurt: Suhrkamp (S 19-41)

Leroi-Gourhan, A. (1988): Hand und Wort. Die Evolution von Technik, Sprache und Kunst. Frankfurt: Suhrkamp

184

Lévi-Strauss, C. (1967): Strukturale Anthropologie. Frankfurt: Suhrkamp

Lévi-Strauss, C. (1979): Die strukturalistische Tätigkeit. Frankfurt: Suhrkamp

Lévi-Strauss, C. (1980): Mythos und Bedeutung. Vorträge. Frankfurt: Suhrkamp

Lewin, K. (1926):Vorsatz, Wille und Bedürfnis. In: Psychologische Forschung 1926/7, S 294-329

Lewin, K. (1949): Feldtheorie. In: Graumann, K. F. (Hg.) (1982) Kurt Lewin Werkausgabe, Bd.4, Stuttgart: Klett

Lewin, K. (1969): The Principles of Topological Psychology. Johnson Reprint Corp. (1936)

Libet, B. (2004): Haben wir einen freien Willen? In: Christian Geyer (Hrsg.): Hirnforschung und Willensfreiheit. Zur Deutung der neuesten Experimente. Frankfurt: Suhrkamp, S. 268ff.

Lorenz, K. (1985): Ein Kamingespräch zwischen Konrad Lorenz und Karl Popper. In: Popper, K. / Lorenz, K.: Die Zukunft ist offen. München: Piper (hrsg. von Kreuzer, F.)

Löwith, K.(1991): Weltgeschichte und Heilsgeschehen. Stuttgart: Metzler

Luhmann, N. (1973): Zweckbegriff und Systemrationalität. Frankfurt: Suhrkamp

Luhmann, N. (1981): Organisationstheorie. In: Soziologische Aufklärung 3, Opladen 1981

Luhmann, N. (1984): Soziale Systeme. Frankfurt: Suhrkamp

Luhmann, N. (2000): Vertrauen. Stuttgart:: Lucius&Lucius

Lyotard, J.-F. (1986): Das postmoderne Wissen. Wien: Böhlau (hrsg. von: Engelmann, P.)

Machlup, F. (1984): Knowledge: Its Creation, Distribution, and Economic Significance. Princeton Univ. Press

March, A. (1957): Das neue Denken der modernen Physik. Hamburg: Rohwolt

Marcuse, H. (1965): Kultur und Gesellschaft. 2. Frankfurt: Suhrkamp

Markowitsch, H. J. (2004). Warum wir keinen freien Willen haben. Der so genannte freie Wille aus der Sicht der Hirnforschung. Psychologische Rundschau, 55, 163–168.

Marquard, O. (2002): Schwierigkeiten mit der Geschichtsphilosophie. Frankfurt: Suhrkamp

Marquart, M. J. (2000): Action Learning in Action. Palo Alto Ca: Davies Black Publ.

Marrow, A. J. (2002): Kurt Lewin. Weinheim: Beltz

Marwick, A. D. (2001): Knowledge Management Technology, IBM Systems Journal, Vol. 40, NO 4, 2001

Maturana, H. R. (1998): Biologie der Sozialität. In: Schmidt, S. J.: Der Diskurs des radikalen Konstruktivismus. Frankfurt: Suhrkamp (S 287-3003)

Maturana, H.R. (1985): Erkennen: Die Organisation und Verkörperung von Wirklichkeit. Ausgewählte Arbeiten zur biologischen Epistemologie. von Humberto R. Maturana. Wiesbaden: Vieweg

Maturana,H. R. / Varela, F. J. (1984): Der Baum der Erkenntnis. München: Goldmann

McCulloch, G. (1995): The Mind and Its World. London, NY: Routledge

Mead, G. H. (1978): Geist, Identität und Gesellschaft aus der Sicht des Sozialbehaviorismus. Frankfurt: Suhrkamp, 3. Aufl.

Meyers, Scott M. (1964): Who Are Your Motivated Workers? HBR Jan.- Feb. 1964.

Morris, Ch. (1973): Zeichen, Sprache und Verhalten. Frankfurt: Suhrkamp

Müller, K.E./ Rüsen, J. (Hg) (1997): Historische Sinnbildung. Frankfurt: Rohwolt

Murayama, M.(1998): Denken in Japan. Frankfurt: Suhrkamp

Nakane, Ch. (1984): Japanese Society. Charles E. Tuttle Co. Publ. ISBN 4-8053-0489-8

Neumann, J. von (1958): The Computer and the Brain. Yale University Press. Yale Nota Bene book 2000

Nohria, N. / Eccles, R. G.(Hg) (1995): Networks and Organizations. Boston: Harvard Business Scholl Press, 2nd Ed. (1st 1992)

Nonaka, I. (1991): The Knowledge Creating Company. In: Harvard Business Review, Nov-Dez 1991.

Nonaka, I. / Ray T. (2002): SECI, Ba and Leadership: A Unified Model of Dynamik Knowledge Creation. In: Managing Knowledge. An Essential Reader, Thousand Oaks CA: SAGE Publ.

Nonaka, I. / Takeuchi, T. (1995): The Knowledge Creating Company: Oxford University Press

Obst, O. (1999): Gehirn und Computer. 1999http://www.uni-koblenz.de/~fruit/PAPERS/BOLTZMANN/node3.html

Ohlhausen, P./ Rüger, M. / Grote, P. (2000): Wissensmanagement heute. In: Wissensmanagement 3/2000

Olson, M. (2000): Power and Prosperity: Outgrowing Communist and Capitalist Dictatorships. NY: Basic Books.

Ortner, J. (1985): Sprachkunst – Sprachkritik - Sprachphilosophie. Sapporo: Norden Nr. 22/1985; 23/1986)

Ortner, J. (1992-1997): Editors Preface. In: EMS Journal on Neuroelectrophysiology. Moskau / St. Petersburg. MAA-Conference Proceedings 1992 to 1997

Ortner, J. (2004): Funktion und Struktur von Netzwerken in Kommunikationsräumen. In: Graggober, M. / Ortner, J. / Sammer, M. (Hg.): Wissensnetzwerke. Wiesbaden: Gabler. S. 73-114

Parsons, T. (1978): Action Theory and the Human Condition. New York: Free Press

Pasemann, F. (1996): Repräsentation ohne Repräsentation. Überlegungen zu einer Neurodynamik modularer kognitiver Systeme. In: Rusch, G. / et al.: Interne Repräsentation. Frankfurt: Suhrkamp (S. 42-92)

Peirce, Ch. S. (1967): Schriften I. (hrsg. von Apel, K. O.) Frankfurt: Suhrkamp

Penrose, R. et. al. (2002): Das Große, das Kleine und der menschliche Geist. Heidelberg: Spektrum Akademischer Verlag

Pfeiffle, H. (2000): Komplexität. In: Armis et Literis

Piaget, J. (1974): Die Entwicklung des Zeitbegriffs beim Kinde. Frankfurt: Suhrkamp

Piaget, J. (1980): Abriss der genetischen Epistemologie. Klett Cotta (Olten 1974)

Piaget, J. (1992): Biologie und Erkenntnis. Frankfurt: Fischer

Pinker, St. (1999): How the mind works. London: Pinguin

Polanyi, M. (1962): Personal Knowledge. London: Routledge

Polanyi, M. (1967): The Tacit Dimension. NY: Doubleday

Popper, K. R. (1986): Duldsamkeit und intellektuelle Verantwortlichkeit. In: Offene Gesellschaft – offenes Universum. Franz Kreuzer im Gespräch mit Karl R. Popper. Wien: Franz Deuticke (4. Aufl.)

Popper, K. R. / Eccles, J. C. (1983): Das Ich und sein Gehirn. München: Piper

Popper, K. R. / Lorenz, K. (1985): Die Zukunft ist offen. Das Altenberger Gespräch. München: Piper

Prueitt, P. (1997): Grounding Applied Semiotics in Neuropsychology and Open Logic. In: IEEE Systems Man and Cybernetics.Oct. 1997.

Prueitt, P. (2000): SenseMaking and Knowledge Management. E-Gov 2000, Washington DC

Prueitt, P. (2001): Situationedness. (www.ontologystream.com/prueitt/publications.htm)

Radding, A. (1998): Knowledge Management: Succeeding in the Information-based Economy. Charleston: Computer Technology Research Corp.

Rapoport, R. N. (1970): Three Dilemmas in Action Research. In: Human Relations. 23/6/1970

Ray, T. (2002): Japanese Knowledge Creation. In: Managing Knowledge. 2002: S. 108f

Reid; E. (2000): Hierarchy and power: social control in cyberspace. In: Smith M. A. / Kollock, P. (Hg) Communities in Cyberspace.

Resnick. L. B. / Levine, J. M. / Teasly S. D. (1991): Perspectives on Socially Shared Cognition. Washington DC: American Psychological Association

Revans, R. (1980): Action Learning: New Techniques for Managers. London: Blond&Briggs

Rodi, F. (1990): Erkenntnis des Erkannten. Frankfurt: Suhrkamp

Rosenstiel, L. / Koch, St. (2001): Change in Socioeconomic Values. In: Dierkes, H. / Child, J. / Nonaka, I. (Hg): Handbook of Organizational Learning. NY: Oxford University Press

Roth, G. (1987): Erkenntnis und Realität: Das reale Gehirn und seine Wirklichkeit. In: Schmidt, S. J.: Der Diskurs des radikalen Konstruktivismus. Frankfurt: Suhrkamp (S 229-256)

Roth, G. (2001 / 2003): Fühlen, Denken, Handeln. Zur Hermeneutik des 19. und 20. Jahrhunderts. Frankfurt: Suhrkamp

Roth, G. / Grün, K-J. (Hg.) (2006): Das Gehirn und seine Freiheit. Göttingen: Vandenhoeck & Ruprecht

Rusch, G. (Hg) (1996): Interne Repräsentationen. Neue Konzepte der Hirnforschung. DELFIN, Frankfurt: Suhrkamp

Rüsen, J. (1997): Was heißt: Sinn der Geschichte? In: Müller, K. E. / Rüsen, J.(Hg): Historische Sinnbildung. Hamburg: Rohwolt

Ryle, G. (1975): The Concept of Mind. NY: Barnes&Noble

Salden, M. v. (1998): Grundlagen systemischer Organisationsentwicklung. Betriebspädagogik aktuell Band 2. Hohengehren: Schneider

Sandvos, E. R. (1996): Sternstunden des Prometheus. Vom Weltbild zum Weltmodell. Frankfurt: Insel Verlag

Sander, Th. (2002): Redesequenzen. Untersuchungen zur Grammatik von Diskursen und Texten. Paderborn: Mentis Verlag

Schein, E. H. (1995): Unternehmenskultur. Frankfurt / NY: Campus

Schein, E. H. (1995): Organizational Culture and Leadership. San Francisco: Jossey Bass

Schelsky, H. (1965): Der Mensch in der wissenschaftlichen Zivilisation. In: Schelsky, H.: Auf der Suche nach der Wirklichkeit. Düsseldorf / Köln: Diederichs

Schiemann, G. (Hg) (1996): Was ist Natur? Klassische Texte zur Naturphilosophie. Stuttgart: Deutscher Taschenbuch Verlag

Schleichert, H. (Hg) (1975): Logischer Empirismus – Der Wiener Kreis. München: Wilhem Fink

188

Schlick, M. (1938): Vom Sinn des Lebens. In: Schleichert, H. (Hg) (1975): Logischer Empirismus- Der Wiener Kreis. München: Wilhelm Fink Verl.

Schmidt, S. J. (Hg) (1987): Der Diskurs des Radikalen Konstruktivismus. Frankfurt: Suhrkamp

Schnabel, U. / Sentker, A. (1997): Wie kommt die Welt in den Kopf? Hamburg: Rowohlt

Schneider, U. (2001): Die 7 Todsünden des Wissensmanagement. Frankfurt: FAZ Verlag

Schneider, U. (2003): Die Institutionalisierungsproblematik in Wissensnetzwerken. In: Graggober / Ortner / Sammer (Hg.): Wissensnetzwerke. Wiesbaden: DUV Gabler

Schöndorfer, U. (1954): Philosophie der Materie. Graz, Wien, Köln: Styria

Schrödinger, E. (1946): Was ist Leben. Bern: Francke

Schütz, A. (1975): Der sinnhafte Aufbau der sozialen Welt. Frankfurt: Suhrkamp

Schütz, A./ Parsons T. (1977): Zur Theorie Sozialen Handelns. Ein Briefwechsel. Frankfurt: Suhrkamp

Schwarz, G. (2003): Konfliktmanagement. Wiesbaden: Gabler (6. Aufl.)

Searle, J. R. (2000): Sprechakte. Frankfurt: Suhrkamp

Searle, J. R. (2001): Geist, Hirn und Wissenschaft. Frankfurt: Suhrkamp

Senge, P. (1990): The Fifth Discipline. NY: Doubleday

Shannon, C, / W. Weaver (1949): The mathematical theory of communication. Univ. of Illinois Press

Simon, J. (1997): Orientierung in Zeichen. Frankfurt: Suhrkamp

Singer, W. (2003): Ein neues Menschenbild. Gespräche über Hirnforschung. Frankfort: Suhrkamp

Sloterdijk, P. (1983): Kritik der zynischen Vernunft. Frankfurt: Suhrkamp

Sprenger, R. K. (2000): Der Aufstand des Individuums. Warum wir Führung komplett neu denken müssen. Frankfurt, NY: Campus

Stadler, F. (1982): Vom Positivismus zur wissenschaftlichen Weltauffassung am Beispiel der Wirkungsgeschichte von E. Mach in Österreich von 1895-1934 - Wien-München: Löcker

Stadler, F. (2000): Elemente moderner Wissenschaftstheorie. Zur Interaktion von Philosophie, Geschichte und Theorie der Wissenschaften. Wien-New York: Springer

Stehr, N. (1994): Arbeit, Eigentum und Wissen. Zur Theorie von Wissensgesellschaften. Frankfurt: Suhrkamp

Stehr, N. (2000): Die Zerbrechlichkeit moderner Gesellschaften. Weilerswist: Velbrück Wissenschaft

Sturz, W.: Der Faktor Mensch: Wissensmanagement im Spannungsfeld zwischen Kultur und Technik. In: Wissensmanagement 2/2000

Sveiby, C. E. (1997): The New Organizational Wealth. San Francisco: Berret-Koehler

Taylor, F. W. (1998): The Principles of Scientific Management. (N.Y: Harper&Brothers Pub. 1911) Reprint: NY: Unabridged Dover Pub. 1998

Thomae, M. (1996): Die lernende Organisation – beobachten. In: Management Forschung und Praxis. Diskussionsbeitrag 14, Konstanz

Thomae, M. (Hg) (1976): Die Motivation menschlichen Handelns. Köln: Kiepenheuer&Witsch

Tibi, B. (1991): Die Krise des modernen Islams. Frankfurt: Suhrkamp

Trappl, R. / Petta, P. / Payr, S. (Hg) (2003): Emotions in Humans and Artifacts. MIT Press

Turiel, E. (1982): Die Entwicklung sozial-konventionaler und moralischer Konzepte. In: Edelstein, W. / Keller, M.: Perspektivität und Interpretation. Frankfurt: Suhrkamp (S 146-188)

Umstaetter, W. (1999): Diskussionsbeitrag zu „Wissensgesellschaft" von Prof. Rahmstorf. HU Berlin

Vester, F. (2002): Neuland des Denkens. München: Deutscher Taschenbuch Verlag

Vollmer, G. (1995): Biophilosophie. Dietzingen: Reclam

Vollmer, G. (2000): Evolutionäre Erkenntnistheorie, Stuttgart: Hirzel (1981)

Vygotsky – Siehe: Wygotski (auch geschrieben: Vygotski)

Watzlawick, P. (1974): Lösungen. Zur Theorie und Praxis menschlichen Wandels. Bern: Hans Huber

Watzlawick, P. (1976): Wie wirklich ist die Wirklichkeit? Wahn-Täuschung-Verstehen. München: Piper 1976

Watzlawick, P. (1995): Vom Sinn des Sinns oder Vom Sinn des Unsinns. München: Piper

Weber, M. (1972): Wirtschaft und Gesellschaft. Tübingen: Mohr (5. revid. Studienausgabe)

Weber, M. (1984): Soziologische Grundbegriffe. (6. Aufl.) Tübingen: UTB Mohr-Siebeck

Weick, K. E.: Der Prozeß des Organisierens, Suhrkamp 1985 (engl. 1969)

Weik, K. E. (1995). Sensemaking in Communities. Thousand Oaks CA: Sage Pub.

Weizsäcker, C. F. v. (1995): Sprache als Information. In: Ders.: Die Einheit der Natur. (S 39-60) München: Deutscher Taschenbuch Verlag.

Wenger, E. (1991/1998): Communities of Practice: Learning, Meaning and Identity. NY: Cambridge University Press

Wertheimer, M. (1925): Über Gestalttheorie. Was ist, was will Gestalttheorie? Vortrag vor der Kant-Gesellschaft Dez. 1924. In: Gestalt Theorie, 85/ Vol 7, No. 2. S. 35-46

Wertheimer, M. (1963): Drei Abhandlungen über Gestalttheorie. Darmstadt: Wissenschaftliche Buchgesellschaft

Wiener, N. (1965): Cybernetics: or Control and Communication in the Animal and the Machine. (New York 1948) MIT Press 1965

Willke, H. (1998): Systemisches Wissensmanagement. Stuttgart: Lucius&Lucius

Willke, H. (2001): Systemtheorie. Stuttgart: Lucius&Lucius 2001

Wimmer, R. (1996): Die Zukunft von Führung. In: Organisationsentwicklung. 1996/4

Wittgenstein, L. (1963): Tractatus logico philosophicus. Frankfurt: Suhrkamp

Wittgenstein, L. (1975): Philosophische Untersuchungen. Frankfurt: Suhrkamp (1958)

Wright, G. H.v. (1974): Erklären und Verstehen. Frankfurt: Suhrkamp

Wunderlich, D. (1978): Studien zur Sprechakttheorie. Frankfurt: Suhrkamp

Wunderlich. D.(1972): Probleme einer linguistischen Pragmatik. In: Holzer, H. / Steinbacher, K. (Hg): Sprache und Gesellschaft. Hamburg: Hoffmann und Campe

Wygotski, L. S. (1986): Denken und Sprechen. Frankfurt: Fischer / Vygotsky, L. S. (1987): The collected works of L.S. Vygotsky. NY: Plenum

Ziegler, J. (2003): Die neuen Herrscher der Welt und ihre Widersacher. Bielefeld: Bertelsmann

Severin J. Lederhilger (Hrsg.)

Seele, wo bist du?

Hirnforschung und Menschenbild
5. Ökumenische Sommerakademie Kremsmünster 2003

Frankfurt am Main, Berlin, Bern, Bruxelles, New York, Oxford, Wien, 2004.
193 S., zahlr. Abb.
Linzer Philosophisch-Theologische Beiträge.
Herausgegeben von Franz Hubmann, Walter Raberger und Florian Uhl. Bd. 10
ISBN 978-3-631-51752-9 · br. € 39.–*

Die Neurobiologie avanciert zur neuen Leitwissenschaft unserer Zeit mit
weltanschaulich relevanten Theoriebildungen. Der Dokumentationsband der
Fünften Ökumenischen Sommerakademie 2003 in Kremsmünster enthält
die Vorträge, Statements und Diskussionsbeiträge zu *Hirnforschung und
Menschenbild*. Damit wird versucht, den mühsamen, gelegentlich negierten,
oft vorschnell abgebrochenen, weil in eigenen Positionen, Axiomen und
Denkkategorien erstarrten Diskurs zwischen Naturwissenschaften, Theologie
und Philosophie aufzunehmen und weiterzuführen. Praktiker und Theoretiker
unterschiedlicher Fachrichtungen bieten Überblicke zum aktuellen Stand der
empirischen Wissenschaften und zeigen die umfassenden Konsequenzen
ihrer Analysen auf, speziell anhand der sogenannten „Determinismus-
debatte". Zugleich konfrontieren sie einander im interdisziplinären Gespräch
mit eventuell unzulässigen Grenzüberschreitungen. Es kommen die komplexen
Zusammenhänge von Neurobiologie, Pädagogik, Rechtswissenschaft,
Philosophischer Ethik und Theologischer Anthropologie ebenso zur Sprache,
wie systematische, pastoral- und bibeltheologische Überlegungen zum
traditionellen Selbst-Verständnis des Menschen als eines autonomen, von
Freiheit geprägten relationalen Wesens.

Aus dem Inhalt: Jürgen Moltmann, Wechselwirkungen zwischen Theologie
und Naturwissenschaften · *Wolfgang Walkowiak,* Religion und Gehirn · *Peter
Strasser,* Mein Gehirn und ich. Ein Dialog · *Michael Rosenberger,* Die Freiheit
fühlen. Theologische Anmerkungen zum Determinismus · *Hirnforschung und
Menschenbild* – Ein interdisziplinäres Podiumsgespräch · u.v.m.

Frankfurt am Main · Berlin · Bern · Bruxelles · New York · Oxford · Wien
Auslieferung: Verlag Peter Lang AG
Moosstr. 1, CH-2542 Pieterlen
Telefax 00 41 (0) 32 / 376 17 27

*inklusive der in Deutschland gültigen Mehrwertsteuer
Preisänderungen vorbehalten
Homepage http://www.peterlang.de